Eigenschaften und Wirkungen der Gibberelline

Vorträge und Beiträge

Eigenschaften und Wirkungen der Gibberelline

Symposium der Oberhessischen Gesellschaft für
Natur- und Heilkunde, Naturwissenschaftliche Abteilung,
zu Gießen vom 1. bis 3. Dezember 1960

Herausgegeben von

Rüdiger Knapp

Mit 72 Abbildungen

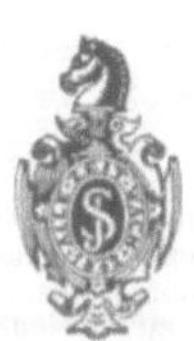

Springer-Verlag
Berlin · Göttingen · Heidelberg
1962

ISBN 978-3-540-02799-7 ISBN 978-3-642-86485-8 (eBook)
DOI 10.1007/978-3-642-86485-8

Druck der Brühlschen Universitätsdruckerei Gießen

Einladendes Komitee

Prof. Dr. E. von Boguslawski, Institut für Pflanzenbau und Pflanzenzüchtung der Universität Gießen

Prof. Dr. E. Brandenburg, Inst. für Phytopathologie d. Universität Gießen

Prof. Dr. H. D. Cremer, Institut für Ernährungswissenschaft der Universität Gießen

Prof. Dr. D. von Denffer, Botanisches Institut der Universität Gießen

Prof. Dr. J. Glathe, Institut für Landwirtschaftliche Mikrobiologie der Universität Gießen

Prof. Dr. R. Knapp, Botanisches Institut der Universität Gießen

Prof. Dr. F. Kröhnke, Chemisches Institut der Universität Gießen

Prof. Dr. H. Linser, Inst. für Pflanzenernährung der Universität Gießen

Prof. Dr. A. Stählin, Institut für Grünlandwirtschaft und Futterbau der Universität Gießen

Präsidenten der Sitzungen

Prof. Dr. P. Chouard, Laboratoire de Physiologie Végétale, Faculté des Sciences, Sorbonne, Paris. Laboratoire du Phytotron du C. N. R. S., Gif-sur-Yvette, Frankreich

Dr. B. E. Cross, Imperial Chemical Industries, Akers Research Laboratories, The Frythe, Welwyn, England

Prof. Dr. W. Flaig, Institut für Biochemie des Bodens der Forschungsanstalt für Landwirtschaft, Braunschweig-Völkenrode

Prof. Dr. F. Lona, Istituto ed Orto Botanico, Università degli Studi di Parma, Italien

Dr. J. P. Nitsch, Laboratoire du Phytotron du C. N. R. S., Gif-sur-Yvette, Frankreich

Prof. Dr. S. J. Wellensiek, Laboratorium voor Tuinbouwplantenteelt der Landbouwhogeschool, Wageningen, Niederlande

Gesamtleitung des Symposiums

Prof. Dr. R. Knapp, Botanisches Institut der Universität Gießen

Zur Eröffnung des Symposiums wurden die Teilnehmer durch Seine Magnifizenz, den Herrn Rektor der Justus Liebig-Universität Gießen, Herrn Prof. Dr. A. Schummer, begrüßt. Anschließend erfolgte eine Begrüßung durch Herrn Professor Dr. D. von Denffer (z. Z. des Symposiums 1. Vorsitzender der Naturwissenschaftlichen Abt. der Oberhessischen Gesellschaft für Natur- und Heilkunde). Die Vorträge und Diskussionen fanden im Großen Hörsaal des Botanischen Institutes der Justus Liebig-Universität Gießen statt.

Inhaltsverzeichnis

I. Einführung

II. Chemische Untersuchungen über Gibberelline und Arbeiten über in höheren Pflanzen endogene Gibberelline

III. Gibberelline und Blütenbildung

IV. Gibberelline und Sproßwachstum

V. Gibberelline und Wachstumsfaktoren

VI. Weitere Wirkungen von Gibberellinen auf die Pflanzen

VII. Anwendung von Gibberellinen[1]

---

[1] Auch in vorher genannten Veröffentlichungen sind Untersuchungen über Anwendungs-Möglichkeiten von Gibberellinen enthalten oder Grundlagen von diesen behandelt worden. Es sind in diesem Teil des Buches einige Veröffentlichungen zusammengefaßt worden, deren Hauptaufgabe weniger die Darstellung von Grundlagen der Gibberellin-Wirkung, sondern von deren unmittelbarer Anwendung in der Landwirtschaft und im Gartenbau ist.

VIII. Anfänge der Untersuchungen über Gibberelline

IX. Verzeichnis von Veröffentlichungen über Gibberelline (1926—1960)

Die Entwicklung der Untersuchung der Gibberelline und einige ihrer heutigen Haupt-Probleme

Von

R. KNAPP

Botanisches Institut der Universität Gießen

Relativ selten in der Entwicklung der Pflanzenforschung hat ein Arbeitsgebiet in wenigen Jahren solchen Umfang und derartige Verbreitung erlangt wie die Untersuchung der Gibberelline. Diese organischen Verbindungen wurden zunächst bekanntlich als Produkte eines Pilzes [*Gibberella fujikuroi* (SAW.) WOLL. bzw. *Fusarium moniliforme* SHELD.] in Japan entdeckt. Dieser Pilz löst bei Reispflanzen eine Krankheit aus. Diese wird als Bakanae-Krankheit bezeichnet. 1926 wurde erstmalig eine gibberellinartige Wirkung durch zellfreie Filtrate von *Gibberella*-Kulturen beobachtet [9]. 1938 konnten bereits von japanischen Agrikulturchemikern die diese Wirkungen hervorrufenden Verbindungen in kristalliner Form isoliert werden [20], nachdem YABUTA [19] schon 1935 ein amorphes Isolationsprodukt als Gibberellin bezeichnet hatte. Die Gibberelline wurden in den folgenden Jahren in Japan in vieler Hinsicht gründlich untersucht.

Die Bedeutung dieser frühen japanischen Arbeiten blieb jedoch zunächst lange Zeit weithin unbekannt. Selbst in Japan war es in dieser Zeit nur eine relativ kleine Gruppe von Wissenschaftlern, die sich mit Gibberellinen befaßte. Erst in den Jahren zwischen 1950 und 1955 wurde die Bearbeitung der Gibberelline sowohl in England [11] als auch in den Vereinigten Staaten von Amerika aufgenommen [14]. Die Arbeitsergebnisse wurden nun in international verbreiteten, führenden wissenschaftlichen Zeitschriften publiziert und die Gibberelline allgemein zugänglich gemacht. Es setzte jetzt eine rasche Entwicklung der Untersuchung der Gibberelline in vielseitiger Weise und in zahlreichen Ländern ein.

Man kann hierbei feststellen, daß zunächst in den Jahren zwischen 1956 und 1958 vor allem schnelle Fortschritte in der Erkenntnis der Wirkung der Gibberelline auf die Pflanzenentwicklung gemacht

wurden (Übersichtsberichte hierüber z. B. [2, 8, 12, 16, 18]). Gibberelline
können bekanntlich in ganz erheblichem Umfang das Längenwachstum
der Sprosse fördern. Die Internodien der mit Gibberellin behandelten
Pflanzen können wesentlich verlängert sein. Jedoch kann es auch zu
einer starken Beschleunigung der gesamten Entwicklung kommen. Viel-
fach werden hierbei auch die Sprosse dünner und die Blätter länglicher.
Besonders bedeutsam ist jedoch, daß Gibberelline den Übergang von
einem Entwicklungsstadium von Pflanzen in ein anderes, z. B. die Blütenbildung, die Keimung oder das Austreiben von Knospen, auslösen können.
Sie können hierbei andere zur Auslösung dieser Entwicklung notwendige
Wirkungen in mehr oder weniger großem Umfang ersetzen. Derartige
Wirkungen, die durch Gibberelline ersetzt werden können, sind z. B.
der Einfluß von Kälte (Vernalisations-Effekte usw.) oder von langen
Photoperioden (Langtagwirkungen). Im einzelnen werden diese Probleme
in einer Serie von Mitteilungen in der vorliegenden Veröffentlichung behandelt werden.

Es sei nun einiges über heutige Hauptprobleme der Untersuchungen
an Gibberellinen bemerkt. Hierbei wird, soweit es möglich ist, die Reihenfolge gewählt, in der diese Fragen in der vorliegenden Veröffentlichung
über das Symposium „Eigenschaften und Wirkungen der Gibberelline"
behandelt werden. Diese Ausführungen mögen kurz gefaßt sein. Denn
einerseits besteht die Gefahr, daß bei der Behandlung von Einzelfragen
dem Inhalt von späteren Berichten vorgegriffen wird. Andererseits ist der
zur Verfügung stehende Raum infolge der zahlreichen Berichte über die
einzelnen Vortragsthemen sehr begrenzt.

Eine wesentliche Grundlage für den weiteren Fortschritt der zu-
künftigen Arbeiten sind Untersuchungen über den Gibberellin-Aufbau
und den Gibberellin-Umsatz in der höheren Pflanze. Erschwert werden
alle diesbezüglichen Arbeiten durch die gegenwärtig noch bestehenden
Lücken in den Kenntnissen über die chemischen Eigenschaften der
Gibberelline und vor allem ihrer begrenzten chemischen Nachweismög-
lichkeiten in kleinsten Mengen. Man kann allerdings bei der Kürze der
Zeit, die vergangen ist, seit mit einer eingehenderen Bearbeitung der
Gibberelline begonnen wurde, in dieser Hinsicht wohl keine Vollständigkeit erwarten, zumal bei den in ihrer biologischen Bedeutung schon viel
länger bekannten Indolderivaten, zu denen als Wuchsstoff bekanntlich
β-Indolyl-Essigsäure gehört, auch noch manche Erscheinungen zu klären
sind oder erst in letzter Zeit bekannt wurden. Es sei jedoch hervorgehoben,
daß die Bearbeitung der biochemischen Probleme der Gibberelline gegenwärtig besonders wichtig sein dürfte. Das ist namentlich durch unsere
englischen, japanischen und amerikanischen Kollegen durchaus erkannt
worden. Ihre umfangreichen Untersuchungen haben in den letzten drei
Jahren zu schönen Ergebnissen geführt. Die Entdeckung neuer Gib-

berelline (GA_6—GA_9) [4], die Arbeiten über Möglichkeiten eines Aufbaues von Gibberellinen in der Pflanze [1] und über die Stereochemie der Gibberelline [15] haben beispielsweise zu einer wesentlich eingehenderen und vielseitigeren Kenntnis dieser Substanzen geführt.

Untersuchungen mit durch Isotopen markierten Gibberellinen versprechen weitere interessante Ergebnisse. Als Biologen möchten wir hoffen, daß sich noch weitere Arbeitsgruppen von Chemikern mit diesen für uns so bedeutsamen Verbindungen in Zukunft beschäftigen.

Bei den pflanzenphysiologischen Untersuchungen erscheint es zunächst wesentlich, daß die Bearbeitung der Frage der Blütenbildung einen durchaus neuen Impuls durch die Erkenntnis der Wirkung der Gibberelline gewonnen hat. Hierbei wurde zunächst die Einwirkung von Substanzen untersucht, die aus Kulturen des Pilzes *Gibberella fujikuroi* gewonnen worden waren. In den letzten Jahren sind diese Untersuchungen jedoch dadurch in ein neues Stadium getreten, daß man den Gehalt an endogenen Gibberellinen im Zusammenhang mit der Blütenbildung untersuchte (z. B. [*3, 6, 7, 10, 13, 17*]).

Es hat sich als wesentlich erwiesen, den Einfluß der Gibberelline auf die Pflanzen nicht nur isoliert zu betrachten. Es erscheint bedeutsam, ihn auch im Zusammenhang mit der Wirkung anderer Wachstumsfaktoren und mit dem Einfluß von anorganischen (bzw. Ionen) und anderen organischen Substanzen auf die Pflanzenentwicklung zu untersuchen. Bisherige Arbeiten haben gezeigt, daß die Arten des Einflusses der Gibberelline anscheinend stärker durch gleichzeitig wirkende Faktoren beeinflußt werden als diejenigen mancher anderer organischen Wirkstoffe. Möglicherweise kann diese Eigenschaft zu einer Erklärung dafür beitragen, daß Gibberelline bei verschiedenen Pflanzenarten und in sehr vielen Fällen bereits bei Sorten und anderen subspezifischen Einheiten derselben Art ganz unterschiedliche Effekte haben können. So scheint sich eine Aussicht zu eröffnen, durch die Art der Wirkung der Gibberelline zu einem gewissen Teil die biochemischen Ursachen für das so unterschiedliche Verhalten der einzelnen Formen der Pflanzen besser zu verstehen.

Die Untersuchung der Wechselwirkungen zwischen Gibberellinen und anderen Faktoren ist vor allem auch wichtig, wenn es das Ziel von Arbeiten ist, die Produktivität von Pflanzenbeständen zu beeinflussen. Eine Berücksichtigung derartiger Untersuchungen eröffnet also Aussichten, noch mehr als bereits bisher Anwendungsmöglichkeiten der Gibberelline zur Ertragssteigerung und Entwicklungsbeeinflussung in der Land- und Forstwirtschaft und im Gartenbau zu finden. Trotz der in den letzten Jahren hierin erzielten Fortschritte scheint es, daß die Möglichkeiten für eine Anwendung der Gibberelline in verschiedenen Bereichen der Praxis bisher noch nicht ausgeschöpft sind. Hierbei ist es vor allem von Bedeutung, zu versuchen, eventuelle nachteilige Wirkungen der

Gibberelline durch gleichzeitige Gaben anderer Substanzen oder andersartige Einwirkungen zu beseitigen oder in ihrem ungünstigen Effekt einzuschränken.

Bei dem Fortschreiten der Untersuchungen über Gibberelline zeigten sich in starkem Maß Tendenzen, die für die weitere Entwicklung der Naturwissenschaften besonders wesentlich erscheinen. Hierbei ist zunächst die enge Zusammenarbeit zwischen Vertretern der verschiedensten Fach- und Spezialgebiete zu nennen. Auf dem Symposium „Eigenschaften und Wirkungen der Gibberelline" waren Biologen, Landwirtschafts- und Forstwissenschaftler, Chemiker und Bearbeiter einer Reihe von anderen Gebieten versammelt. Alle verband das gemeinsame Interesse an diesen neuen, so bemerkenswert wirksamen Substanzen. Die raschen Fortschritte der Untersuchung der Gibberelline sind nun ebenfalls durch die Zusammenarbeit von Vertretern verschiedener naturwissenschaftlicher Fachgebiete sehr gefördert worden. Es kann an diesem Beispiel festgestellt werden, daß grundsätzlich wichtige, neue Forschungsrichtungen die einzelnen Spezialgebiete in erfreulicher Weise miteinander verbinden und zur Zusammenarbeit führen können. Die moderne Gibberellin-Forschung hat ferner in besonderem Maß die Bedeutung internationaler Zusammenarbeit gezeigt. Die rasche Entwicklung und Ausbreitung der Kenntnis der Gibberelline hatte erst dann begonnen, seit Wissenschaftler mehrerer verschiedener Nationen sich mit diesen Verbindungen beschäftigten. Hierbei verdient es hervorgehoben zu werden, daß die Kollegen der Institute, die mit den Arbeiten über Gibberelline außerhalb Japans begannen, ihre Erfahrungen und zum großen Teil auch die damals noch nur in geringen Mengen zur Verfügung stehenden Gibberellin-Substanzen in entgegenkommender Weise anderen Wissenschaftlern zur Verfügung stellten. Der Verlauf des Symposiums „Eigenschaften und Wirkungen der Gibberelline" war ein erneuter Beweis für die gute Zusammenarbeit zwischen den an Gibberellinen interessierten Wissenschaftlern der verschiedensten Länder.

Literatur

[1] Birch, A. J., R. W. Rickards and H. Smith: Proc. Chem. Soc. (London) **1958**, 192. — [2] Brian, P. W., J. F. Grove and J. Mac Millan: Fortschr. Chem. Org. Naturstoffe 18, 350—433 (1960). — [3] Corcoran, M. R.: Ph. D.-Diss. Univ. Cal. Los Angeles 1959.— [4] Cross, B. E., R. H. B. Galt, J. R. Hanson, J. MacMillan, J. C. Seaton a. P. J. Suter: Beitrag in dieser Veröff. — [5] Cross, B. E., J. F. Grove, P. McCloskey, T. P. C. Mulholland and W. Klyne: Chem. & Ind. (London) **1959**, 1345. — [6] Harada, H.: Beitrag in dieser Veröffentlichung. — [7] Harada, H., and J. P. Nitsch: Plant. Physiol. 34, 409—415 (1959). — [8] Knapp, R.: Naturwiss. 45, 408—413 (1958). — [9] Kurosawa, E.: Trans. Nat. Hist. Soc. Formosa 16, 213—227 (1926). — [10] Lang, A.: Planta 54, 498—504 (1960). — [11] Morgan, D. G.: Beitrag in dieser Veröffentlichung.— [12] Phinney, B. O., and C. A. West: In: Developing cell systems and their control, p. 71—92,

1960. — [13] Radley, M.: Ann. Bot. 22, 297—307 (1958). — [14] Stodola, F. H.: Beitrag in dieser Veröffentlichung. — [15] Stork, G., and H. Newman: J. Am. Chem. Soc. 81, 3168 (1959). — [16] Stowe, B. B., and T. Yamaki: Ann. Rev. Plant. Phys. 8, 181—216 (1957). — [17] West, C. A., and B. O. Phinney: J. Am. Chem. Soc. 81, 2424—2427 (1959). — [18] Wittwer, S. H., and M. J. Bukovac: Econ. Bot. 12, 213—255 (1958). — [19] Yabuta, T.: Agr. Horticulture 10, (1), 17—22 (1935). — [20] Yabuta, T., and Y. Sumiki: J. Agr. Chem. Soc. Japan 14, 1526 (1938).

Some Recently Discovered Gibberellins

By

B. E. Cross, R. H. B. Galt, J. R. Hanson, J. MacMillan, J. C. Seaton and P. J. Suter

Imperial Chemical Industries Ltd., Akers Research Laboratories, The Frythe, Welwyn, England

The isolation of four pure gibberellins, namely gibberellic acid and the gibberellins A_1, A_2 and A_4, was reported between 1954 and 1957. They have been the subject of intensive chemical and biological research since their discovery and are now well known [1]. The chemistry of gibberellic acid and gibberellin A_1 has been described in detail in the literature [1, 2].

Recently five new gibberellins have been isolated [3, 4, 5, 8] in our laboratories, and have been named gibberellins A_5 to A_9 as they were discovered. Thus there are now nine gibberellins and these are listed together with their molecular formulae in Table 1, from which it can be seen that five of the gibberellins have been isolated only from the fungus, three from higher plants and one, namely gibberellin A_1, from both fungus and higher plants.

Table 1. *The gibberellins*

Fungal gibberellins		Gibberellins from *Phaseolus multiflorus*	
Gibberellic acid	$C_{19}H_{22}O_6$		
Gibberellin A_1	$C_{19}H_{24}O_6$	Gibberellin A_1	$C_{19}H_{24}O_6$
„ A_2	$C_{19}H_{26}O_6$	„ A_5	$C_{19}H_{22}O_5$
„ A_4	$C_{19}H_{24}O_5$	„ A_6	$C_{19}H_{24}O_6$
„ A_7	$C_{19}H_{22}O_5$	„ A_8	$C_{19}H_{24}O_7$
„ A_9	$C_{19}H_{24}O_4$		

The way in which the new gibberellins have been isolated will be described first and followed by a discussion of their structures. Since the chromatographic procedures used were first applied to higher plant extracts this work will be referred to first.

The study of the fungal gibberellins led to the discovery that the gibberellins are an entirely new class of natural plant growth hormones. The presence of gibberellins, or biologically similar compounds, in higher plants was indicated by the wide range of essentially normal growth responses of plants to gibberellic acid and the isolation [1] of crude plant extracts with biological properties indistinguishable from the fungal gibberellins supported this idea. We have established the presence of gibberellins in plants by the isolation of the four pure hormones, gibberellins A_1 [6], A_5 [7], A_6 [8], and A_8 [8], from the immature seed of the scarlet runner bean *(Phaseolus multiflorus)*. Subsequently gibberellin A_1 was isolated from the seed of *P. vulgaris* by West, Phinney and Murashige [9] and from *Citrus unshui* by Karawada and Sumiki [10]. West et al. [9] also isolated a second active acid which has been shown to be gibberellin A_5.

Phinney and West and their colleagues showed that immature seed was a good source of these hormones and Miss Radley [11] found that the seed of *P. multiflorus* was a particularly rich source consequently we decided to examine the immature seed of *P. multiflorus*.

The seed was deep-frozen at $-30°$ for at least one month and was then extracted twice with 70% aqueous ethanol. The ethanol was removed at low temperature, and the residue separated by buffer into acidic and non-acidic fractions. The crude acid fraction was further fractionated on a column of celite : charcoal (2:1) using procedures similar to those which have been described by West and Phinney. This effectively separates the gibberellins from each other but not from other plant acids. The column was eluted by a gradient elution technique whereby the concentration of acetone in water increases almost linearly from 0—95% (see figure). Curve A (Fig. 1) is calculated for the composition of solvent entering the column and curve B, which is the composition of eluate from the column, is very similar except for an initial lag due to the water retained by the column. The gibberellins are eluted in the order shown with very little overlap and are obtained pure after further chromatography on a mixture of silica gel and celite followed by crystallisation. In this way gibberellin A_1, the first gibberellin to be isolated [6] from a higher plant, was obtained in yields of up to 2 mg/kg of fresh weight of seed. More recently gibberellins A_5 and A_6 have been isolated [3, 8] and in yields of about 1 mg/kg of seed and gibberellin A_8 in the much higher yield of 16 mg/kg of seed.

Turning now to the new fungal gibberellins, gibberellins A_7 and A_9, these have both been isolated [4, 5] from a fermentation of *Gibberella fujikuroi* which was grown on a glucose-ammonium nitrate medium until the inorganic nitrogen was exhausted and then the pH of the broth was adjusted from the normal value of about 3.5 to 7 and maintained at this value until the fermentation was harvested 209 h later. The culture filtrate was adjusted to pH = 3.5, treated with active charcoal, the charcoal collected and eluted with acetone and the acetone removed from the eluate to give an aqueous concentrate which was extracted with ethyl acetate. The extract was separated into acidic and non-acidic fractions with sodium bicarbonate solution. Crystallisation of the crude acidic fraction gave gibberellic acid. The mother liquors yielded a gum which was chromatographed on celite : charcoal by the procedure described above for the separation of the higher plant gibberellins. The fraction eluted with 50% acetone in water gave gibberellic acid followed by gibberellin A_7 (65% acetone) and gibberellin A_9 (80% acetone). Gibberellins A_7 and A_9 were purified by chromatography on silica gel followed by crystallisation. Gibberellin A_7 was isolated in yields of up to 25 mg/l of culture filtrate; gibberellin A_9 was obtained in much lower yield.

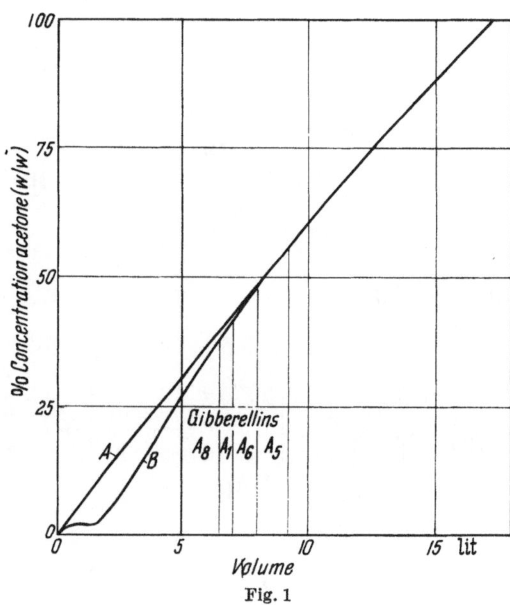

Fig. 1

The structures of these five gibberellins have been established by relating them to gibberellic acid and gibberellin A_1 (Fig. 2).

Largely on the basis of work which has been published in detail [1, 2] we consider that gibberellic acid is best represented by the structure shown. Gibberellin A_1 is the ring A dihydro-derivative of gibberellic acid.

With boiling dilute mineral acid the gibberellins undergo reactions [1, 2] which are of fundamental importance in the determination of their structures. Those gibberellins which like gibberellic acid and gibberellin A_1 have a C/D bridge-head hydroxyl group undergo WAGNER-MEERWEIN rearrangement of rings C/D to give a ring D saturated ketone. Aromatisation of a ring A also takes place in gibberellic acid which has a hydroxyl group and a double bond in ring A but not in gibberellin A_1 which only has the hydroxyl group. Gibberellin A_4 has one hydroxyl group less than gibberellin A_1. SUMIKI and his co-workers [12] showed that its methyl ester is ozonised to formaldehyde and a nor-ketone which

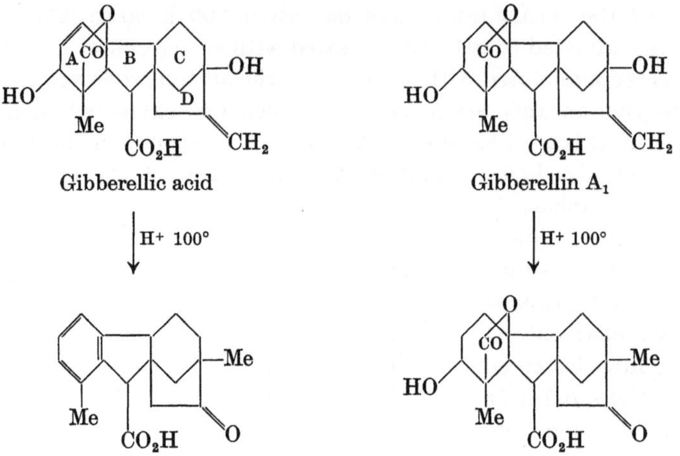

Gibberellic acid
Gibberellin A1
H+ 100°
H+ 100°

Fig. 2

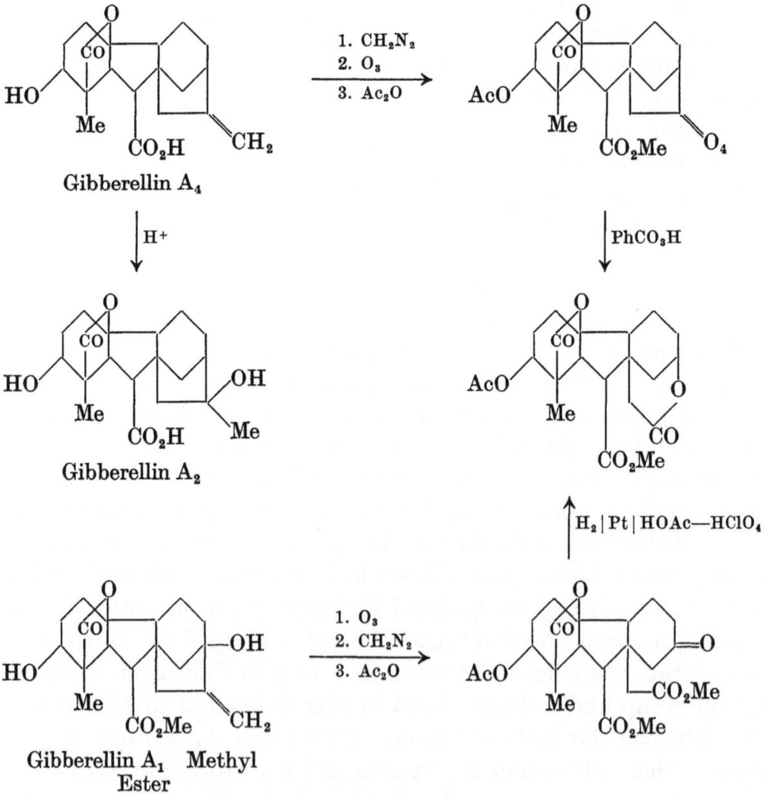

Gibberellin A4
1. CH2N2
2. O3
3. Ac2O
H+
PhCO3H
Gibberellin A2
H2 | Pt | HOAc—HClO4
Gibberellin A1 Methyl Ester
1. O3
2. CH2N2
3. Ac2O

Fig. 3

is not an α-ketol so that gibberellin A_4 does not have the C/D bridge-head hydroxyl group and consequently does not undergo ring C/D rearrangement. In fact GROVE [13] found that on treatment of gibberellin A_4 with mineral acid the terminal methylene group is hydrated to give gibberellin A_2. The structure of gibberellin A_4 was established by relating it to gibberellin A_1 [5, 14]. Ozonolysis of gibberellin A_1 methyl ester gave as one of the products a keto-acid which was methylated, acetylated and reduced using Adams catalyst in acetic acid in the presence of a trace of perchloric acid to give a ring D δ-lactone which was identical with the lactone obtained by BAEYER-VILLIGER oxidation of the acetate of gibberellin A_4 methyl ester nor-ketone (Fig. 3).

Gibberellins A_7 and A_9 have been related [4, 5] to gibberellin A_4 by the following series of reactions (Fig. 4):

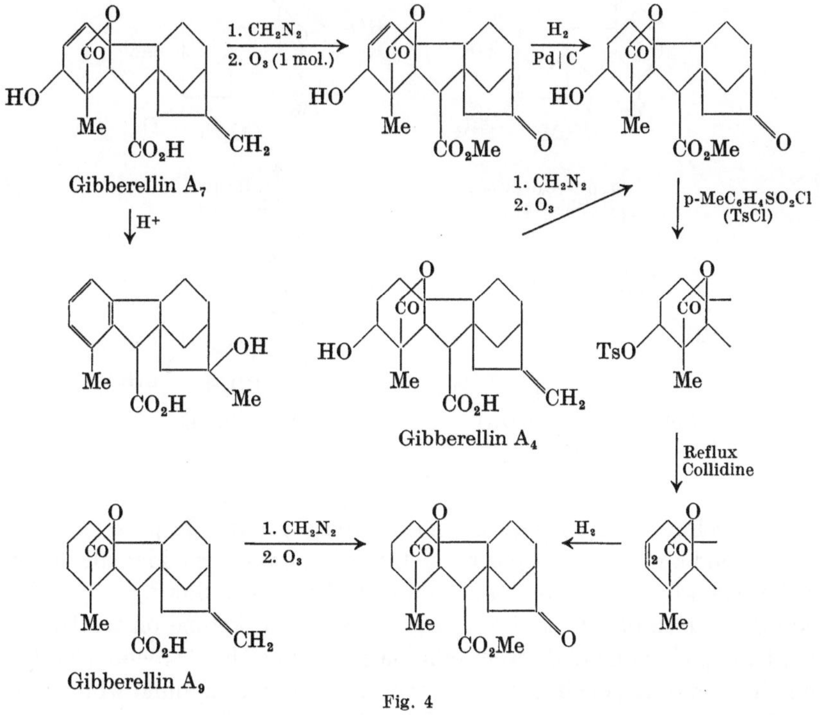

Fig. 4

Gibberellin A_7, $C_{19}H_{22}O_5$, has one hydroxyl group less than gibberellic acid but it has the same ring A chemistry, for example aromatisation of ring A took place with mineral acid. However this was accompanied by hydration of the terminal methylene group and not by ring C/D rearrangement, furthermore ozonolysis of gibberellin A_7 methyl ester gave a nor-ketone which was not an α-ketol so that gibberellin A_7 does not possess

10   CROSS, GALT, HANSON, MACMILLAN, SEATON and SUTER:

a C/D bridge head hydroxyl group. The structure of gibberellin A_7 was confirmed by the hydrogenation of the nor-ketone which gave gibberellin A_4 methyl ester nor-ketone, the reduction being accompanied by much hydrogenolysis.

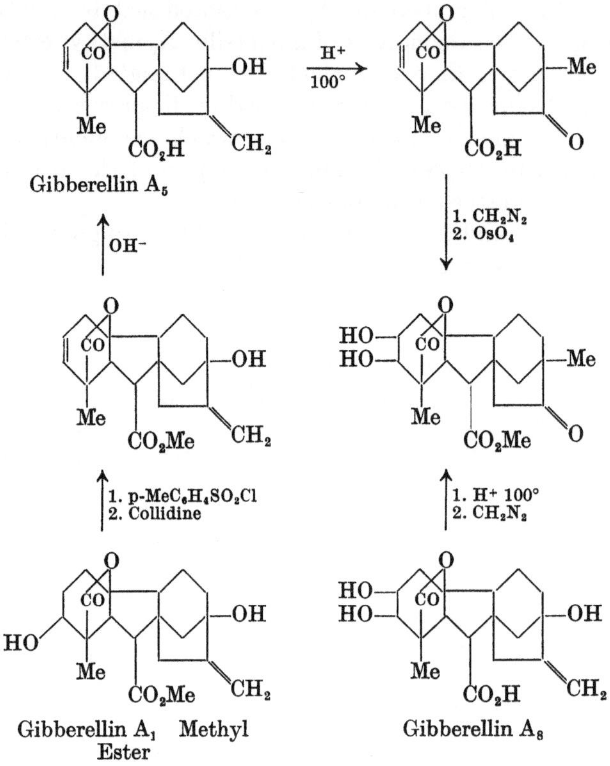

Gibberellin A_5

Gibberellin A_1 Methyl Ester

Gibberellin A_8

Fig. 5

Gibberellin A_9, $C_{19}H_{24}O_4$, has no hydroxyl groups. It possesses one double bond and on ozonolysis its methyl ester gave formaldehyde and a nor-ketone whose structure was established in the following way. The tosyl derivative of gibberellin A_4 methylester nor-ketone on treatment with boiling collidine underwent elimination giving the Δ^2-olefin. Catalytic reduction of the olefin gave the saturated deoxy compound which was identical with the nor-ketone of gibberellin A_9 methyl ester.

Gibberellin A_5 [*3*], $C_{19}H_{22}O_5$, undergoes acid catalysed ring C/D rearrangement to a ring D saturated ketone so that the single hydroxyl group in gibberellin A_5 is situated at the C/D bridge head. Catalytic hydrogenation of gibberellin A_5 methyl ester showed the presence of two double bonds but caused no hydrogenolysis of the lactone ring. Consequently it was considered that the double bond in ring A was unlikely to be allylic to the hydroxyl end of the lactone ring. Hence the double bond was placed in the position shown. The structure of gibberellin A_5 was confirmed by its preparation from gibberellin A_1 methyl ester. Treatment of the monotosylate of the latter in boiling collidine gave gibberellin A_5 methyl ester which was hydrolysed by aqueous alkali to gibberellin A_5.

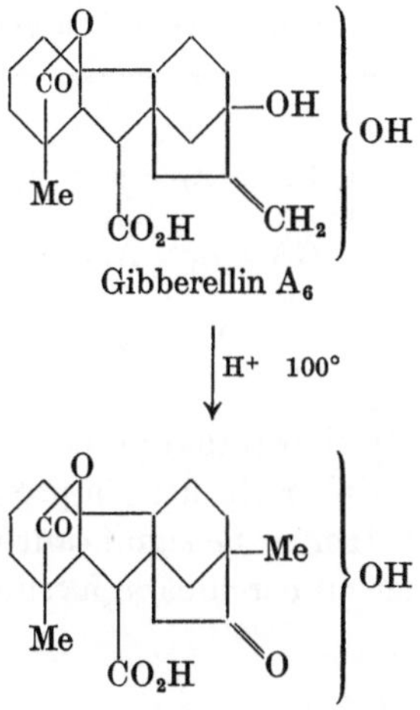

Gibberellin A_6

Fig. 6

Gibberellin A_8 [8], $C_{19}H_{24}O_7$, which gave a 5-ring ketone by rearrangement with boiling mineral acid thus confirming the ring C/D structure shown, and its derivatives are oxidised by periodate. This suggested a 1:2-diol structure and this was proved by hydroxylation of the methyl ester of the rearrangement product of gibberellin A_5 which have the methyl ester of the gibberellin A_8 rearrangement product. The hydroxylation, performed with osmium tetroxide, gave virtually only one product showing that the ring A hydroxyl groups are trans to the lactone bridge.

Gibberellin A_6 [8], $C_{19}H_{24}O_6$, is isomeric with gibberellin A_1. On treatment with boiling mineral acid it gave a saturated 5-ring ketone so that gibberellin A_6 has the ring C/D structure shown. Gibberellin A_6 has a second hydroxyl group, in addition to that at the C/D bridge-head, which is very unreactive having resisted attempts at oxidation, dehydration and acetylation. The point of attachment of this hydroxyl group is being investigated.

The biological activity of these new gibberellins has not yet been studied in detail. They are all active in promoting the growth of dwarf Meteor pea plants [15] and the relative activities of those gibberellins which have been directly compared in this text and in the lettuce seedling test described by WAREING [16] are shown in Table 2.

The most interesting results have been obtained in tests on the promotion of cucumber hypocotyl growth. Wittwer and Bukovac [17], and Lockhart and Deal [18] have shown that gibberellin A_4 although less active than gibberellic acid in most bioassay systems is far more active than gibberellic acid in promoting cucumber stem growth. Brian and

Table 2. *Biological activity of the gibberellins*

Growth promotion of dwarf pea plants	$GA > A_1 = A_7 > A_4 = A_5 = A_6 \gg A_8 > A_9$
Growth promotion of lettuce hypocotyls	$GA = A_7 > A_1 = A_4 = A_5 = A_9 > A_6 . A_8$ inactive
Growth promotion of cucumber hypocotyls	$A_4 = A_7 = A_9 \gg GA = A_1 \gg A_8$

Hemming [19] have recently shown that gibberellins A_7 and A_9 also show much higher activity than gibberellic acid in promoting cucumber hypocotyl growth (see Table 2). It may be significant that gibberellins A_4, A_7 and A_9 differ from the other gibberellins in having no hydroxyl group at the C/D bridge head.

References

[1] Brian, P. W., J. F. Grove and J. MacMillan: The gibberellins. In Zechmeister: Prog. Chem. Org. Nat. Prod. 18, 350 (1960). — [2] Grove, J. F., and T. P. C. Mulholland: J. Chem. Soc. (London) 1960, 3007; Cross, B. E.: J. Chem. Soc. (London) 1960, 3022; Cross, B. E., and P. H. Melvin: J. Chem. Soc. (London) 1960, 3038; Sheppard, N.: J. Chem. Soc. (London) 1960, 3040; Moffatt, J. S.: J. Chem. Soc. (London) 1960, 3045; Grove, J. F., et al.: J. Chem. Soc. (London) 1960, 3049.— [3] MacMillan, J., J. C. Seaton and P. J. Suter: Tetrahedron Letters 11, 60 (1960). — [4] Cross, B. E., R. H. B. Galt and J. R. Hanson: Tetrahedron Letters 15, 18 (1960). — [5] Cross, B. E., R. H. B. Galt and J. R. Hanson: Tetrahedron Letters 23, 22 (1960). — [6] MacMillan, J., and P. J. Suter: Naturwiss. 45, 46 (1958). — [7] MacMillan, J., J. C. Seaton and P. J. Suter: Proc. Chem. Soc. 1959, 325 — [8] MacMillan, J., J. C. Seaton and P. J. Suter (unpublished work). [9] West, C. A., and K. H. Murashige: Plant Physiol. (Suppl.) 33, 38 (1958). — West, C. A., and B. O. Phinney: J. Am. Chem. Soc. 81, 2424 (1959). — [10] Karawada, A., and Y. Sumiki: Bull. Agric. Chem. Soc. Japan 23, 343 (1959). — [11] Radley, M.: Ann. Bot. 22, 297 (1958). — [12] Takahashi, N., Y. Seta, H. Kitamura and Y. Sumiki: Bull. Agric. Chem. Soc. Japan 23, 405 (1959). — [13] Grove, J. F.: (unpublished work). — [14] Kitamura, H., N., Takahashi, Y. Seta, A. Kawarada and Y. Sumiki: Bull. Agric. Chem. Soc. Japan 23, 344 (1959). — [15] Brian, P. W., H. G. Hemming and D. Lowe: Ann. Bot. 22, 539 (1958). — [16] Frankland. B., and P. F. Wareing: Nature 185, 255 (1960). — [17] Wittwer, S. H., and M. J. Bukovac: Proc. 4th Internat. Conf. on Plant Growth Regulation, Ames: Iowa State Press (in press). — [18] Lockhart, J. A., and P. H. Deal: Naturwiss. 47, 141 (1960). — [19] Brian, P. W., and H. G. Hemming: Nature 189, 74 (1961).

Recent Japanese Results
on Chemistry of Gibberellins

By

Y. Sumiki

The University of Tokyo, Department of Agricultural Chemistry

Research of gibberellin chemistry is being done in two groups, a group of the University of Tokyo in Japan and I.C.I. group in England. In this chapter, I present the review of the chemistry of gibberellin advanced by our group in these few years.

1. Characterization of four gibberellins

Four gibberellins, A_1, A_2, A_3 and A_4, were isolated [1, 2, 3] and molecular formulae, functional groups and skeletal structures were established [4, 5]. They are summarized in Table 1.

Table 1

	Molecular formula	m. p.	$[\alpha]_D$	$\diagdown$C=C$\diagup$	$\begin{matrix}-C=O\\ \vert \\ -O\end{matrix}$	COOH	—OH		dehydrogenation product
							sec.	tert.	
A_1	$C_{19}H_{24}O_6$	232—5°	+42.3	1	1	1	1	1	1,7-dimethyl-fluorene
A_2	$C_{19}H_{26}O_6$	235—7°	+11.7	0	1	1	1	1	1-methyl- and 1,7-dimethyl-fluorenes
A_3	$C_{19}H_{22}O_6$	233—5°	+86.0	2	1	1	1	1	1,7-dimethyl-fluorenes
A_4	$C_{19}H_{24}O_5$	222—3°	—20.3	1	1	1	1	0	1-methyl- and 1,7-dimethyl-fluorenes

2. Structure of rings B and C of gibberellin A_1

Gibberellin A_1 is a tetracyclic dihydroxy lactone carboxylic acid containing a perhydrofluorene ring. One double bond is present as exocyclic methylene which was confirmed by ozonolysis and I.R. spectrum [6, 7]. On ozonolysis, A_1 methyl ester was oxidized to a keto acid and α-ketol which was converted to the former by H_2O_2 or periodate. It was confirmed by acetylation that tert-OH participates in this reaction. Dehydrogenation of keto acid gave 1-methyl-7-hydroxyfluorene.

Acid degradation of gibberellin A_1 afforded gibberellin C [8, 9] which contains one ketone, one sec-OH, one carboxyl, one lactone and no double bond. This change of functional groups occurred in the bromination reaction. These reactions can be explained by Wagner rearrangement. Cross et al. [10, 11] proposed the same mechanism for the conversion from allogibberic acid to gibberic acid.

The position of a carboxyl group was decided as C-9 by Cross et al. [10]. As gibberic acid methyl ester [12] was obtained by acid degradation of gibberellin A_3 methyl ester and the structural relation between gibberellins A_1 and A_3 was established (later described), the carboxyl group of gibberellin A_1 must attach, also, at C-9. Then, the partial structure of gibberellin A_1 must be:

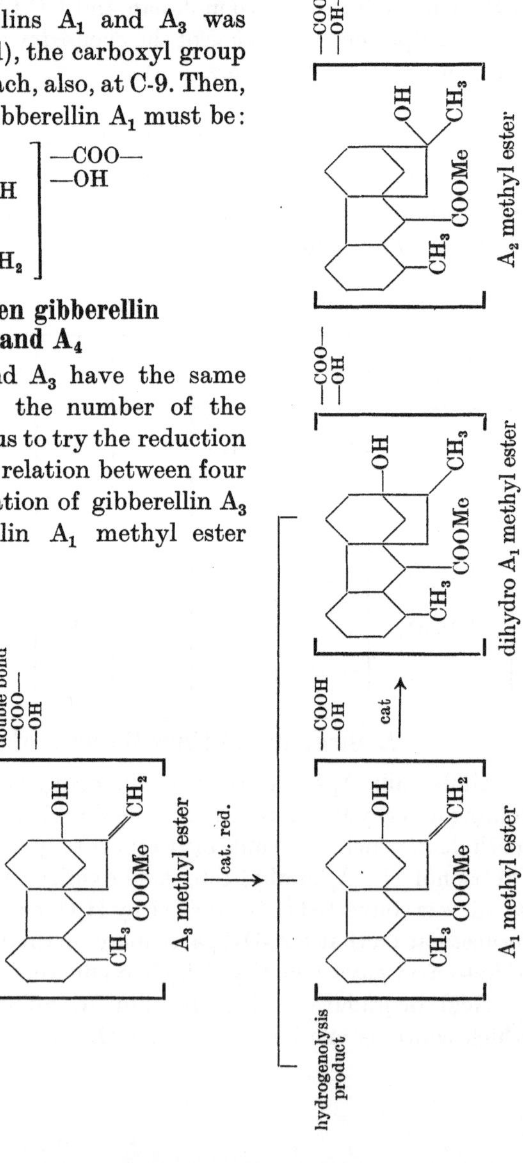

3. Relation between gibberellin A_1, A_2, A_3, and A_4

Gibberellins A_1, A_2, and A_3 have the same functional groups except the number of the double bond. This fact led us to try the reduction experiment to clarify the relation between four gibberellins. On hydrogenation of gibberellin A_3 [13, 14], dihydrogibberellin A_1 methyl ester and hydrogenolysis product of the lactone were obtained. Controlled hydrogenation [15] gave gibberellin A_1 methyl ester in 20% yield and hydrogenolysis product. From this result it was concluded that gibberellin A_3 has one additional double bond in the structure of gibberellin A_1. Gibberellin A_2 methyl ester was different from dihydrogibberellin A_1 methyl ester.

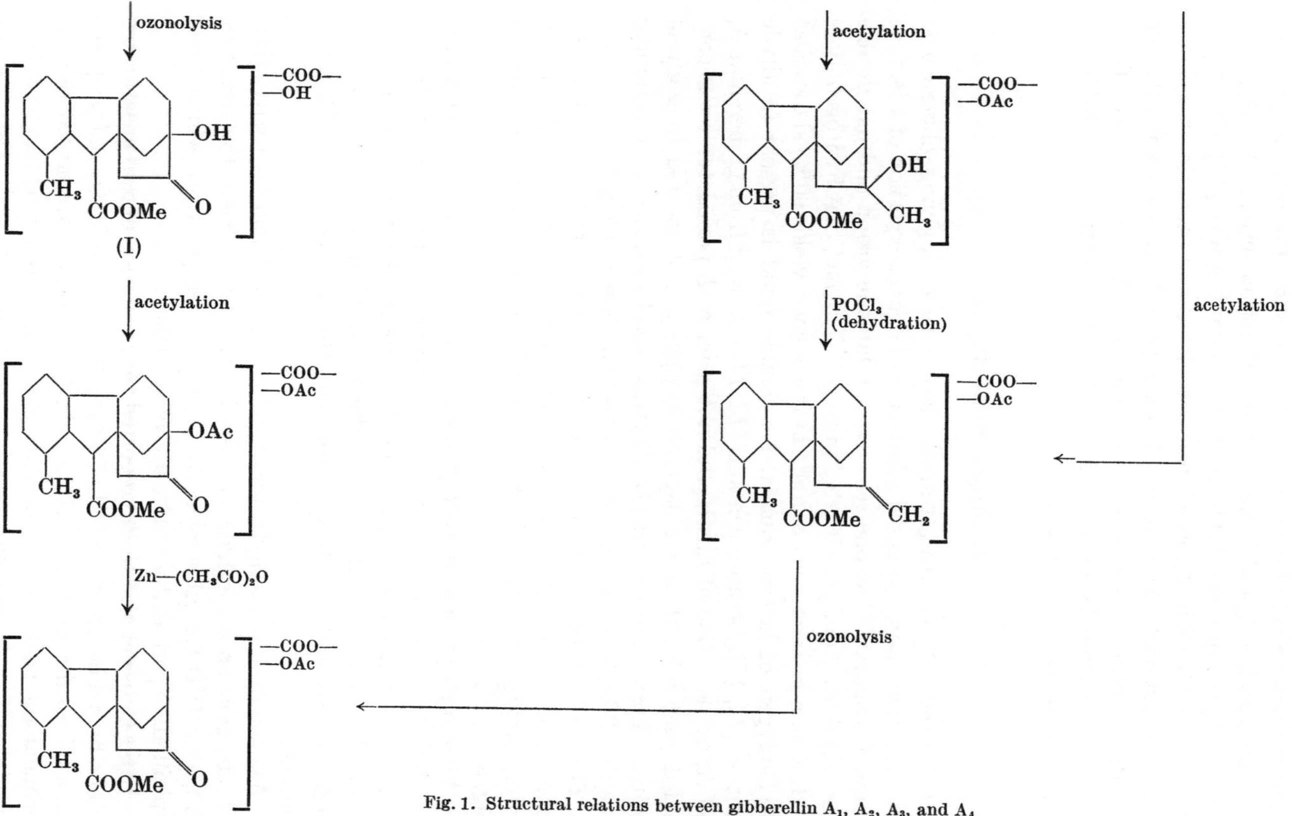

Fig. 1. Structural relations between gibberellin A_1, A_2, A_3, and A_4

As dehydration of monoacetyl gibberellin A_2 methyl ester with $POCl_3$ afforded monoacetyl gibberellin A_4 methyl ester, the relation [16] between gibberellins A_2 and A_4 was clarified. Relation between A_1-A_3 group and A_2-A_4 group was established in the following way [16]. Ozonolysis product of gibberellin A_1, ketol, was acetylated and then deacetoxylated with zinc and acetic anhydride. This compound was identical with the ozonolysis product of monoacetyl gibberellin A_4 methyl ester. Thus, structural relation between all gibberellins was completely established and it is summarized in Fig. 1.

4. Structure of ring A

Gibberellin A_3 was readily aromatized with acid, giving gibberic acid [10, 11, 12] accompanying dehydration and decarboxylation of a lactone group. It suggests that one sec-OH, one lactone group and one double bond of gibberellin A_3 are located in ring A. The fact that hydrogenolysis product of a lactone was obtained in fairly good yield (60%) shows that alkyl oxygen of lactone ring and a double bond is present in allylic position [13, 14]. Because pentaols [13, 14] obtained from gibberellins A_1 and A_3 by reduction of $LiAlH_4$ did not react with periodate, it was concluded that sec-OH and a lactone oxygen is not located in α-glycol position. Position of sec-OH [17, 18] was established as C-2 by obtaining 1-methyl-2-hydroxyfluorene in the reaction shown in Fig. 2.

The position of a lactone carbonyl was decided to be at C-3 by the isolation of 1,3-dimethyl and 1,3,9-trimethyl-fluorenes through the dehydrogenation of pentaol derived from Clemmensen reduction product (Fig. 3).

When methyl ester of hydrogenolysis product was methyl-sulfonated and boiled in collidine, aromatization occurred without elimination of ester group derived from a lactone. This result shows that the lactone carbonyl attaches at the carbon which carries at least one hydrogen (unpublished), and is quite agreeable with the formation of 1,3-dimethyl-fluorene.

As ozonolysis of methyl ester of gibberellin A_3 bromo derivatives (III) [14, 20] gave an amorphous monobasic acid, we proposed the structure (IV), (V), (VI) for gibberellin A_1, A_2 and A_3 respectively which could explain all experimental results above described.

Later Cross et al. [21, 22] reported the formation of α, β unsaturated ketone by oxidation of sec-OH of gibberellin A_3 with MnO_2 and proposed the allyl alcohol system in gibberellin A_3 structure. We traced this experiment and confirmed the formation of such a ketone. As structure (VI) for gibberellin A_3 can not explain this result, (IV), (V), (VI) are not reasonable.

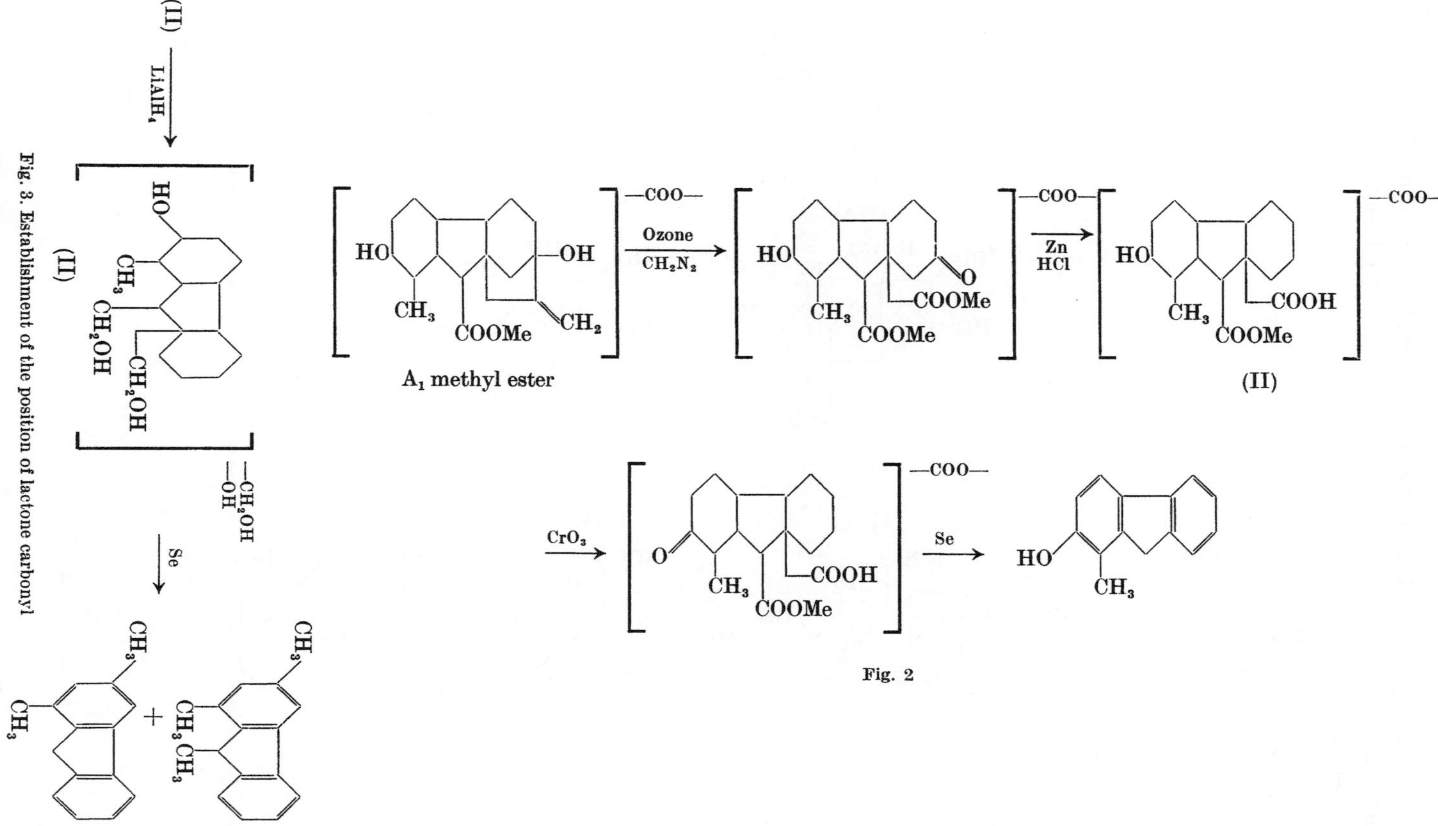

Fig. 2

Fig. 3. Establishment of the position of lactone carbonyl

 Y. SUMIKI:

Another possible structure which can explain the formation of α, β-unsaturated ketone should be (VII), (VIII) for gibberellins A_1 and A_3 respectively.

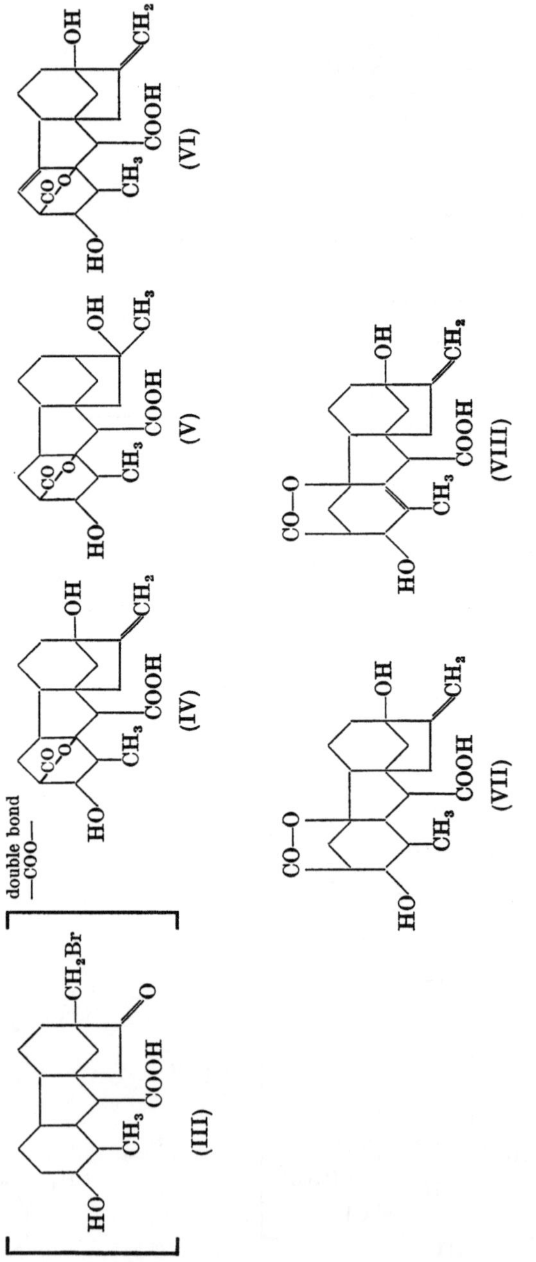

Fig. 4.

By the formula for gibberellin A_3 proposed by CROSS et al. [21, 22], aromatization reaction of hydrogenolysis product without elimination of a carboxyl group and formation of 1,3-dimethylfluorene can not be explained. But structures (VII) and (VIII) have some defects. For instance, U.V. spectrum of α, β-unsaturated ketone λ_{max}229 mμ) can not be explained with (VIII) (calcd. 245 mμ) N.M.R. spectrum data [21, 23] also support the structure reported by CROSS et al. [21, 22], and not (VII). Now we are carrying out the experiments to make clear these ambiguous points.

References [1]

[1] TAKAHASHI, N., H. KITAMURA, A. KAWARADA, Y. SETA, M. TAKAI, S. TAMURA and Y. SUMIKI: J. Agr. Chem. Soc. Japan 19, 267 (1955). — [2] TAKAHASHI, N., Y. SETA, H.KITAMURA and Y. SUMIKI: J. Agr. Chem. Soc. Japan 21, 396 (1957). — [3] TAKAHASHI, N., Y. SETA, H. KITAMURA and Y. SUMIKI: J. Agr. Chem Soc. Japan 23, 405 (1959). — [4] KITAMURA, H., Y. SETA, N. TAKAHASHI, A. KAWARADA and Y. SUMIKI: J. Agr. Chem. Soc. Japan 21, 71 (1957). — [5] KITAMURA, H., Y. SETA, N. TAKAHASHI, A. KAWARADA and Y. SUMIKI: J. Agr. Chem. Soc. Japan 23, 408 (1959). — [6] SETA, Y., H. KITAMURA, N. TAKAHASHI and Y. SUMIKI: J. Agr. Chem. Soc. Japan 21, 73 (1957). — [7] SETA, Y., N. TAKAHASHI, A. KAWARADA, H. KITAMURA and Y. SUMIKI: J. Agr. Chem. Soc. Japan 23, 412 (1959). — [8] TAKAHASHI, N., Y. SETA, H. KITAMURA, A. KAWARADA and Y. SUMIKI: J. Agr. Chem. Soc. Japan 21, 75 (1957). — [9] TAKAHASHI, N., Y. SETA, H. KITAMURA, A. KAWARADA and Y. SUMIKI: J. Agr. Chem. Soc. Japan 23, 493 (1959). — [10] CROSS, B. E., J. F. GROVE, J. MACMILLAN and T. P. C. MULHOLLAND: Chem. & Ind. 1956, 954. — [11] MULHOLLAND, T. P. C.: J. Chem. Soc. (London) 1958, 2693. — [12] KAWARADA, A., H. KITAMURA, Y. SETA, N. TAKAHASHI and collab.: J. Agr. Chem. Soc. Japan 19, 278 (1955). — [13] TAKAHASHI, N., Y. SETA, H. KITAMURA and collab.: J. Agr. Chem. Soc. Japan 21, 327 (1957). — [14] TAKAHASHI, N., Y. SETA, H. KITAMURA and Y. SUMIKI: J. Agr. Chem. Soc. Japan 23, 509 (1959). — [15] GROVE, J. F., P. W. JEFFS and T. P. C. MULHOLLAND: J. Chem. Soc. (London) 1958, 1236. — [16] KITAMURA, H., N. TAKAHASHI, Y. SETA, A. KAWARADA and Y. SUMIKI: J. Agr. Chem. Soc., Japan 23, 344 (1959). — [17] SETA, Y., N. TAKAHASHI, H. KITAMURA, M. TAKAI, S. TAMURA and Y. SUMIKI: J. Agr. Chem. Soc. Japan 22, 61 (1958). — [18] SETA, Y., N. TAKAHASHI, H. KITAMURA, M. TAKAI, S. TAMURA and Y. SUMIKI: J. Agr. Chem. Soc. Japan 23, 499 (1959). — [19] SETA, Y., N. TAKAHASHI, H. KITAMURA and Y. SUMIKI: J. Agr. Chem. Soc. Japan 22, 429 (1958). — [20] TAKAHASHI, N., Y. SETA, H. KITAMURA and Y. SUMIKI: J. Agr. Chem. Soc. Japan 22, 432 (1958). — [21] CROSS, B. E., J. F. GROVE, J. MACMILLAN, J. S. MOFFATT, T. P. C. MULHOLLAND, J. C. SEATON and N. SHEPPARD: Proc. Chem. Soc. 1959, 302. — [22] CROSS. B. E.: J. Chem. Soc. (London) 1960, 3022. — [23] SHEPPARD, N.: J. Chem. Soc. (London) 1960, 3040.

---

[1] J. Agr. Chem. Soc. Japan = Bulletin of the Agricultural Chemical Society of Japan.

Über chemische Reaktionen
der Gibberellinsäure

Von

G. Kallistratos, D. Padval und A. Pfau

*Max Planck-Institut für Tierzucht und Tierernährung Mariensee/Trenthorst
(Direktor: o. Prof. Dr. M. Witt), Abteilung für Ernährungsphysiologie
und Radiobiochemie*

Neben den biologischen Methoden zur Bestimmung der Wirkung der Gibberellinsäure sind chemische Verfahren zur spezifischen Identifizierung dieses Wirkstoffes unerläßlich. Da die biologisch interessierenden Mengen der Gibberellinsäure unterhalb der Gammagrößenordnung liegen, muß man zu ihrer Bestimmung papierchromatographische Methoden sowie spektralphotometrische Hilfsmittel einsetzen und zu ihrem Nachweis chemische Reaktionen an den reaktionesfähigen Gruppen des Gibberellinsäuremoleküles, z. B. am Fluorengerüst, an der Methylengruppe, dem Laktonring, der Carboxyl- und der Hydroxylgruppe mit geeigneten Reagenzien durchführen. Von besonderer Bedeutung für den Nachweis der Gibberellinsäure sind dabei Untersuchungen am Fluorengerüst, weil hier schon von Natur aus günstige Konfigurationen vorliegen, die unter Einwirkung eines geeigneten Reagens zu einer optimalen Fluorescenzanordnung umgewandelt werden können.

Versuchsdurchführung

Von einer Stammlösung, die 5 mg/ml Gibberellinsäure in Wasser gelöst enthält, wurde nach einer Verdünnung 1:100 mit Blutmikropipetten jeweils 50 μg Gibberellinsäure in Schleicher & Schüll-Papier 2043a für den papierchromatographischen Nachweis aufgetragen. Nachdem die Flecke eingetrocknet waren, wurden die Papierstreifen mit den jeweils zu untersuchenden Reagenzien besprüht, weiterbehandelt, getrocknet und anschließend die Reaktion sowohl im sichtbaren als auch im ultravioletten Licht (Wellenlänge max. 366 mμ) beobachtet.

Zum quantitativen Nachweis der Gibberellinsäure über Messungen der Absorptions- und Fluorescenzmaxima wurde jeweils eine Konzentration der Gibberellinsäure von 30 γ/ml verwendet und in Meßkolben mit den zu untersuchenden Reagenzien gemischt. Die Aufnahme der Absorptionsspektren im sichtbaren sowie im UV-Bereich erfolgte mit einem Spektralphotometer Zeiß PMQ II. In Verbindung mit einem Fluorescenzzusatz, dessen anregendes Licht eine Wellenlänge von 366 mμ besitzt, wurden die Fluorescenzspektren aufgenommen.

Reaktionen an den verschiedenen Gruppen des Gibberellinsäuremoleküls

a) Fluorengerüst

Gibberellinsäure besitzt eine sehr schwache Fluorescenz, die jedoch für einen spezifischen Nachweis nicht ausreicht. Nach Behandlung sowohl der im Papier eingetragenen als auch in Lösung befindlichen Gibberellinsäure mit verdünnter Salzsäure verliert das Gibberellinsäuremolekül ein Molekül H_2O und ein Molekül CO_2. Hierdurch wird der Ring A des Fluorengerüstes völlig aromatisiert (Abb. 1). Als Folge dieser Veränderung tritt nach Anregung mit kurzwelligem Licht eine starke Fluorescenz ein. Ähnlich reagieren auch andere Mineralsäuren, wie z. B. konzentrierte Schwefelsäure und konzentrierte Phosphorsäure.

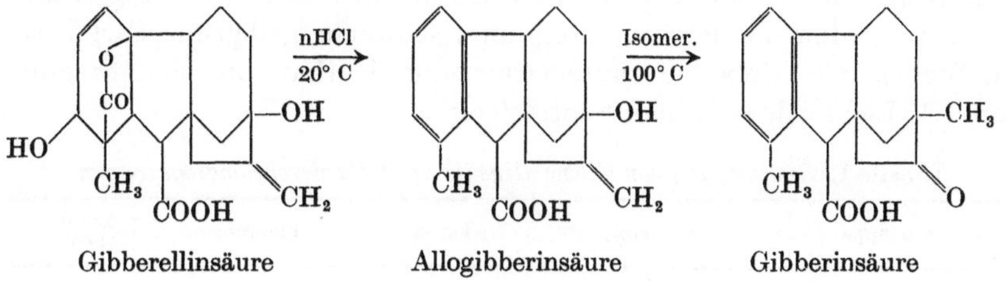

Abb. 1

b) Methylengruppe

Für den Nachweis der Methylengruppe sowohl auf Papier als auch in Lösung wurde konzentrierte Schwefelsäure unter Zusatz von Formaldehyd (15 ml H_2SO_4 + 0,5 ml 35% HCHO) verwendet. Es bildet sich zuerst eine gelbe und dann eine bleibende rote Farbe. Die erste Reaktion entsteht wahrscheinlich durch Umlagerung des Formaldehydes an der Methylengruppe. Die zweite bleibende Rotfärbung beruht auf einer weiteren Dehydrierung des Additionsproduktes zu der entsprechenden Acetylenverbindung.

c) Laktonring

Die Bestimmung des Laktonringes erfolgte papierchromatographisch nach Besprühen der Papierstreifen mit einer 0,5% $KMnO_4$-Lösung (0,5% Kaliumpermanganat + 1% Natriumcarbonat). An den mit Gibberellinsäure markierten Stellen bildeten sich sofort gelbe Flecke. Das Papier selbst wurde durch die $KMnO_4$-Lösung rot gefärbt. Die Lage der gelben Flecke muß sofort mit einem Bleistift markiert werden, weil die Flecke mit der Zeit ihre Deutlichkeit verlieren.

d) Carboxylgruppe

Der Nachweis der Carboxylgruppe erfolgte papierchromatographisch nach Besprühung des mit Gibberellinsäureflecken markierten Papierstreifens mit einer 10% Ammoniaklösung, einer 20minutigen Trocknung bei 130° C und einem erneuten Besprühen mit einer 0,1% alkoholischen Bromphenolblau oder Bromthymolblau. Die Gibberellinsäure erschien auf weißem Hintergrund blau gefärbt.

e) Hydroxylgruppe

Der Nachweis der beiden alkoholischen Gruppen ist im Vergleich zu den vorhergehenden Gruppen schwieriger, weil die Sekundär- und Tertiäralkoholgruppen aus sterischen Gründen nicht besonders stark reaktionsfähig sind. Bei Anwendung der Benzolphase, die man nach Lösung von 1 mg $V_2O_5 +$ 25 mg 8-Oxychinolin in 6% Essigsäure mit einer Mischung von Wasser und Benzol nach gutem Schütteln und Abtrennung erhält, werden aus dem Papierchromatogramm schwache gelbgrüne Farbflecke an Stellen der Gibberellinsäuremarkierung sichtbar, die bei Anregung mit UV-Licht schwach blau fluorescieren.

Tabelle 1. *Bestimmung von Gibberellinsäure auf Papierchromatogrammen*

aktive Gruppe	Reagenz	Farbe	Fluorescenz	Empfindlichkeit
Fluoren	$H_2SO_4 +$ HCHO nach Abspülung mit H_2O	rot grün gelb	blaugelb gelb	+++
	H_2SO_4 nach Abspülung mit H_2O	braun grün gelb	blau gelb	+++
	$H_2SO_4 +$ HNO_3	gelb	gelb (verschwindet mit der Zeit)	++
	HCl nach Abspülung mit H_2O	(—)	blaugelb blau	++
	H_3PO_4	(—)	blau	++
Methylengruppe	$H_2SO_4 +$ HCHO	rot	blaugelb	+++
Laktonring . .	$KMnO_4 \cdot NaCO_3$	gelb	—	++
Carboxylgruppe	Bromphenolblau, Bromthymolblau	blau	gelb	+
Hydroxylgruppe	$V_2O_5 +$ 8-Oxy- chinolin	gelb	blau	±

Ergebnisse der Untersuchungen

In Tab. 1 sind die Ergebnisse der papierchromatographischen Versuche in Verbindung mit dem Reagens, der Farbe, der Fluorescenz und

der Empfindlichkeit für die verschiedenen Gruppen des Gibberellinsäure-
moleküls zusammengestellt. Die empfindlichste Reaktion, die Mengen
bis zu 1 γ Gibberellinsäure auf Papierchromatogrammen nachzuweisen
gestattet, ergibt sich bei Verwendung von konz. H_2SO_4 oder konz.
$H_2SO_4 +$ HCHO. Wenn die nachzuweisenden Gibberellinsäuremengen
über 20 γ liegen, dann kann man die Verwendung der konz. Schwefelsäure als Reagens umgehen und Kaliumpermanganat-Lösung zum Besprühen der Chromatogramme verwenden.

Tabelle 2. *Reaktionen von Gibberellinsäure mit verschiedenen*
Säuren in Lösungen

Reagenz	Farbe	Fluorescenz
$H_2SO_4 +$ HCHO . . .	gelb → rot	grüngelb
H_2SO_4	grün → braun	blau
HCl	gelb → grün	gelbgrün
H_3PO_4	farblos	grünblau
CH_3COOH	(—)	(—)

Tabelle 2 gibt die Reaktionen der Gibberellinsäure in Lösung mit verschiedenen Säuren wieder. Zur quantitativen Auswertung wurden die in
Abb. 2 und 3 wiedergegebenen Absorptions- und Fluorescenzspektren für
die Reagentien konz. $H_2SO_4 +$ HCHO sowie konz. H_2SO_4 aufgenommen.
Die quantitative Nachweisgrenze von Gibberellinsäure in Lösung mit
konz. H_2SO_4 als Reagenz liegt im sichtbaren und UV-Bereich etwa bei
3 γ/ml. Im Fluorescenzbereich bei maximaler Geräteempfindlichkeit sind
dagegen noch Mengen unterhalb 1 γ nachweisbar.

Tabelle 3. R_f-*Werte von Gibberellinsäure in einigen Lösungsmittelsystemen*

Lösungsmittel	Zeit	R_f
1. n-Butanol-Äthylalkohol/Ammoniak (0,5 n) . . 14 2 4	2 h	0,39
2. n-Butanol/Ameisensäure/Wasser 8 4 8	2 h	0,78
3. Pyridin/Äthylacetat/Wasser 5 5 2,5	2,30 h	0,80
4. 10% Ammoniak	1,15 h	0,85
5. Äthylalkohol/Salzsäure 8 2	3,45 h	0,93
6. Äthylalkohol/Essigsäure/Wasser 5 2 5	3,45 h	0,94

Zur weiteren papierchromatographischen Charakterisierung der
Gibberellinsäure werden in Tab. 3 einige brauchbare Lösungsmittelsysteme angegeben. Die R_f-Werte bei absteigender Chromatographie für
diese Lösungsmittelsysteme liegen zwischen 0,39 und 0,94.

Zur Identifizierung der Gibberellinsäure unter Zuhilfenahme der vorstehend beschriebenen Verfahren soll die Gibberellinsäure in einem möglichst reinen Zustand vorliegen. Bei biologischen Versuchen muß

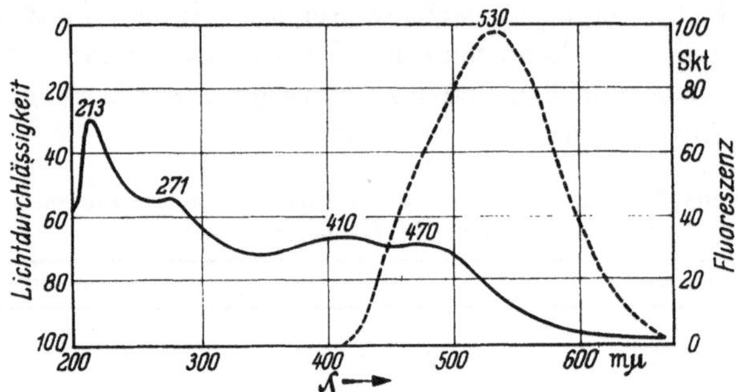

Abb. 2. Absorptionsspektrum (ausgezogene Kurve) und Fluorescenzspektrum (unterbrochene Kurve) von Gibberellinsäure in konz. H_2SO_4 + HCHO · 30 μg GS/ml

deshalb die Gibberellinsäure aus dem Untersuchungsmaterial mit Alkohol extrahiert, an Kohle adsorbiert und anschließend mit ammoniakalischer Lösung eluiert werden.

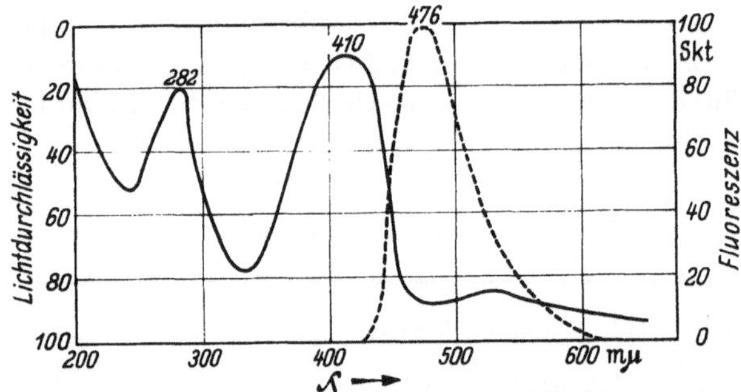

Abb. 3. Absorptionsspektrum (ausgezogene Kurve) und Fluorescenzspektrum (unterbrochene Kurve) von Gibberellinsäure in konz. H_2SO_4 · 30 μg GS/ml

Summary

Some chemical reactions of gibberellic acid have been reported which may be applied for its estimation in solutions as well as in paperchromatogramms. The most sensitive reactions are those found between gibberellic acid and mineral acids where colour reactions, U.V. absorption and fluorescence are developed. The amount of gibberellic acid which can be detected is about 1 μg.

Über den Wirkungsmechanismus stoffwechselaktiver Substanzen

Von

W. Flaig und G. Schmid

Institut für Biochemie des Bodens der Forschungsanstalt für Landwirtschaft, Braunschweig-Völkenrode

Es ist schon seit jeher das Bemühen der Chemiker gewesen, zwischen der Konstitution von Verbindungen und deren Eigenschaften für bestimmte Zwecke eine Beziehung herzustellen. So soll nur an das Problem „chemische Konstitution und Farbe" sowie an das Bemühen, auf verschiedenen Gebieten der Physiologie eine konstitutionsabhängige Wirkung der angewandten Verbindungen zu finden, erinnert werden. Dies trifft auch auf die Substanzen zu, die den Stoffwechsel der Pflanzen beeinflussen.

Es ist nicht einfach, die verschiedenen Verbindungen in ein Schema einzuordnen und sie nach dem Grad ihrer physiologischen Wirkung einzustufen. Die beobachtete Wirkung auf die Pflanzen hängt von verschiedenen physikalischen und chemischen Eigenschaften der angewandten Verbindungen und auch von den Eigenschaften der Testpflanzen ab.

Ein wesentliches Merkmal ist jedoch allen gemeinsam. Die Wirkung ist konzentrationsabhängig; diese kann von einer Hemmung bei hoher Konzentration über eine Förderung bei abnehmender zu einer Unwirksamkeit bei zu geringer Konzentration führen.

Die Wirkung einer Substanz ist in Abhängigkeit von der Konzentration für jede Pflanzenart, jede Ausführung eines Testes und je nach den äußeren Bedingungen besonders festzustellen. Es soll hier nicht auf Einzelheiten eingegangen werden, sondern nur das Prinzipielle aufgezeigt und nur insoweit an Bekanntes erinnert werden, als dieses notwendig ist, um zum eigentlichen Thema hinzuführen. Verschiedene Befunde und Ansichten bleiben daher unerwähnt. Diese Beschränkungen sind erforderlich, da auf diesem Gebiet die Forschung in den verschiedensten Richtungen noch in vollem Gange ist.

Um wenigstens eine gewisse Einteilung der pflanzenphysiologisch aktiven Verbindungen zu treffen, die im weiteren als Wirkstoffe bezeichnet werden, sollen diese in „Wuchsstoffe" und „Hemmstoffe" in Anlehnung an die Definition von H. Linser und O. Kiermayer (1957) unterteilt werden. Dabei soll aber ausdrücklich betont werden, daß diese Definition sehr großzügig ist und nur mit den Einschränkungen angewendet werden darf, die von H. Linser ausführlich genannt sind. Zugleich sei von mir darauf verwiesen, daß die Bezeichnung Wuchsstoffe sich nicht nur auf den physiologisch genau definierten Vorgang der Zellstreckung bezieht. Unter den Wuchs- und Hemmstoffen befinden sich jeweils solche mit verschiedener chemischer Konstitution, die verschiedenen Verbindungstypen angehören.

Anhand einer Tabelle soll nun auf die unterschiedliche Wirkung verschiedener Verbindungen bei unterschiedlichen Testen hingewiesen werden (J. Bonner 1950).

Tabelle 1

	Avena Krümmungstest	Stecklingsbewurzelung
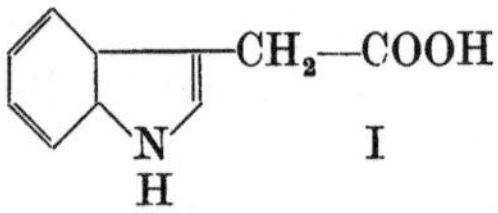 I	100	100
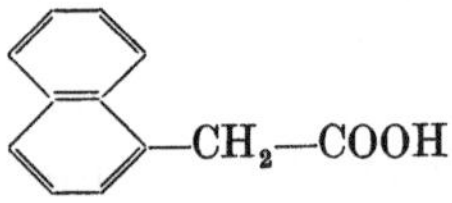 II	2,5	150
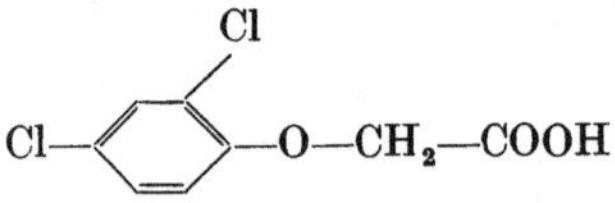 III	0,0	ca. 1500

Es sind zu diesem Zweck drei Verbindungen herausgesucht worden, die in ihrem Aufbau verhältnismäßig ähnlich sind und die die Bauelemente enthalten, die z. B. J. B. Koepfli (1938) für die Eigenschaften als Wuchsstoffe für erforderlich hält. Sie besitzen

1. ein Ringsystem mit Doppelbindungen,

2. an dem Ring befindet sich eine Seitenkette mit 2 Kohlenstoffatomen, davon gehört eines zu einer Carboxylgruppe, und

3. muß die Carboxylgruppe einen bestimmten Abstand zum Ring einhalten können.

Obwohl die drei genannten Bedingungen erfüllt sind, geben die beiden aufgeführten Teste je nach der chemischen Konstitution der Verbindungen Werte, die nicht miteinander in Beziehung gesetzt werden können.

Als weiteres Beispiel sei die Wirkung einer Verbindung, 2-Naphthoxyessigsäure auf verschiedene Teste der Zellstreckung in Abhängigkeit der Konzentration aufgezeigt (H. Burström 1955). 2-Naphthoxyessigsäure ist ein Antiauxin, eine Substanz, die die Wirkung von Wuchsstoffen aufhebt. In dem angeführten Beispiel wirkt sie den in den Flachs- und Kressewurzeln enthaltenen natürlichen Wuchsstoffen entgegen, in geringer Konzentration ist sie bei der Weizenwurzel dazu nicht in der Lage. Ohne die möglichen Erklärungen zu diskutieren, soll nur auf die

Tatsache eingegangen werden, daß es sehr schwierig ist, mit Hilfe eines Testes, der auf der Beobachtung des Wachstums beruht, eine Beziehung zwischen chemischer Konstitution und physiologischer Wirkung zu finden. Nur bei Verbindungen, die das gleiche Grundskelet tragen, und die z. B. im Ring verschieden substituiert sind, läßt sich eine derartige Beziehung in Annäherung stellen.

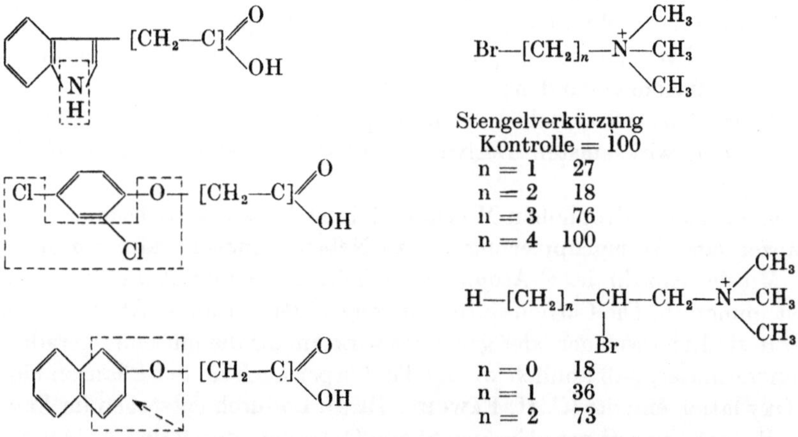

Abb. 1. Vergleich der Eigenschaften von Carbonsäuren und quaternären Ammoniumsalzen

R. M. MUIR u. Mitarb. fanden bei verschieden chlorierten Phenoxy-essigsäuren, daß für eine Wuchsstoffaktivität zum mindesten eine o-Stellung frei sein muß. Diese Tatsache geht einmal aus den Kurven der

Tabelle 2: *Wirkung verschiedener quaternärer Ammoniumsalze*

Konz. 10^{-4} molar	Kontrolle = 100%
H—CH_2—CH_2 $N(CH_3)_3$ Cl.	100
Cl—CH_2—CH_2 $N(CH_3)_3$ Cl.	21
Br—CH_2—CH_2 $N(CH_3)_3$ Br	26
Br—CH_2 $N(CH_3)_3$ Br	45
$N(CH_3)_4$ Cl	100
$N(CH_3)_4$ Br	100
CH_2=CH—CH_2 $N(CH_3)_3$ Br	32
CH_2=CH $N(CH_3)_3$ Br	78

Länge zwischen 1. und 2. Blattansatz
2 Wochen nach Behandlung

2-Monochlor- und der 2,4,6-Trichlorphenoxy-essigsäure als fast völlig inaktive Verbindungen hervor. Die Substitution in p-Stellung bewirkt eine höhere Aktivität, da alle in 4-Stellung chlorierten Phenoxyessigsäuren stärker wirksam sind.

Auch bei basischen Wuchsstoffen, wie quaternären Ammoniumsalzen, die einen gedrungeren Wuchs bei den Pflanzen verursachen, besteht eine Abhängigkeit zwischen chemischer Konstitution und Wirksamkeit (N. E. Tolbert 1960).

Vergleicht man die Carbonsäurederivate mit den verschiedenen quaternären Ammoniumsalzen, so kann man beiden Substanzgruppen gemeinsame Merkmale zuschreiben.

1. Eine hydrophile Gruppe COOH oder $(CH_3)_3N^+-$;

2. eine hydrophobe Gruppe, der Ring oder ein Halogenatom an ein Kohlenstoffatom gebunden;

3. der Abstand zwischen der hydrophilen und hydrophoben Gruppe ist bei den wirksamsten Derivaten 2 C-Atome (oder ganze Vielfache davon);

4. in dem hydrophoben Molekülanteil ist bei stark wirksamen Substanzen eine Atomgruppierung, die zu Nebenvalenzverbindungen neigt.

Mit der Anzahl der C-Atome in der Seitenkette nimmt die Wirksamkeit immer ab. Die Carbonsäuren mit ungerader Anzahl C-Atome in der Kette sind viel weniger oder gar nicht wirksam als die mit einer geraden. Man vermutet, daß ähnlich wie im Tierkörper auch in den Pflanzen eine β-Oxydation eintritt (C. H. Fawcett 1952). Dadurch entstehen im Falle der Seitenkette mit gerader Anzahl von C-Atomen durch den Abbau das Essigsäurederivat, bei den Carbonsäuren mit einer ungeraden Anzahl von C-Atomen Phenole, die in den angewandten Konzentrationen inaktiv sind, oder andere unwirksame Verbindungen.

Interessant ist auch, daß im Falle der quaternären Ammoniumsalze bei den Derivaten mit Chlor in 2-Stellung der Seitenkette die Aktivität viel weniger stark abnimmt als bei den endständig substituierten. Bei 4 Kohlenstoffatomen ist bei endständiger Substitution mit Brom die Aktivität gleich Null, während bei der Substitution in 2-Stellung noch 25% davon erhalten bleiben.

Um im Stoffwechsel der Pflanzen eine Wirkung ausüben zu können, müssen die Wuchs- und Hemmstoffe in die Pflanze eindringen und transportiert werden. Hierzu sind neben den chemischen auch bestimmte physikalische Eigenschaften erforderlich. Am Ort der Wirkung müssen bestimmte Bedingungen erfüllt werden, damit in Analogie zu Schloß und Schlüssel das aktive Molekül seine Wirkung entfalten kann. Damit der Schlüssel „Wirkstoff" in das Schloß, die „Wirklücke", im biologischen System, hineinpaßt, muß er eine bestimmte Form haben. Zu diesen Überlegungen haben H. Linser (1954c und 1956) und K. Kaindl (1954) im Zusammenhang mit der mathematischen Formulierung der Konzentrations-Wirkungskurven aus experimentellen Daten Werte für die Größe der Affinität der Wirkstoffe am Wirkungsort im biologischen Geschehen erhalten. Die Autoren haben die chemische Konstitution und die physikalischen Eigenschaften zur Aufklärung der Wirkungsweise gemeinsam herangezogen. Gewissermaßen kann zusammenfassend gesagt werden, daß sie feststellten, daß im räumlichen Bau der Moleküle der Wirkstoffe bestimmte Regelmäßigkeiten auftreten.

Als Kriterium für eine Standardposition des Moleküls der Wuchsstoffe wird angegeben, daß sich die Achse der Endgruppe der Seitenkette in einem Winkel von 90° zu der längeren Achse des Ringsystems des Moleküls befindet. Dies trifft für die Hemmstoffe nicht zu. Auf diese Weise können geringe Unterschiede in der Substitution, die einmal zu Wuchs- und zum anderen zu Hemmstoffen führen, erklärt werden. Bei 2,4,5-Trichlorphenoxyessigsäure, dem Wuchsstoff, ist die Carboxylgruppe frei drehbar, und die entsprechende Position kann eingenommen werden; bei 2,4,6-Trichlorphenoxyessigsäure ist die Drehbarkeit durch die Substitution der Chloratome in 2- und 6-Stellung behindert, und die Seitenkette kann nicht in die geforderte Stellung gebracht werden. Diese Regel stimmt mit wenigen Ausnahmen. Durch umfangreiche Berechnungen an Kalottenmodellen konnte der Raumbedarf festgelegt werden, den ein Wuchsstoff nicht überschreiten darf. Es konnte ferner gezeigt werden, daß auch die Hemmstoffe bestimmte Ähnlichkeiten ihres Aufbaues besitzen (H. Linser 1956).

Der Erfolg von Linser u. Mitarb. zur Herstellung von Beziehungen zwischen Moleküleigenschaften und physiologischer Wirkung beruht auf der mathematischen Formulierung der Konzentrations-Wirkungs-Kurven. Dabei ist die Voraussetzung gemacht worden, daß die Intrabilitätsgeschwindigkeiten der miteinander verglichenen Wirkstoffe durch die Plasmagrenzschichten der Zelle gleich groß sind (H. Linser und O. Kiermayer 1957).

Wir haben einen anderen Weg beschritten und sind von den Veränderungen im Stoffwechsel ausgegangen. Dabei interessierte uns zunächst das Problem im Zusammenhang mit der Produktion von größeren Mengen an organischer Pflanzensubstanz durch die Einwirkung von Wirkstoffen.

In unsere Untersuchungen haben wir nicht nur einige der bekannten Wirkstoffe eingeschlossen, sondern auch im Zusammenhang mit unseren anderen Arbeiten definierte Abbauprodukte von Lignin und einige uns dazu geeignet erscheinende Modellsubstanzen herangezogen.

Schon vor 20 Jahren haben K. V. Thimann und R. H. Lane (1938) festgestellt, daß bei Haferkörnern, die mit Lösungen von Indol-3-essigsäure getränkt waren, die Werte für die Wurzellängen nach 6 Tagen und die für das Trockengewicht sowie die Höhe der Pflanzen zum Zeitpunkt der Reife durch die verschiedenen Konzentrationen der Tränklösung gegenüber der Kontrolle erhöht werden können.

Beobachtungen ähnlicher Art sind mit Wuchsstoffen verschiedener chemischer Konstitution und bei unterschiedlicher Anwendung mehrfach gemacht worden, jedoch ohne daß man sagen könnte, sie träfen immer zu. Äußere Einflüsse scheinen zusätzlich eine Rolle zu spielen.

Eine Änderung im Wachstum kann auch von einer Veränderung im Stoffwechsel begleitet sein. So hat man allgemein festgestellt, daß fast bei allen Wirkstoffen eine Erhöhung der Atmung in Abhängigkeit von der Konzentration auftritt.

Die Wachstumsförderung bei der Einwirkung von Wurchstoffen verläuft in vielen Fällen mit einer Erhöhung der Atmung parallel. Ausführliche Untersuchungen hierüber haben R. C. French und H. Beevers (1953) an Schnitten von Maiskoleoptilen angestellt.

Diese Autoren nehmen an, daß die verstärkte Atmung durch die Einwirkung der Wuchsstoffe eher eine Folge des verstärkten Wachstums als deren Ursache ist. Die Atmung erzeugt Energie, die in energiereichen Phosphorverbindungen festgehalten wird. Diese Energie sollte dann für das Wachstum ausgenutzt werden. Jedoch auch Hemmstoffe, wie 2,4-Dinitrophenol, erhöhen die Atmung, ohne dabei das Wachstum zu fördern.

Man versuchte, diese sich zunächst widersprechenden Befunde damit wieder zu erklären, indem man annahm, daß im Falle der Wuchsstoffe die Atmung durch die Verwendung der Phosphorylierungsprodukte zum Aufbau pflanzlicher Substanz erhöht wird, und daß im Falle von Hemmstoffen, wie 2,4-Dinitrophenol, die Atmung dadurch erhöht wird, daß diese Verbindung die Phosphorylierung entkoppelt und die Phosphorylierungsprodukte zum Aufbau nicht genutzt werden können.

Da man annehmen konnte, daß Veränderungen der Atmung mit Änderungen des gesamten Stoffwechsels einhergehen, sind verschiedene Stoffwechselprodukte und die Veränderungen der Aktivitäten verschiedener Enzyme bestimmt worden.

Bei der Einwirkung von Wirkstoffen auf Pflanzen hat man folgende prozentuale Veränderungen an Inhaltsstoffen festgestellt, die summarisch aufgeführt werden, ohne auf nähere Einzelheiten einzugehen [D. E. Wolf u. Mitarb. (1950), C. E. Beauchamp (1952), W. Flaig (1958), W. Flaig und E. Saalbach (1958), W. Flaig, K. Scharrer und G. Scholl (1957), M. Ruiz Amil und W. Flaig (1960), W. Flaig und W. de Jong (1960), J. Bonner und R. S. Bandurski (1952)] (siehe Tabelle 3).

Die bei der Einwirkung der stoffwechselaktiven Substanzen gefundenen Veränderungen im Stoffwechsel der Pflanzen sind, wie die Beispiele zeigen, von einer solchen Vielfalt, daß die Ableitung eines Wirkungsmechanismus praktisch unmöglich erscheint. Da die Wirkungen auch in Abhängigkeit von der Zeitdauer der Einwirkung verschieden sind, kann vermutet werden, daß viele davon sekundärer Natur sein müssen. Die Entscheidung, welche Veränderungen primärer und welche sekundärer Natur sind, ist selbst bei weitgehender Kenntnis der Stoffwechselvorgänge aus den Einzelergebnissen sehr schwierig.

Tabelle 3

Kationen	anorg. Phosphat	Stärke	lösl. Zucker
Teilweise verstärkte Aufnahme besonders K.	Zunahme	Verminderung	Zunahme

Atmung	Enzymaktivitäten		Trockengewicht
Zunahme	Zunahme Amylase Aldolase Saccharase	Abnahme Ascorbinsäure-oxydase (?)	Zunahme (bei Wuchsstoffen)

Trotz der Verschiedenheit der physiologisch aktiven Substanzen besitzen diese eine gemeinsame Eigenschaft: die Wirkung auf die Atmung. Diese ist abhängig von der Konzentration. Mit der Atmung im Zusam-

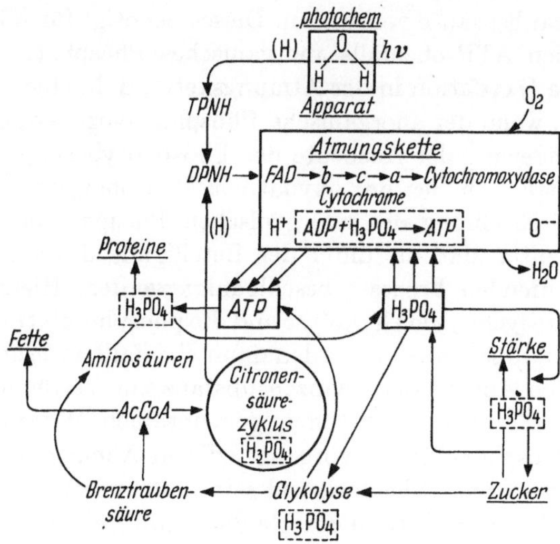

Abb. 2. Vereinfachtes Stoffwechselschema

menhang stehen Phosphorylierungsvorgänge, die ebenfalls von den stoffwechselaktiven Substanzen in Abhängigkeit von der Konzentration beeinflußt werden.

Damit kommen schließlich nur noch die Phosphorylierungsvorgänge als zentrale Stelle im Stoffwechsel zur Erklärung des Wirkungsmechanismus in Betracht und sollen deshalb kurz erläutert werden.

Bei der Dehydrogenierung der Substrate vor allem im Citronensäure-cyclus oder bei der photochemischen Spaltung von Wasser wird der Wasser-stoff von den beiden Phosphopyridinnucleotiden DPN und TPN über-nommen und in der Atmungskette mit Sauerstoff zu Wasser oxydiert. Die Atmungskette besteht aus Diphosphopyridinnucleotid, Flavinadenin-dinucleotid, die Cytochrome b, c, a sowie Cytochromoxydase und ist in den Mitochondrien der Zelle lokalisiert. Bei der Oxydation des Wasserstoffs in der Atmungskette werden 2—3 Moleküle anorganisches Phosphat durch Phosphorylierung von Adenosindiphosphat (ADP) in organische Bindung übergeführt und stehen in Form von Adenosintriphosphat (ATP) als „energiereiches Phosphat" dem Organismus für Energie benötigende Pro-zesse zur Verfügung. Dieser Vorgang ist als oxydative Phosphorylierung bekannt. Für den Ablauf der Oxydation in der Atmungskette ist somit die Menge an anorganischem Phosphat geschwindigkeitsbestimmend. Wegen des Zusammenhanges der Atmungskette mit dem Citronensäure-cyclus werden die Reaktionsgeschwindigkeiten auch in diesem von der Menge des anorganisches Phosphats bestimmt. Mit dem Citronensäure-cyclus wiederum ist das glykolytische System über das Acetyl-Coenzym A und die Brenztraubensäure verbunden. Dieses benötigt für seinen Reak-tionsablauf neben ATP ebenfalls anorganisches Phosphat.

Eine erhöhte Oxydation in der Atmungskette, d. h. eine erhöhte At-mung, tritt auf, wenn der anorganische Phosphatspiegel erhöht wird.

Eine Verminderung der Ausbeute der Phosphorylierungsreaktion in der Atmungskette, d. h. bei der oxydativen Phosphorylierung, bewirkt eine allgemeine Erhöhung des anorganischen Phosphatspiegels in der Zelle. Dies bedeutet, daß die unter der Beteiligung des anorganischen Phosphats ablaufenden Prozesse beschleunigt werden. Hierzu gehören der Citronensäurecyclus, die Glykolyse und die phosphorolytische Stärke-spaltung. Durch diese Prozesse werden dann ebenfalls in erhöhtem Maß Bausteine für den Aufbau der Pflanzensubstanz zur Verfügung gestellt.

Auf Grund der allen Wirkstoffen gemeinsamen Wirkung auf die Atmung und Phosphorylierungsvorgänge, die in Abhängigkeit von der Konzentration hemmend oder fördernd sein kann, scheint uns die Wir-kung dieser Stoffe auf die Atmungskette den Schlüssel zum Verständnis ihres Wirkungsmechanismus darzustellen (G. Schmid und W. Flaig in Vorbereitung).

Auf Grund unserer Untersuchungen mit Lebermitochondrien und im Vergleich dazu mit der Mitochondrienfraktion aus Weißkohl (*Brassica oleracea*) kommen wir zu dem Schluß, daß verschiedene von uns unter-suchte Wirkstoffe eine mehr oder minder starke Verminderung der oxy-dativen Phosphorylierung in Abhängigkeit der Konzentration bewirken.

Auf der Abbildung sind die Kurven der Sauerstoffaufnahme in μ Atomen Sauerstoff und des Phosphatverbrauchs aufgetragen. Es sind die

Mengen in P in μ Molen anorganisches Phosphat angegeben, die im Laufe der Phosphorylierung in organischer Bindung als ATP übergeführt werden.

Ferner sind die P/O- Quotienten aus dem in organischer Bindung übergeführten Phosphat und der Sauerstoffaufnahme als Maß für die oxydative Phosphorylierung angegeben.

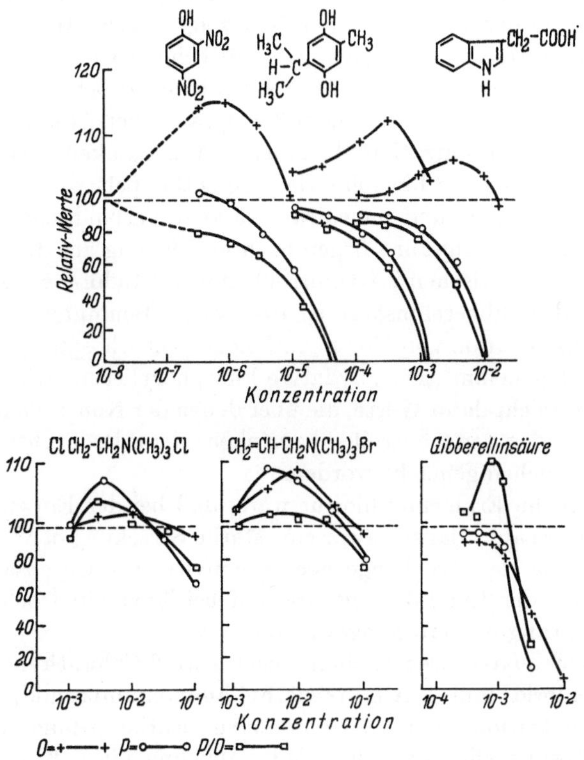

Abb. 3. Entkoppelung der oxydativen Phosphorylierung durch Wirkstoffe

Von den Untersuchungen wird nur die Wirkung einiger typischer Verbindungen aufgeführt.

2,4-Dinitrophenol entkoppelt die oxydative Phosphorylierung vollständig (W. F. Loomis und F. Lipmann 1958). Bei mittleren Konzentrationen von $5 \cdot 10^{-4}$ m ist die Phosphorylierung vollständig unterbunden. Der P/O- Quotient steigt mit abnehmender Konzentration langsam an und nimmt mit der Zeit den Wert der Kontrolle an. Dabei wird bei geringen Konzentrationen die Atmung über den Wert der Kontrolle angeregt. Auf Grund der Kurven kann angenommen werden, daß bei einer bestimmten Konzentration auch durch 2,4-Dinitrophenol das Wachstum angeregt werden kann. Für das ähnliche 2,4-Dinitro-o-kresol ist tatsächlich eine Förderung des Wachstums von Getreide beim Besprühen im Vierblatt-Stadium gefunden worden (B. Rademacher 1955).

Da somit festgestellt wurde, daß die Wirkung auf die oxydative Phosphorylierung in Abhängigkeit von der Konzentration erfolgt, war von uns vermutet worden, daß auch die Indol-3-essigsäure, bei der man bisher eine Wirkung auf die oxydative Phosphorylierung nicht gefunden hatte (T. M. Brody 1951), diesen Effekt zeigt. Unter Anwendung von Äthylendiamintetraessigsäure gelang es, Mitochondrien zu isolieren, die eine relativ hohe Aktivität besaßen. Mit diesen Mitochondrien konnte dann gezeigt werden, daß die Indol-3-essigsäure bei Anwendung einer entsprechenden Konzentration ebenfalls in Abhängigkeit von der Konzentration die oxydative Phosphorylierung entkoppelt.

Thymohydrochinon und verschiedene andere Verbindungen, wie z. B. 2,4-Dichlorphenoxyessigsäure, liegen in ihrer Wirkung auf die oxydative Phosphorylierung zwischen 2,4-Dinitrophenol und Indol-3-essigsäure.

Im Falle der Gibberellinsäure ist die starke Hemmung der Atmung bei einer Konzentration von 10^{-2} m auffallend. Die Phosphorylierung ist ebenfalls stark gehemmt. Die oxydative Phosphorylierung wird zunächst entkoppelt, erreicht dann Werte, die über denen der Kontrolle liegen, um schließlich auf den der Kontrolle abzusinken; diese Beobachtung ist bei mehreren Versuchen gemacht worden.

Eine mögliche Erklärung hierfür wäre, daß bei der Einwirkung der Gibberellinsäure auf Pflanzen zwar eine starke Streckung der Zellen, aber keine Erhöhung des Trockengewichtes eintritt. Im Gegensatz hierzu findet man bei der Indol-3-essigsäure und bei Thymohydrochinon eine echte Vermehrung des Trockengewichtes.

Im Falle der quaternären Ammoniumsalze, wie 2-Chloräthyl-trimethyl-ammoniumchlorid und 2-Allyl-trimethyl-ammoniumbromid, tritt bei einer Konzentration von 10^{-1} m eine Entkoppelung der oxydativen Phosphorylierung ein. Mit abnehmender Konzentration findet ein gleichsinniger Anstieg und Abfall der Atmung und der Phosphorylierung statt, die schließlich wieder gleich der Kontrolle werden. Die Beziehungen zu der physiologischen Wirkung dieser Verbindungen, die in dem von uns untersuchten Konzentrationsbereich Zwergwuchs verursachen, sind vorläufig nicht zu erkennen. Bei den Konzentrationen zwischen 10^{-2} und 10^{-3} m ist die oxydative Phosphorylierung nicht beeinflußt. Wie aus den Veröffentlichungen von S. H. Wittwer und N. E. Tolbert (1960) zu entnehmen ist, tritt bei diesen Substanzen nur bei größerer Verdünnung eine Erhöhung des Trockengewichtes auf.

Die mehr oder minder starke Entkoppelung der oxydativen Phosphorylierung durch Wirkstoffe und die damit verbundene allgemeine Erhöhung des anorganischen Phosphats in der Zelle bedingt, daß die zur Lieferung von Zwischenprodukten für die Synthese von Zellsubstanz wichtigen Prozesse beschleunigt ablaufen können. Trotz eines hohen Phosphatgehaltes kann jedoch ein vermehrtes Wachstum nur dann erfolgen, wenn das für die Synthese der Pflanzensubstanz benötigte ATP einen Grenzwert nicht unterschreitet. Eine vollständige Entkoppelung verhindert trotz eines erhöhten Phosphatspiegels in der Zelle und einer teilweisen Erhöhung der Atmung das Wachstum, wie dies aus dem Beispiel von 2,4-Dinitrophenol bei einem Konzentrationsbereich von 10^{-5} m zu ersehen ist.

Nimmt man als Ursache der Wirkung der Wirkstoffe den Einfluß auf die oxydative Phosphorylierung an, so ergibt sich, daß die meisten der so zahlreichen Stoffwechselveränderungen als sekundäre Prozesse anzusehen sind. Diese können somit aus dem veränderten Phosphathaushalt abgeleitet werden. Vor allem ist damit auch verständlich, daß die Atmung nicht die Ursache, sondern die Folge des Wachstums ist.

Nach unserer Erfahrung scheint eine Entkoppelung der oxydativen Phosphorylierung von ungefähr 10—20% aus den erwähnten Gründen für eine erhöhte Bildung von Pflanzensubstanz günstig zu sein.

Es sei noch darauf hingewiesen, daß bei der Eignung einer Substanz als Wuchs- oder Hemmstoff auch die Verschiedenheit in der Aufnahme durch verschiedene Pflanzen eine Rolle spielt. So wird z. B. 2,4-Dichlorphenoxyessigsäure von den Monokotyledonen in geringerem Umfange aufgenommen als von den Dikotyledonen; hierauf beruht dessen Verwendung als Unkrautbekämpfungsmittel in Getreidefeldern (S. C. FANG und J. S. BUTTS 1954).

Zur Durchführung der Untersuchungen über die Einwirkung von Wirkstoffen auf die Mitochondrien ist die Rattenleber bzw. die Blätter des Kohls mit einer Saccharoselösung in Gegenwart von 0,002 m Äthylendiamintetraessigsäure in einem Homogenisator zerkleinert worden. Die durch fraktionierte Zentrifugierung gewonnenen Mitochondrien sind in Saccharoselösung (0,25 m) suspendiert und davon 0,4 ml einem Ansatz zugegeben worden, der Bernsteinsäure als Substrat enthält. Das durch die Einwirkung der Mitochondrien aus anorganischem Phosphat und dem zugesetzten ADP gebildete ATP ist durch Hexokinase auf Glucose übertragen worden. Die Reaktion ist bei Verwendung von Mitochondrien aus Rattenleber bei $p_H = 7,4$, bei der von Kohl bei 6,9 durchgeführt worden. Die Ergebnisse stimmen mit den beiden Arten von Mitochondrien überein.

Zusammenfassung

Wie eingangs erwähnt, sind im allgemeinen Beziehungen zwischen der chemischen Konstitution der verschiedenen Wirkstoffe und ihrer physiologischen Wirkung nur sehr schwierig herzustellen. Dieses gelingt nur dann einigermaßen, wenn an ein und demselben Typ von Verbindungen Änderungen nur durch Substitution vorgenommen werden. Daß es möglich ist, auf Grund einiger physikalischer Eigenschaften, die auch im Zusammenhang mit dem Aufbau, d. h. der chemischen Konstitution des Moleküls stehen, Beziehungen aufzuzeigen, ob eine Verbindung ein Wuchsstoff sein kann oder nicht, ist von H. Linser gezeigt worden.

Die Ergebnisse der Wirkstofforschung bei Pflanzen haben gezeigt, daß diese an zentraler Stelle in den Stoffwechsel eingreifen. Nimmt man als Maß für eine Wirkstoffwirkung deren Einfluß auf die Atmung und die Phosphorylierungsreaktionen, so ist es möglich, die Förderung und die Hemmung von Wirkstoffen mit einem einzigen Mechanismus zu charakterisieren. Die unterschiedliche Wirkung der verschiedenen Substanzen auf die Entkoppelung der oxydativen Phosphorylierung in Abhängigkeit von der Konzentration sind nicht mehr an irgendwelche Überlegungen physikalischer oder chemischer Art gebunden. Die auftretenden Veränderungen der Gehalte an verschiedenen Stoffwechselprodukten in den Pflanzen können dann als eine Folge von sekundären Vorgängen angesehen werden.

Aus der unterschiedlichen Wirkung der verschiedenen Verbindungen in Abhängigkeit der Konzentration kann man ableiten, daß solche Verbindungen, die in einem breiten Konzentrationsbereich in nicht zu verdünnten Lösungen die oxydative Phosphorylierung nur 10—20% entkoppeln, zur Anwendung als Wuchsstoffe geeignet sind, während solche, die nur in einem engeren Konzentrationsbereich die oxydative Phosphorylierung schwach entkoppeln, als Unkrautvertilgungsmittel angewandt werden können; die starke Entkoppelung der oxydativen Phosphorylierung durch derartige Stoffe führt zu einem anomalen Wachstum der Pflanzen, zum Erliegen ihres Stoffwechsels und damit zu deren Absterben.

Literatur

Beauchamp, C. E.: Proc. Ass. Sugar Technol. Cuba **24**, 147 (1952). — Bonner, J.: Plant Biochemistry. New York 1950. — Bonner, J., and R. S. Bandurski: Ann. Rev. Plant Physiol. **3**, 59 (1952). — Brody, T. M.: Proc. Soc. exp. Biol. Med. **80**, 533 (1952). — Burström, H.: Physiol. Plant. **8**, 174 (1955). — Fang, S. C., and J. S. Butts: Plant Physiol. **29**, 56 (1954). — Fawcett, C. H., J. M. A. Ingram and R. L. Wain: Nature **170**, 887 (1952). — Flaig, W., K. Scharrer u. G. Scholl: Z. Pflanzenernähr., Düng., Bodenkunde **76**, 201 (1957). — Flaig, W., u. E. Saalbach: Beziehungen zwischen Kalium, Wasser und Boden. Kalium-Symposium 1958. — Flaig, W.: Die Chemie organischer Stoffe im Boden und deren physiologische Wirkung. Verhandlungen d. II. und IV. Kommission d. Internationalen Bodenkundlichen Gesellschaft, Hamburg 1958 — Volume II. — Flaig, W., u. W. de Jong: Vergleich der Wirkung von Thymochinon und Thymohydrochinon mit der von 2,4-Dinitrophenol auf den Stoffwechsel der Hefe *(Saccharomyces cerevisiae)*. Arch. f. Mikrobiol. **37**, 369 (1960). — French, R. C., and H. Beevers: Amer. J. Bot. **40**, 660 (1953). — Kaindl, K.: Mh. Chem. **85**, 985 (1954). — Koepfli, J. B., K. V. Thimann and F. W. Went: J. Biol. Chem. **122**, 763 (1938). — Linser,

H.: Planta **28**, 227 (1938); — Mh. Chem. **85**, 196 (1954); — In: R. L. Wain and F. Wightman: The chemistry and mode of action of plant growth substances, p. 141—158. London 1956. — Linser, H., u. O. Kiermayer: Methoden zur Bestimmung pflanzlicher Wuchsstoffe. Wien 1957. — Loomis, W. F., and F. Lipmann: J. Biol. Chem. **173**, 807 (1948). — Muir, R. M., C. H. Hansen and A. H. Gallup: Plant Physiol. **24**, 359 (1949). — Rademacher, B.: Angew. Chem. **67**, 310 (1955). — Ruiz Amil, M., y W. Flaig: Anales edafol. y agrobiol. **19**, 1 (1960); —Anales edafol. y agrobiol. **19**, 11 (1960). — Schmid, G., u. W. Flaig: Über die Wirkung von Thymohydrochinon und Thymochinon im Vergleich mit Wuchsstoffen auf die oxydative Phosphorylierung. In Vorbereitung. — Thimann, K. V.: Am. J. Bot. **24**, 407 (1937). — Thimann, K. V., and R. H. Lane: Am. J. Bot. **25**, 535 (1938). — Tolbert, N. E.: J. Biol. Chem. **235**, 2 (1960). — Wittwer, S. H., and N. E. Tolbert: Am. J. Bot. **47**, 7, 560 (1960). — Wolf, D. E., G. Vermillion, A. Wallace u. a.: Bot. Gaz. **112**, 188 (1950).

Gibberellins in the Rest Period
of the Potato Tuber

By

L. Rappaport and O. E. Smith

Department of Vegetable Crops, University of California, Davis

Although gibberellin A_3 has been shown to shorten the rest period of a number of seeds, shrubs, tubers and trees [*1, 6, 8, 12, 22*] the physiological role of native gibberellins is not yet understood. Rest in this sense refers to growth that is slowed or arrested, even though conditions are optimal for growth. After the rest period, growth is accelerated or renewed if environmental conditions are suitable [*7*]. The rest period of the potato *(Solanum tuberosum L.)* tuber, usually measured from harvest, lasts 5 to 17 weeks, depending on age, variety, and to a small extent on storage temperature [*7*]. Actually, this period could be measured from the time of tuber enlargement, except for the obvious difficulty in judging when enlargement begins. Rosa [*24*] clearly showed that the sooner the tuber is harvested after enlargement begins, the longer is its rest period.

Many substances are known to shorten the rest period of the potato tuber, but the effects of gibberellin A_3 are particularly interesting. Several workers reported that gibberellin A_3 applied as a dip induced freshly harvested potato tubers to sprout. How little is needed was indicated by the stimulation of sprouting by inserting gibberellin-soaked (5 or 500 ppm) match sticks [*21*], and by direct dip treatments in solutions containing low concentrations of gibberellin A_3 [*22, 28*]. Foliage sprays applied 1 to 4 weeks before harvest induced tubers to sprout while still attached to the mother plants [13]. That gibberellin A_3 can stimulate sprouting early in the ontogeny of the tuber was shown when young tubers (1 to 2 cm long) on plants grown in sand culture were induced to sprout by as little as 0.01 mg/l of gibberellin A_3 added in the nutrient solution [25], Fig. 1. Thus the effect of gibberellin A_3 is unique among chemicals that promote sprouting: it stimulates sprouting of potato tubers at essentially any stage of growth after enlargement begins, whether attached to or separated from the mother plant.

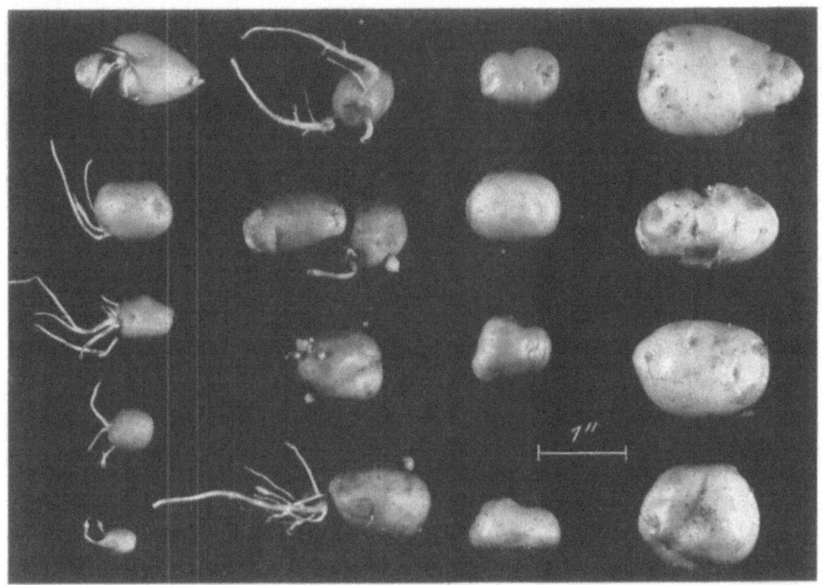

Fig. 1. White Rose potato tubers from plants grown in sand culture with Hoagland's nutrient solution. Left two rows: 1 ppm gibberellin A_3 added in the nutrient solution after tuber enlargement began. Right two rows: untreated control. Harvested two weeks after treatment began

The demonstration that gibberellin-like substances occur naturally in potatoes supported a hypothesis that gibberellins participate in controlling the rest period [23, 25, 26]. Almost simultaneously, Okazawa [20] and Smith and Rappaport [25] reported the occurrence of gibberellin-like substances in the potato tuber. The latter researchers also reported that the level of gibberellin-like substances was 20-fold as great in sprouting as in freshly harvested tubers. Reported herein are the results of a continued investigation of changes in the level of gibberellin-like substances in the potato tuber during and after rest.

Materials and methods

Extraction and purification methods reported by West and Phinney [30] were adapted for the isolation of gibberellin-like substances from potato tubers. The tissues used were potato peelings (including buds), partly to avoid the inner tissue which contains much starch, and partly because initial experiments suggested that the level of gibberellin-like substances was higher in the peelings than in the inner tissue.

Freshly harvested potato tubers, variety Red Pontiac, were stored at 20° C and sampled at 12-day intervals until sprouts appeared (4 samplings). At each sampling time (Fig. 3) 1000 g of potato peelings were macerated in a blender with 1500 ml acetone:water (85:15 V/V) and allowed to stand, with occasional stirring, for 24 hours at 0° C. The extract was partially purified by charcoal adsorption and solvent partitioning with ethyl acetate, according to the method of WEST and PHINNEY [30]. The resulting concentrated extract was streaked on WHATMAN 3 mm chromatographic paper ($22^1/_2 \times 18^1/_4''$) and developed in a chromatographic cabinet by a descending solvent system containing a mixture of acetone, tertiary amyl alcohol, n-butyl alcohol, ammonium hydroxide (sp. gr. 0.90), and water (25:25: 25:10 to 100). The chromatogram was removed when the solvent front reached 35 cm from the starting line. Gibberellin A_3 spotted as a reference standard on each chromatogram, was detected by fluorescence in 3 per cent H_2SO_4, and by dipping the chromatogram

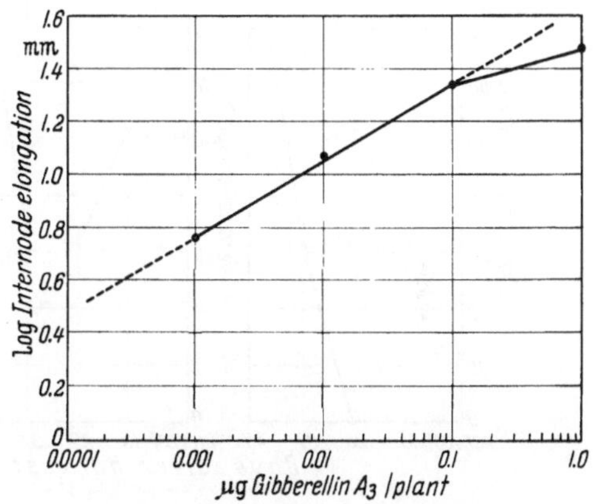

Fig. 2. A standard curve showing the response of the first internode of the d_5 maize mutant to applied gibberellin A_3. Internode elongation was determined as follows: internode elongation = log (length 1st leaf sheath treated — length 1st leaf sheath control). The solid line indicates actual responses of d_5

in a mixture of acidic $KMnO_4$ and KlO_4, according to MITCHELL [17]. A 5 cm strip ($\pm$ 2.5 cm from the center of the Rf of gibberellin A_3 — Rf 0.26 to 0.46) was then eluted by macerating it in a blender with 95 per cent ethyl alcohol. The concentrated eluates were dissolved in 0.05 per cent polyoxyethylene sorbitan monolaurate (Tween-20) in water, and tested for activity by the PHINNEY maize bioassay using dwarfs 1, 3 and 5 [19]. Dwarf 5 was the primary bioassay plant since it responds similarly to gibberellins A_1, A_2, A_3, A_4 and A_5. Two successive daily applications of 0.05 ml each were applied to the test plants. A minimum of 8 single plant replications were grown in a randomized block or split plot design. Gibberellin activity was determined from a standard curve such as shown in Fig. 2. The elongation of the first (or 1st and 2nd) internodes was calculated as: log (av. length treated leaf sheaths — control leaf sheaths).

Results

Figure 3 shows the calculated changes in level of gibberellin-like substances (c) in relation to sprouting (a) as revealed by elongation of the first internode of dwarf 5 (b).

The data of Fig. 3a show that visible sprouting began between 25 and 37 days after harvest and about 92 per cent of the tubers had sprouted by the 49th day. The data of Fig. 3c show that gibberellin

40 L. Rappaport and O. E. Smith:

activity was low in extracts during the first 37 days and increased more than 30-fold thereafter. Statistical analysis showed significantly greater activity in the last extract than in the others.

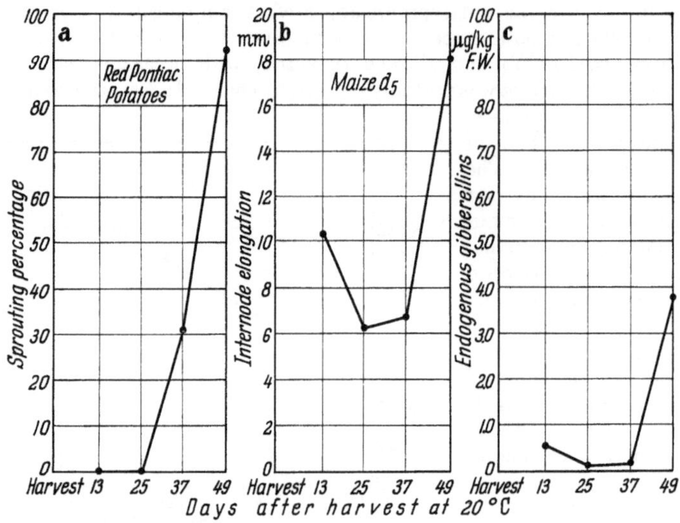

Fig. 3. The relation between sprouting of "Red Pontiac" potato tubers (a) and the level of endogenous gibberellins in potato peels and buds during and after rest (c) as measured by leaf sheath elongation of maize mutant d_5 (b)

West and Phinney [30] showed that bean factor II (gibberellin A_5) produced an internode elongation in dwarf 5 20-fold as great as in dwarf 1. Thus it is possible to distinguish quantitatively between two gibberellins by dwarf maize bioassay. The four extracts were therefore tested on dwarfs 1, 3 and 5. Elongation of the three mutants was alike for any sampling date and they elongated equally in response to the extracts from tubers stored longer than 37 days (Fig. 4). Inhibition was not statistically significant from extracts of potatoes sampled 25 and 37 days after harvest.

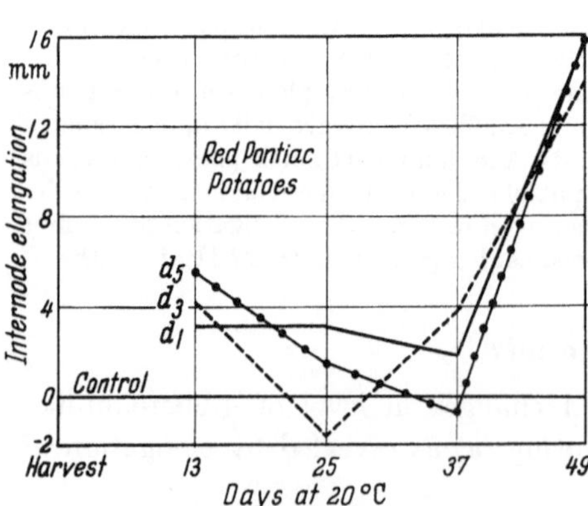

Fig. 4. Gibberellin-like activity in peelings of "Red Pontiac" potatoes during and after rest as revealed by leaf sheath elongation of maize mutants 1, 3 and 5

Discussion

The dwarf maize bioassay (d_1, d_3 and d_5) revealed that gibberellin-like substances in the peeling remained at a low level during the rest period of the potato, but increased strikingly at about when sprouting began. The three mutants responded similarly to the extracts of the peelings, suggesting that gibberellin A_5 was not present.

Interpretation of the data is subject to the uncertainties that always accompany this kind of an investigation. There are at least two main sources of doubt. The first concerns the determination of when the rest period actually ends. It is obvious, since visible sprouting is a consequence of the termination of the rest period, that the appearance of a sprout is only an index of emergence from rest. It is very difficult to judge when sprouting actually begins, so that a certain percentage of the tubers in a population cannot always be designated with complete confidence as "sprouting" or "not sprouting." Sprouting may extend over a long period, as in Fig. 3a. Techniques for more precision in determining when sprouting begins are, therefore, receiving greater attention in current investigations. The second source of doubt is the always-present problem of extraction of natural products. The quantity of gibberellin-like substances appears much lower in potato peelings (Fig. 3C) than in other species [15]. The level may indeed be very low, but the question of techniques of recovery and detection is always a matter of concern. Thus far, the bioassays from chromatograms of the acetone extracts have detected activity only in the region of gibberellin A_3. Further investigations with other solvents are indicated in view of the number of gibberellins now known to occur in plants. It is interesting, nevertheless, that in an initial test with dwarf 5 the similarity of curves from dilution series of an extract of sprouting tubers and gibberellin A_3 standards did not suggest the presence of other gibberellins. Potatoes are known to contain growth inhibitors, and competitive inhibition of gibberellin activity by them is a possibility. Thus we feel that the foregoing data, though of interest, are not necessarily indicative of a primary role for native gibberellins in the rest period. They are suggestive, however, especially in view of the striking effects of applied gibberellin A_3 in shortening the rest of the growing or "mature" tuber, on or off the plant. It is of interest, therefore, to consider the effects of applied gibberellin A_3 and to speculate on the possible significance of endogenous gibberellins in the rest period.

Gibberellin A_3, applied as a dip, shortens the rest of tubers, and foliage sprays before harvest stimulate tubers to sprout while on the plant. Several workers have shown that gibberellin A_3, separately or with indoleacetic acid stimulates stolon elongation [2, 20, 28] and retards tuber "set" in potato [20, 28]. This effect was also observed in *Begonia*, which produces aerial tubers [18]. Okazawa [20] showed that sprouts contain the highest gibberellin activity of any part of the potato plant tested. The most actively growing parts (sprouts, stem tips) provided the most active extracts. Thus it appears that stolon elongation and tuber set are antagonistic and that gibberellin acts by promoting vegetative growth — sprouts, stolons, and shoot tips. Okazawa suggested, therefore, that since it prevents tuber set in potato — even under short days, which are inductive — gibberellin may participate in tuber formation. Rosa [24] has shown that the bud primordia of young potato tubers are well developed. The fact that gibberellin A_3 treatment of very young tubers induces sprouting indicates that these buds are capable of elongating, but normally they do not for a period of several months. It is therefore suggested that failure to sprout is initially a problem of cell expansion, not cell division. This is in accord with the statement by Haber [9] that, in lettuce seed and perhaps other plant parts dormancy "is some subtle block that specifically prevents the initiation of cell expansion." He nevertheless concluded that gibberellin does not limit expansion in imbibed lettuce seed.

In view of the stimulation of sprouting by gibberellin A_3 and the marked increase in content of native gibberellins in the peelings near the onset of sprouting, the simplest working hypothesis would require that the stolons contain high activity before tuber swelling occurs and the growing tubers contain very little activity. A mechanism might therefore be postulated for the destruction or inactivation of endogenous gibberellins in resting tubers. This possibility is currently being investigated. During rest, the level of gibberellins in tubers would be sufficient only for very slow elongation of the sprouts. Davidson [4] reported that potato buds grow very slowly during the rest period. As rest terminates, gibberellins would increase and, with stimulators such as auxin, accelerate sprout elongation, and later, division. Barton and Chandler [1] showed, histologically, that chilling and gibberellin A_3 induced similar elongations of primordia of peony seedlings. Investigations are under way on whether gibberellin produces "normal" cell divisions and elongation in buds of potato tubers, and when the increase in level of gibberellin-like substances actually occurs.

On these questions, depends, at least in part, the explanation of how gibberellins might function. It is known that the auxin content of the potato tuber also increases at about when sprouting begins. Whether the increase in gibberellin precedes the increase in auxin is interesting in view of Galston's hypothesis that gibberellin acts by sparing auxin. Gibberellin, like IAA [27], has been shown to increase plasticity of the cell walls in peas [14]. Thus it may have an effect on expansion of cells similar to that of IAA (indole-3-acetic acid).

It is again emphasized that the foregoing discussion is primarily speculation on available evidence. That it does not hold for all plants is clearly demonstrated by the failure of gibberellin A_3 to shorten the rest of certain species. In others it has actually been shown to prolong rest. In grape, for example, WEAVER has shown that foliage sprays applied in the fall delay leafing out the following spring by two weeks [29], and in begonia the dormancy of aerial tubers is extended by gibberellin A_3 [18]. *Begonia*, however, requires a qualitative cold treatment for sprouting, and gibberellin A_3 apparently does not replace this requirement. Similarly, gibberellin A_3 does not shorten the rest of certain bulbs and corms that also respond to chilling. In this respect, potato is representative of certain species that seemingly possess no qualitative temperature or light requirement for renewed growth, although low temperature preceding extended storage at 20° C results in slightly faster sprouting than continuous storage at 20° C. It would be interesting to determine how other such "intermediate" species respond to applied gibberellins. It will also be necessary to determine the effects of other gibberellins on the sprouting of species that do not respond to gibberellin A_3. Besides the uncertainties already discussed, it is disturbing that no sprouting is visible until a week or two after treatment. It is also interesting that, whereas the elongating effect of gibberellin is temporary in many species, in potato tubers the gibberellin-induced sprout continues to grow, rapidly at first, and then more slowly, as in an untreated tuber.

The assumption is prevalent throughout the literature that a single substance, inhibitor or promotor, controls a physiological phenomenon like rest. Heretofore, the most popular explanation of rest in several species, including *Solanum tuberosum*, depended upon an endogenous acidic inhibitor (Inhibitor β complex) that decreases as rest terminates [10]. This decrease also occurs after treatment of the tuber with ethylene chlorohydrin, which markedly shortens the rest period in potato.

MARINOS and HEMBERG [16] proposed that the Inhibitor β complex is an uncoupling agent, similar to dinitrophenol, which acts by controlling the availability of the adenosine triphosphate necessary for the synthetic reactions associated with growth. Research by HENDERSHOTT and WALKER [11] on peach buds has demonstrated that naringenin, an inhibitor, disappears when rest terminates. In both those investigations, however, the results are based on the effect of these inhibitors on the *Avena* coleoptile, not on the tissues under study. Indeed HEMBERG [10] found no inhibition of sprout growth by application of the inhibitor to the buds. More recently, detailed studies by BUCH and SMITH [3] have shown that the inhibitor does not inhibit bud expansion in single "eye" pieces, although applied in high concentrations. Similarly, DENNIS and EDGERTON [5] showed that an inhibitor, possibly naringenin, concentrates mostly in the bud scales, that the decrease in level is not directly associated with the end of the rest period, and that, applied to peach buds, naringenin has little or no effect on growth. Needless to say, a demonstration that these substances inhibit growth in tissues other than *Avena* coleoptile would make their proposed role more credible. Nevertheless, it is easy to conceive of problems of penetration and particularly, as Hemberg suggested, of degradation or conversion from active inhibiting to inactive forms [*10*]. Perhaps some of the chemical substances in the Inhibitor β complex that may participate in controlling rest of potato are so converted, while others unchanged and inactive on potato buds inhibit elongation of the Avena coleoptile. This may be extended to a consideration of the effects of different concentrations of the inhibitors present after a time. Identification of the members of the Inhibitor β complex and studies of their effect, separately and together, on the sprouting of tubers may provide a better understanding of the role of inhibitors in the rest period.

The conclusion that can be drawn, therefore, is that it is naive to attribute to a single growth regulator system the control of a phenomenon as diverse in symptomology among species as rest. Most likely the hormonal basis of the rest period in the potato will involve the interaction of native inhibitors and stimulators.

Summary

Using the Phinney dwarf maize 1, 3 and 5 bioassay, the level of endogenous gibberellin-like substances in peelings of 'Red Pontiac' potato tubers was found to remain low during the rest period and to increase more than 30-fold near the onset of sprouting. Whether this increase preceded the termination of rest was not clear because of the problems of determining when sprouting begins. The possible significance of gibberellins and inhibitors in the rest period of potato tubers is discussed.

Acknowledgement: The technical assistance of Dr. Herman Timm is appreciated.

This investigation was supported in part by Merck & Company, Inc., Rahway, New Jersey, and by research grant RG 6682, Public Health Service.

Literature cited

[*1*] Barton, L. V., and C. Chandler: Boyce Thompson Inst. **19**, 201—214 (1957). — [*2*] Booth, A.: J. Linnean Soc. London Bot. **56**, 166—169 (1959). — [*3*] Buch, M. L., and O. Smith: Physiol. Plantarum **12**, 706—715 (1959). — [*4*] Davidson, T. M. W.: Am. Potato J. **34**, 451—465 (1958). — [*5*] Dennis, F. G., and L. J. Edgerton: Abstr. Proc. Am. Soc. Hort. Sci. Meetings, Stillwater, Oklahoma, August 28—31, 1960. — [*6*] Donoho, C. W., Jr., and D. R. Walker: Science **126**, 1178—1179 (1957). — [*7*] Emilsson, B.: Acta Agr. Suecana **3**, 189—282 (1949). —

[8] Fischnich, O., M. Thielebein u. A. Grahl: Naturwissenschaften 44, 642 (1957). — [9] Haber, A. H.: Plant Physiol. (Suppl.) 35, 17 (1960). AIBS Meetings, Stillwater, Oklahoma, August 28—31, 1960. — [10] Hemberg, T.: Physiol. Plantarum 2, 24—36 (1949). — [11] Hendershott, G. H., and D. R. Walker: Science 130, 798—800 (1959). — [12] Kahn, A., Goss and Smith: Science 125, 645—646 (1957). — [13] Lippert, L. F., L. Rappaport and H. Timm: Plant Physiol. 33, 132—133 (1958). — [14] Lockhart, J. A.: Plant Physiol. 35, 129—135 (1960). — [15] MacMillan, J., J. C. Seaton and P. J. Suter: Abstr. Am. Chem. Soc. Meetings, New York, N. Y., September 11—16, 1960. — [16] Marinos, N. G., and T. Hemberg: Physiol. Plantarum 13, 578—588 (1960). — [17] Mitchell, L. C.: J. Assoc. Offic. Agric. Chem. 41, 182—185 (1958). — [18] Nagao, M., and E. Mitsui: Sci. Rep. Tohoku Univ. 4th Ser. (Biol.) 25, 199—205 (1959). — [19] Neely, P. M., and B. O. Phinney: Plant Physiol. (Suppl.) 32, 31 (1957). AIBS Meetings, Stanford, California, August 25—29, 1957. — [20] Okazawa, Y.: Proc. Crop Sci. Soc. Japan 28, 129—134 (1959). — [21] Rappaport, L.: Calif. Agr. 10, 4, 11 (1956). — [22] Rappaport, L., L. F. Lippert and H. Timm: Am. Potato J. 34, 254—260 (1957). — [23] Rappaport, L., and O. E. Smith: Endogenous gibberellins in resting and sprouting potato tubers, Solanum tuberosum L. Abstr. Am. Chem. Soc. Meetings, New York, N. Y., September 11—16, 1960. — [24] Rosa, J. T.: Hilgardia 3, 99—124 (1928). — [25] Smith, O. E., and L. Rappaport: Gibberellic acid, native gibberellin-like substances and the rest period of Solanum tuberosum. Abstr. Meeting Am. Soc. Plant Physiol., AAAS Meetings, San Diego, California, June 16—18, 1959. — [26] Smith, O. E., and L. Rappaport: Endogenous gibberellins in resting and sprouting potato tubers, Solanum tuberosum L. Advances in Chemistry (In the Editor's hands 1961). — [27] Tagawa, T., and J. Bonner: Plant Physiol. 32, 207—212 (1957). — [28] Timm, H., L. Rappaport, P. Primer and O. E. Smith: Sprouting, plant growth, and tuber production as affected by chemical treatment of white potato seed pieces. II. Effect of temperature and time of treatment with gibberellic acid. Am. Potato J. 37, 357—365 (1960). — [29] Weaver, R. J.: Nature 183, 1198—1199 (1959). — [30] West, C. A., and B. O. Phinney: J. Am. Chem. Soc. 81, 2424—2427 (1959).

Endogenous Gibberellins and Flowering

By

H. Harada

Laboratoire du Phytotron — Gif-sur-Yvette (S. et O.), France

Variations in the status of endogenous growth substances accompanying the onset of flowering

In the course of studies on the changes in endogenous growth substances which occur during flower initiation and development, it has been demonstrated that, as soon as the inductive treatment is started, the relative importance of the existing growth substances changes [4, 6]. When a plant becomes ready to bolt and flower, at least in the long-day and cold-requiring species studied, a new substance (called E) appears in the extract prepared from the apex.

It is to be remarked that the sudden increase in this substance E precedes the actual bolting phenomenon by about one week in *Rudbeckia speciosa* and two weeks in the *Chrysanthemum* variety "Shuokan". The intriguing point has been to know if the substances E which appear in *Rudbeckia* and in "Shuokan" after the beginning of the inductive treatments could induce, by themselves, bolting and flowering in the same species under non-inductive conditions.

In fact, several workers have obtained the formation of flowers with plant extracts. Among them, one can cite ROBERTS [14, 15, 16], LANG [8], CHAILACHJAN [1, 2], and OGAWA and IMAMURA [10]. Most of these authors have made extracts of one species and have applied this extract to plants of a different species. In general, the induction of flowering obtained has been erratic (CHAILACHJAN), or possible only under marginal photo-inductive conditions (OGAWA and IMAMURA). In any case, none of the cited authors has made a preliminary survey of the growth substances actually occurring in the species they have worked with.

Extraction of two florigens

In order to treat plants under non-inductive conditions, the first step was to collect enough substance E, which is a task in itself! When enough substance E became available from apices of induced *Rudbeckia*, it was injected as an aqueous solution into the petioles of *Rudbeckia* growing unter short-days. Two and a half months after the beginning of the treatment, seven out of eight plants treated flowered [7] (Fig. 1).

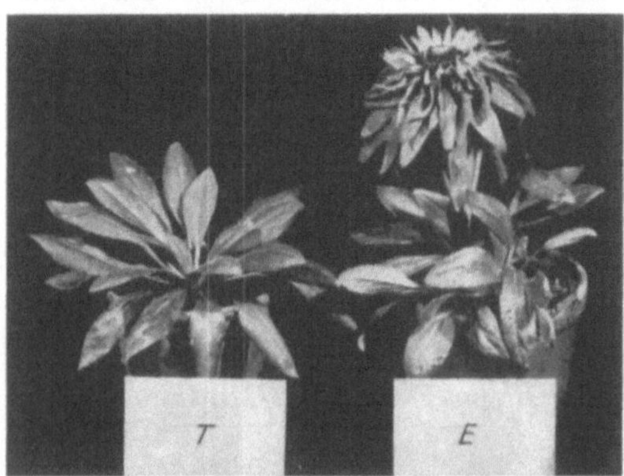

Fig. 1. Induction of bolting and flowering in *Rudbeckia speciosa* WEND. under non-inductive short-days. *Right:* plant treated with the substance E extracted from induced *Rudbeckia* apices. *Left:* control. The picture was taken two and a half months after the beginning of the treatments [7]

These encouraging results provoked a new series of experiments in which Shuokan *Chrysanthemum* were used. This variety initiates and develops flowers regardless of day-length, but requires vernalization in order to flower [11, 12] (without a cold treatment, this variety may remain in a rosetted condition for almost a year). Using unvernalized plants maintained at a temperature above 15° C in a greenhouse, the following procedure was carried out:

(1) 8 plants were treated with the substance E extracted from induced Shuokans and applied partly as aqueous injections, partly in the form of a lanolin paste;

(2) 8 plants were treated similarly but with water only;

(3) 8 plants had their apices trated once with about 20 mg of a lanolin paste containing 50 γ of gibberellic acid.

This latter treatment was added because gibberellic acid is able to induce flowering in unvernalized Shuokans [5].

All the plants were given long, 16 hour-days by supplementing the natural daylight with fluorescent light. The lateral shoots were removed from each plant, leaving only one main stem.

The results obtained were as follows (Table 1, Fig. 2). Two weeks after the treatment with gibberellic acid, and two weeks after the last application of substance E, the stems of the respective plants started to elongate. Later on, flower buds appeared, and 22 weeks after the beginning of the treatments, all the plants of Series 1 and 3 were in bloom (except one plant treated with substance E). At that time the controls were still in a rosetted state, without any flowers. As is shown in Table 1, the GA-treated plants flowered at a lower node than those treated with substance E, and had longer internodes.

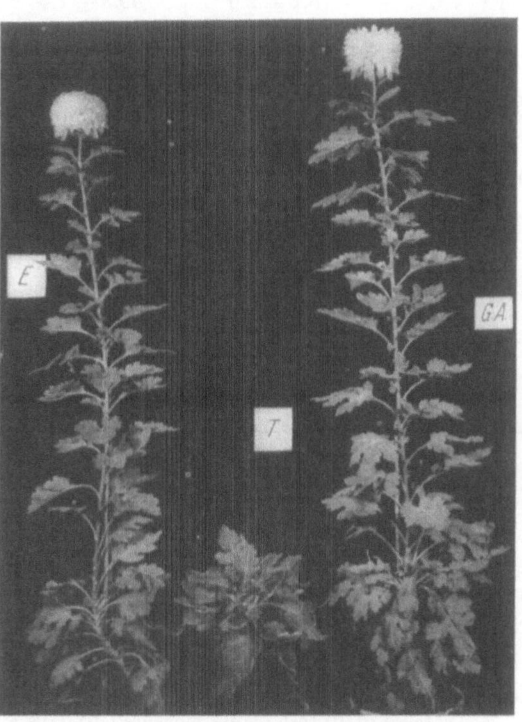

Fig. 2. Induction of bolting and flowering in Japanese *Chrysanthemums*, variety "Shuokan". *Left:* plant treated with the substance E extracted from vernalized "Shuokan" apices. *Middle:* Unvernalized control. *Right:* plant treated with gibberellic acid. The picture was taken 22 weeks after the beginning of the treatments [4]

The results described above demonstrate that the extract from an induced plant, such as a *Rudbeckia* or a Shuokan *Chrysanthemum*, after being purified by means of chromatography, is able to induce flowering in plants of the same species under non-inductive conditions. This is exactly the property of the long-sought "florigen".

Table 1. *Effects of the substance E from "Shuokan" and of gibberellic acid on the bolting and the flowering of unvernalized "Shuokan" Chrysanthemums*

Treatment	Average stem length cm[1]	Average number of nodes[1]	Average length of internodes cm[1]	% of plants flowering
H_2O [2] . . .	15.4 ± 2.3	44.9 ± 1.2	0.34	0
E [3]	69.3 ± 3.7	55.1 ± 1.3	1.26	88
GA [4] . . .	76.1 ± 2.0	49.3 ± 1.4	1.55	100

[1] Averages of 8 plants, measured 22 weeks after the beginning of the treatments.

[2] One half of the amount applied in the form of a lanolin paste, the other half applied by injecting into the petioles an aqueous solution containing 0.1% of "Tween 80" (cf. E).

[3] Substance E from 1.35 g (dry weight) of vernalized apices per plant, applied in the same manner as for the water controls (cf. H_2O).

[4] Each plant treated once with 20 mg of lanolin paste containing 50 γ of GA.

Table 2. *Effects of gibberellic acid and of the substance E from Rudbeckia speciosa on the elongation of the leaf sheaths of d-1 mutants of Zea mays*

Treatment[1]	Length (cm)[2]		
	1st Sheath (I)	2nd sheath (II)	Total: (I) + (II)
H_2O	1.86	2.56	4.42 ± 0.33
GA 10γ/l	1.94	2.79	4.83 ± 0.21
GA 30 γ/l	2.34	3.46	5.80 ± 0.22
GA 100 γ/l	2.88	4.12	7.00 ± 0.35
E [3]	2.22	3.42	5.64 ± 0.14
E [4]	2.80	4.03	6.83 ± 0.39
Normal maize . .	6.14	9.92	16.06 ± 0.74

[1] 0.1 cc. of an aqueous solution containing 0.1% of "Tween 80" per maize seedling.

[2] Averages of 10 test plants measured 10 days after the treatment.

[3] Substance E extracted from 250 mg (dry weight) of growing tips harvested 3 weeks after the beginning of a long-day treatment.

[4] Substance E extracted from 500 mg (dry weight) of growing tips harvested 3 weeks after the beginning of a long-day treatment.

Identity of the extracted florigens with endogenous gibberellins

The problem is now to know to which group of substances the extracted florigens belong. The following results obtained with PHINNEY's dwarf maize test [13] (Tables 2 and 3) and with the lettuce seed germination test (Table 4) indicate that the substances E of *Rudbeckia* and of Shuokan have the biological properties of gibberellins. Both substances E are active on $d-1$ dwarf maize mutants, and the substance E extracted from Shuokan stimulated the germination of "Grand Rapids" lettuce

Table 3. *Effects of gibberellic acid and of the substance E from "Shuokan" Chrysanthemums on the elongation of the leaf sheats of d-1 mutants of Zea mays*

Treatment[1]	Length (cm)[2]		
	1st sheath (I)	2nd sheath (II)	Total: (I) + (II)
H_2O	2.14	3.05	5.19 ± 0.11
GA 10 γ/l	2.54	3.77	6.31 ± 0.14
GA 100 γ/l	2.82	5.17	7.99 ± 0.22
E[3]	3.07	4.85	7.92 ± 0.29
Normal maize. . .	5.52	9.93	15.45 ± 0.62

[1] 0.1 cc. of an aqueous solution containing 0.1% of "Tween 80" per maize seedling.

[2] Averages of 10 test plants measured 10 days after the treatment.

[3] Substance E extracted from 500 mg (dry weight) of growing tips harvested after 3 weeks of vernalization at 3° C.

Table 4. *Effects of gibberellic acid and of the substance E from "Shuokan" Chrysanthemums on the germination of "Grand Rapids" lettuce seed in total darkness*

Treatment[1]	Percentage[2] of seed	
	germinated %	non-germinated %
H_2O	20	80
GA 10 γ/l . . .	32	68
GA 100 γ/l . . .	50	50
GA 1,000 γ/l . . .	66	34
GA 10,000 γ/l . . .	94	6
E[3]	50	50

[1] 50 seeds with 10 cc. of solution per treatment.

[2] Counted 65 hours after the beginning of the treatment at 25° C and in complete darkness.

[3] Substance E extracted from 300 mg (dry weight) of growing tips harvested after 3 weeks of vernalization at 3° C.

seed in complete darkness. In addition, spraying chromatograms with an aqueous solution of potassium permanganate (0.5%) produced yellow spots at the positions of the substances E, namely at Rf 0.65—0.80. An alcoholic solution of H_2SO_4, however, did not produce any fluorescence at these Rf's, as it does with gibberellic acid.

In short, the extracted substances are active in the following processes:

1. induction of flowering in *Rudbeckia* or Shuokan,
2. elongation of oat first internodes (mesocotyl test),
3. PHINNEY's dwarf maize test,
4. germination of Grand Rapids lettuce seeds in total darkness.

Gibberellins, such as gibberellic acid, are active also in all these processes, Phinney's test being the most specific one for gibberellins. One may conclude therefore that the substances E which have been extracted belong to the class of gibberellins by their physiological properties.

Conclusion

The reported experiments indicate that the onset of flowering in two different species, *Rudbeckia speciosa* and the *Chrysanthemum* "Shuokan", is due to the production in or the migration to the apex of substances E which are endogenous gibberellins.

Bibliography

[1] Chailachjan, M. Ch.: In: Plant Growth Regulation (Proc. IVth Int. Conference on Plant Growth Regulation, Yonkers, N. Y., U.S.A.), p. 531—542. 1959. — [2] Chailachjan, M. Ch., and V. N. Lojnikova: Dokl. Ak. Nauk. 126, 1309—1312 (1959). — [3] Harada, H.: Changes in endogenous growth substances during flower development and effects of synthetic substances on flowering. Master's Thesis, Dept. of Flor., Cornell University, Ithaca, N. Y., U.S.A., 1—119, 1958. — [4] Harada, H.: Ann. Phys. Vég. 4, 249—254 (1960). — [5] Harada, H., and J. P. Nitsch: Science 129, 777—778 (1959). — [6] Harada, H., and J. P. Nitsch: Plant Physiol. 34, 409—415 (1959). — [7] Harada, H., and J. P. Nitsch: Bull. Soc. Fr. 106, 451—454 (1959). — [8] Lang, A., J. A. Sandoval and A. Bedri: Proc. Nat. Acad. Sci., U. S. 43, 960—964 (1957). — [9] MacMillan, J., J. C. Seaton and P. J. Suter: Isolation and structures of gibberellins from higher plants. Advances in Chem. 1960 (in press). — [10] Ogawa, Y., and S. Imamura: Bot. Mag. Tokyo 73, 125—132 (1960). — [11] Okada, M.: Agr. and Hort. 30, 1597—1601 (1955) (in Japanese). — [12] Okada, M.: J. Hort. Assoc. Japan 26, 59—72 (1957). — [13] Phinney, B. O.: Proc. Nat. Acad. Sci. 42, 185—189 (1956). — [14] Roberts, R. H.: The induction of flowering with a plant extract. 'Plant Growth Substances" F. Skoog ed., The University of Wisconsin Press, 1951. — [15] Roberts, R. H.: Plant Physiol. 34 (suppl.), VII (1959). — [16] Roberts, R. H.: Plant Physiol. 35 (suppl.), V (1960).

Rôles Respectifs de la Gibbérelline et du Froid dans la Vernalisation

Par

P. Chouard

Professeur de Physiologie Végétale à la Sorbonne, Paris, Directeur du Phytotron du CNRS à Gif-sur-Yvette (S. et O.)

1. Définition

On s'accorde généralement (Wellensiek et al. [39], Chouard [5], etc.) à reconnaître que la vernalisation est le processus préparatoire à la mise à fleurs exercé normalement par les températures froides avoisinnant d'ordinaire $+1°$ à $6°$ C $(-6°$ à $+14°$ C dans les cas extrêmes). La réalisation de la mise à fleurs peut suivre la vernalisation et s'accomplir sous l'effet d'une température favorable, généralement plus tiède, accompagnée fréquemment, mais non toujours, par un rythme défini d'éclairement, c'est-à-dire par une action photopériodique. Selon l'espèce, souvent même selon la variété ou la race, le besoin de réfrigération vernalisante peut être grand, petit ou nul, selon que la préparation à la mise à fleurs exige des durées grandes, petites ou nulles de froid, ce qui, dans le dernier cas, signifie qu'après un temps plus ou moins grand de développement au tiède ou au chaud, les propriétés génétiques de la variété ou de l'espèce considérée lui permettent d'atteindre l'état de préparation à la mise à fleurs ou «maturité de floraison».

La réfrigération vernalisante est fréquemment suivie, après retour au tiède, d'une élongation de la tige qui semble étroitement associée avec la floraison. Aussi beaucoup de personnes sont-elles portées à appeler «vernalisation» toute action du froid entraînant une élongation consécutive. Mais il s'agit là d'un abus de langage: si le froid n'a pas eu d'effet immédiatement préparatoire à la mise à fleurs, il ne peut pas être question de «vernalisation», mais il est souvent question d'une simple «levée de dormance» qui ne concerne que les processus végétatifs et non reproductifs. En effet, le froid éveille la plupart des dormances en libérant les processus d'élongation de la pousse. Par example, un Lilas, un *Petasites albus*, en automne, portent déjà leurs boutons floraux qui ont été initiés en été grâce à la chaleur et à une nutrition active, de sorte qu'il n'est plus question de passer désormais par une phase de «préparation à la mise à fleurs» qui est déjà accomplie, et pourtant le froid est nécessaire pour que l'allongement et l'épanouissement aient lieu ensuite, et il agit ainsi comme agent de levée de dormance.

2. La Gibbérelline, agent apparent de remplacement du froid en vue de l'éveil de la dormance, du passage de la brachyblastie à la dolichoblastie, et de la vernalisation

a. - On sait depuis longtemps remplacer le froid dans son rôle d'éveil de la dormance par une multitude de facteurs: le plus anciennement connu est l'emploi des anesthésiques, par lequel JOHANNSEN [*17*], à la fin du XIXème Siècle, remplaça le froid naturel en vue de faire pousser les Lilas dormants, processus aussitôt utilisé pour le «forçage» en horticulture. On connut ensuite bien d'autres procédés, tels que le bain chaud, la monochlorhydrine du glycol, la thioürée, la journée longue, qui permettent de remplacer plus ou moins complètement le froid pour lever l'état dormant des bourgeons. Aucun de ces procédés n'est cependant tout à fait universel comme agent de levée de la dormance.

La Gibbérelline, qui est apparue dès l'origine comme un si remarquable agent d'accroissement de l'élongation des plantes en croissance déjà active, est rapidement apparue aussi comme un agent fréquement efficace de levée de la dormance [2, 13, 24, 26, 29]. Elle remplace ainsi l'action du froid dans le déroulement de ce processus, mais cette propriété n'est pas, non plus, absolument générale [24, 29].

b. - Entre la dormance et l'état de croissance active, il existe un état intermédiaire, celui de «pousse courte» ou de «rosette», de «nanisme», ou de «brachyblastie», qui convient pour opposer cet état à celui de «pousse longue» ou de «dolichoblastie». Tantôt cet état est d'origine génétique et s'étend pendant toute la vie de la plante: p. ex. *Lavauxia (OEnothera) acaulis, Morisia hypogea*, durant toute leur vie, poussent des feuilles bien développées mais qui demeurent en rosette, et cet état persiste même pendant la floraison qui se produit aux aisselles de ces feuilles tassées les unes contre les autres. Plus souvent, la brachyblastie est temporaire: la journée longue, ou le froid, sont les agents ordinaires du passage à la dolichoblastie. C'est ce qui se produit fréquemment lorsque les plantes en rosette fleurissent, tout en s'allongeant, après un traitement de journée longue ou un traitement par le froid. Dans ce dernier cas, on confond presque toujours, à tort d'ailleurs, l'action du froid sur la préparation à la mise à fleurs, et son action sur la préparation à l'élongation, qui sera suivie de la transformation de la rosette en pousse longue.

Enfin la brachyblastie peut être une sorte de «semi-dormance», clairement dissociée de l'état de non-floraison: p. ex., beaucoup de Rosacées (Pêcher, *Malus arnoldiana*, etc. [1, 2, 14]) dont les graines naturellement dormantes sont laissées longtemps au tiède et à l'humidité, finissent naturellement par surmonter cette dormance, mais produisent alors seulement des pousses courtes, entièrement en rosette. L'action subséquente du froid supprime cet état brachyblaste et ces plantes poussent alors désormais selon la forme normale de pousse longue, sans que cela aît de rapport avec la mise à fleurs ou la floraison.

On sait que la Gibbérelline s'est révélée un agent ordinairement et puissamment actif de transformation des brachyblastes en pousses longues. Dans la plupart des cas où la brachyblastie est levée par le froid elle l'est aussi par la Gibbérelline. Il en est de même d'un bon nombre d'états de nanisme d'origine génétique.

c. - Cependant, aucun processus de remplacement n'avait été trouvé pour permettre l'accomplissement de la vernalisation sans l'action du froid, chez les plantes qui exigent absolument ce processus. C'est à où la découverte de la Gibbérelline a apporté un fait capital et nouveau: en 1956, A. Lang [20] a montré sur *Hyoscyamus niger*, race bisannuelle, que, sans le froid, un traitement prolongé à l'acide gibbérellique (GA₃) entraînait l'élongation, suivie de la mise à fleurs, en journée longue, et même, quoique plus lentement, en journée courte. De nombreux faits analogues ont été trouvés immediatement ensuite, et l'on a pu croire un moment que la Gibbérelline était un agent artificiel de vernalisation, remplaçant le froid, et même que les Gibbérellines naturelles, en se développant dans la plante sous l'action du froid, pouvaient être les agents physiologiques de la vernalisation. La plupart de ces faits fondamentaux sont d'ailleurs rapportés ou discutés dans les «mises au point» publiées récemment sur les gibbérellines (voir par exemple [3, 9, 11, 33, 34]).

Il convient ici de discuter brièvement pour quelles raisons cette interprétation doit être abandonnée, tout au moins dans sa forme générale, et démontrer que la Gibbérelline est un agent remarquable pour permettre l'analyse des divers processus physiologiques que le froid fait dérouler chez la plante.

3. Les limites de l'activité de la Gibbérelline comme remplaçant du froid en vue de la vernalisation

Après la remarquable découverte de LANG [20] en 1956, un grand nombre d'auteurs ont recherché jusqu'où s'étendait l'action vernalisante de la Gibbérelline: On peut citer notamment les travaux de LONA [25], WELLENSIEK [37], WITTWER et BUKOVAC [4, 40], moi-même [6, 7, 8, 9], etc. [16, 21, 32, 35]. Je vais résumer ici l'état de la question, en me référant surtout à des exemples personnels ou tirés des travaux (beaucoup non publiés) de mes collaborateurs et des chercheurs du Phytotron du C.N.R.S. à Gif.

1° Si une plante, exigeant la vernalisation, est déjà caulescente avant la réfrigération vernalisante, la Gibbérelline ne remplace jamais l'effet vernalisant du froid. Exemple [7, 8, 9]: la plante bisannuelle *Euphorbia Lathyris*, la plante vivace *Teucrium Scorodonia*. La même règle s'applique d'ailleurs au cas où la floraison exige absolument le photopériodisme par jours longs et où la plante est déjà fortement caulescente en jour court.

2° Si une plante, exigeant la vernalisation, est en rosette avant la réfrigération vernalisante:

a) si la floraison normale a lieu sur des rameaux ou des pousses naissant aux aisselles de la rosette, la Gibbérelline ne remplace pas non plus la réfrigération vernalisante. Exemples: *Morisia hypogea*, *Ramondia pyrenaica*, *Geum urbanum*, etc. [7, 8, 9]. (J'observe cependant une exception: alors que cette règle s'applique à la plupart des races naturelles du *Scabiosa Succisa* [6, 11], plante vivace ne fleurissant normalement qu'après réfrigération vernalisante et élongation des bourgeons axillaires, pourtant quelques lignées de la race rencontrée en forêt de

Breteuil, dans le Perche, peuvent, sous l'action de la Gibbérelline, allonger et faire fleurir ces rameaux axillaires sans action préalable du froid; mais il s'agit ici d'un groupe de lignées parmi lesquelles le besoin absolu de vernalisation peut être très faible; l'exigence de vernalisation peut même n'être que préférante (non absolue) chez certaines de ces lignées.)

b) Si la floraison normale a lieu sur la pousse terminale, accompagnée d'élongation, c'est dans ce cas seulement que l'on rencontre des espèces chez lesquelles les applications de Gibbérelline (ordinairement d'acide gibbérellique, GA_3), entraînent ordinairement la floraison sans aucune réfrigération préalable.

Mais, même dans ces cas où l'on serait porté à attribuer à la Gibbérelline un rôle direct de substance de floraison, l'efficacité est loin d'être générale:

Chez *Digitalis purpurea* (WITTWER et al. [41], CHOUARD [7, 8, 9] etc.) le comportement est semblable à celui de *Hyoscyamus niger* de LANG.

De même chez diverses plantes notamment le Chrysanthème «Shuokan» qui n'exige que la vernalisation, HARADA [15] et NITSCH montrent que les Gibbérellines exogènes peuvent entraîner la floraison sans préparation par le froid, et que, après action du froid, une Gibbérelline naturelle se développe qui, extraite et appliquée à d'autres plantes non réfrigérées peut également remplacer l'action vernalisante du froid.

Chez les Betteraves *(Beta)* MARGARA [27] montre que l'acide gibbérellique fait facilement allonger et fleurir les formes bisannuelles de *Beta vulgaris* ssp. *maritima*, mais qu'il existe toute une gradation de races écologiques de cette plante, depuis des formes absolument annuelles n'exigeant aucune vernalisation, jusqu'à des formes ayant des exigences simplement préférantes ou très faiblement absolues de vernalisation par le froid.

Mais chez les races sucrières de *Beta vulgaris* (en particulier chez la race „Klein Wanzleben E") GA_3 ne produit jamais d'autre effet qu'une élongation temporaire s'il n'y a pas eu aussi action du froid. Aucune floraison n'a lieu sans une vernalisation préalable par le froid. Les quantités d'acide gibbérellique d'origine exogène qu'il faut introduire sont considérables, fréquemment d'une ou plusieurs centaines de gammas par plante. Une Gibbérelline naturelle se rencontre probablement dans ces plantes, mais sa quantité est minime et ne semble pas varier significativement avec l'état de rosette, d'élongation, ni de floraison [28].

Des faits analogues sont rencontrés simultanément, notamment par Mme PICARD [31], chez *OEnothera biennis* (il faut préciser qu'il s'agit de cette espèce authentiquement déterminée et sélectionnée par RENNER au Jardin Botanique de Munich; le comportement peut être différent chez d'autres plantes nommées, souvent à tort, du même binôme). Ici, l'exigence de froid vernalisant est considérable; le froid continu (3° à 6° C) ne suffit pas, même pendant 6 mois! Il faut une réfrigération alternée entre des températures un peu fraîches et froides. GA_3, même appliqué en quantité considérable, ne peut entraîner qu'une certaine élongation, toujours suivie d'un retour à l'état de rosette perchée, même par un traitement prolongé. Au contraire, chez *OEnothera Lamarckiana* et *parviflora*, l'exigence de froid vernalisant est absolue mais quantitativement moins grande, et les applications de GA_3 peuvent entraîner l'élongation et la floraison.

Des faits analogues se rencontrent aussi chez *Campanula Medium*, selon que l'on étudie certaines races physiologiques ou d'autres (WELLEN-SIEK [*36*] d'un côté, moi-même de l'autre [*7, 9*]).

Reseda Luteola [*7, 9, 11*] m'avait semblé longtemps absolument insensible à l'action de GA_3. Cependant, après application interne de doses considérables et répétées (de l'ordre d'un milligramme per plante et par quinzaine), l'élongation et finalement la floraison peuvent se produire, mais à grand peine.

Nous avons montré que *Scrophularia vernalis* [*7, 8, 9, 18*] répond très aisément à l'action de GA_3 par l'élongation (souvent accompagnée par la formation de tumeurs), mais jamais la mise à fleurs n'est produite et il ne semble pas que cela soit possible. Chez *Scrophularia alata* (souches de La Roche Vanneau en Bourgogne), espèce vivace exigeant aussi la vernalisation de façon absolue, GA_3 entraîne l'élongation, qui peut être prolongée indéfiniment par application de petites doses renouvelées, mais sans entraîner la floraison [*22*].

Enfin, certaines espèces semblent, jusqu'ici, avoir entièrement résisté à l'action de GA_3, non seulement sur la mise à fleurs, mais même sur l'élongation, telles que *Lunaria biennis* (WELLENSIEK [*38*]), et *Eryngium variifolium* (CHOUARD [*8*]).

4. Les combinaisons de traitement par la Gibbérelline et par le froid comme moyen d'analyse des processus de la vernalisation et accompagnant la vernalisation

Examinons maintenant les expériences où l'on fait agir sur la même plante diverses doses de gibbérelline et diverses doses de réfrigération. Voici quelques uns des faits que nous avons acquis:

Scrophularia alata (origine citée) est une plante en rosette, vivace par les rejets de la base, exigeant rigoureusement la vernalisation. Il faut 30 à 50 jours de froid à + 3° C pour vernaliser complètement les rosettes adultes; de retour au tiède, et indifféremment au photopériodisme, elles forment alors une longue tige feuillée (élongation), qui fleurit bientôt abondamment sur les rameaux supérieurs (effet de la vernalisation proprement dite). Si la réfrigération est réduite à 10 jours, il n'y a aucun effet apparent sur les rosettes. S'il est donné quelques gammas de GA$_3$ par plante, sans réfrigération, l'élongation a lieu. Elle peut être entretenue indéfiniment par des doses successives, et elle n'est suivie d'aucune floraison. Mais si les 10 jours de réfrigération et une application au moins de GA$_3$ sont combinés, l'élongation et la floraison ont lieu comme si la plante avait été normalement vernalisée par une forte dose de froid. Le petit temps de réfrigération peut être donné aussi efficacement, avant l'application de GA$_3$, ou après, au cours de l'élongation (Melle Larrieu [22]).

Des faits analogues ont été montrés par Margara [27] sur la Betterave sucrière (Klein-Wanzleben E) où un temps de réfrigération apparemment inefficace rend florifère une dose de GA$_3$ qui, sans cette réfrigération courte, n'eut été que stimulante d'une élongation temporaire. De même chez divers *OEnothera* particulièrement *biennis* (origine citée) et *parviflora* étudiés par Madame Picard [31]: Ici, après un traitement par GA$_3$ sans réfrigération ayant déterminé la formation d'une rosette perchée sur une longue tige renflée et tubéreuse, on peut déterminer une dose de réfrigération insuffisante pour provoquer une nouvelle élongation qui formerait alors une grappe florale, et pourtant suffisante pour provoquer la floraison aux aisselles des feuilles de la rosette (à la manière de la floraison naturelle du *Lavauxia (OEnothera) acaulis*). Mais ici, ces fleurs jaunes dans une rosette perchée, sur une tige-bouteille, simulent curieusement le port d'un *Pachylobium* (Apocynacée de Madagascar).

Chez *Teucrium Scorodonia* (Melle Jouglard [19]) cette plante vivace caulescente semble montrer, dans de premières séries d'essais, que le traitement par GA$_3$ réduirait, mais assez peu (p. ex. de 7 à 5 semaines) la durée nécessaire de la réfrigération vernalisante.

Chez *Geum urbanum* (Melle Lé [23]), le bourgeon axial de la rosette est réfractaire à la vernalisation naturelle: 7 à 8 semaines de froid suffisent à faire allonger puis fleurir les bourgeons axillaires subterminaux mais ne modifient rien au port du bourgeon terminal. Mais cette non-vernalisabilité cède après un an environ de réfrigération à $+3°$ C! L'axe s'allonge, porte d'emblée des feuilles stipulées, annonciatrices des fleurs, et fleurit et se ramifie comme une inflorescence axillaire normale. L'application de GA$_3$ sans réfrigération ne peut rien provoquer de plus, sur ce bourgeon terminal, qu'une élongation temporaire, sans formation de feuilles stipulées, et avec retour inévitable en rosette perchée. Mais après 10 semaines seulement de froid (au lieu de 50 environ!) le traitement par GA$_3$ fait exprimer une vernalisation effective, avec feuilles stipulées, élongation et floraison.

Ce sont les faits de cet ordre qu'il faut verser maintenant dans la discussion.

5. Discussion

a) Considérant d'abord le *rôle de la réfrigération*, le moins qu'on puisse affirmer c'est qu'elle a ici deux effets fréquemment associés mais pas obligatoirement liés l'un à l'autre, donc probablement indépendants, au moins en principe, la vernalisation proprement dite (c'est-à-dire la levée d'un obstacle à la mise à fleurs, la préparation au développement reproductif), et la préparation à l'élongation (c'est-à-dire la levée de l'obstacle au développement végétatif des entrenoeuds). — Nous avons vu en effet que ces deux effets peuvent être entièrement indépendants chez certaines espèces : levée de brachyblastie sans vernalisation chez les jeunes plantes en rosette de *Malus arnoldiana* ou de Pêcher — préparation à la mise à fleurs sans accroissement nécessaire de l'élongation des entrenoeuds chez *Teucrium Scorodonia* — préparation à la mise à fleurs suivie, au contraire, d'un arrêt complet de l'élongation, chez *Euphorbia Lathyris*, qui fleurit à l'apex — mise à fleurs enfin, sans changement de port chez *Morisia hypogea*, qui fleurit tout en restant en rosette, et chez *OEnothera biennis* dans certains cas de froid juste suffisant, comme il a été indiqué un peu plus haut. Floraison et élongation de la tige, bien que fréquemment associées, ne le sont donc pas obligatoirement : citons encore *Colchicum autumnale*, qui fleurit avant l'élongation de la tige, celle-ci accompagnant ensuite la fructification.

b) Considérons ensuite le rôle de la Gibbérelline, particulièrement de l'acide gibbérellique (GA_3) dans ces mêmes phénomènes. Deux modalités opposées peuvent être exprimées avec une certaine vraisemblance :

1° GA_3 est à la fois une substance d'élongation et une substance de floraison (un « florigène » (et) (ou) une « vernaline »). Mais chez différentes espèces, le second rôle est masqué ou inhibé beaucoup plus fréquemment que le premier.

2° GA_3 n'est qu'une substance d'élongation qui, d'ordinaire, stimule la multiplication cellulaire (mérésis) sous les jeunes insertions foliaires, puis l'auxèsis des cellules ainsi formées, et provoque l'élongation des entrenoeuds ; mais elle n'a pas d'autre rôle sur la mise à fleurs et la floraison que de faire exprimer, par la multiplication et le grandissement cellulaires, ce qui est potentiellement atteint par d'autres voies concernant spécifiquement le développement reproductif.

Pour la première expression militent :

— les cas où GA_3 fait aussi bien fleurir certaines plantes bisannuelles en rosette que la réfrigération vernalisante ; — quelques faits de corrélation entre la teneur en certaines gibbérellines naturelles et le passage à l'état vernalisé puis à la tige s'allongeant et fleurissant.

J'incline cependant pour la seconde expression, pour les raisons suivantes :

— Partout où l'élongation de la tige principale n'est pas une condition naturelle ni obligatoire de la floraison, GA$_3$ est incapable de remplacer la vernalisation par le froid. —

— Quand GA$_3$ fait fleurir certaines plantes en rosette qui exigent normalement la vernalisation réfrigérante, l'élongation végétative apparaît ordinairement la première, et la formation de la fleur ou de l'inflorescence apparaît ensuite. Dans le cas où c'est le froid qui assure la vernalisation, il y a souvent formation des prémisses de l'inflorescence à l'apex, suivie de l'élongation, qui est entretenue par le développement de l'inflorescence.

— Chez certaines espèces exigeant la vernalisation, l'exposition au tiède en journée courte peut remplacer le rôle vernalisant du froid, alors que la gibbérelline exerce presque toujours des actions équivalentes à celles des jours longs, et presque jamais des actions équivalentes à celles des jours courts.

— Chez les plantes citées ici au paragraphe IV, où GA$_3$ seul ne fait jamais fleurir, tout se passe comme si une duréee de réfrigération plus courte que celle de la vernalisation complète dans la nature, accomplissait cependant la préparation à la mise à fleurs, mais qui demeurerait virtuelle tant que la durée du froid serait insuffisante. La prolongation du froid déclencherait la préparation à l'élongation qui, s'exprimant ensuite, permettrait la manifestation de la mise à fleurs. C'est là où GA$_3$ ne pourrait pas remplacer l'effet proprement vernalisant des premiers jours de froid, ferait exprimer l'élongation (peut-être d'ailleurs par une voie autre que celle de la réfrigération), qui permettrait la manifestation de l'effet de préparation à la mise à fleurs accomplie par les premiers jours de réfrigération. La possibilité d'inverser la séquence de l'application de la Gibbérelline et de la réfrigération de courte durée est en faveur de cette expression. —

— Enfin, il y a aussi des plantes chez lesquelles il n'est pas certain que la teneur en Gibbérellines naturelles soit en rapport avec la vernalisation ni avec la mise à fleurs, peut-être pas même avec l'élongation.

c) Une expression moins abruptement tranchée pourrait laisser dire que GA$_3$ provoque secondairement, ou peut provoquer, un certain déroulement du processus de mise à fleurs, mais souvent trop petit, ou trop partiel, ou trop préliminaire, pour entraîner la vernalisation proprement dite, suffisant cependant pour réduire le temps de réfrigération nécessaire à l'accomplissement total de la mise à fleurs, où même remplaçant ce temps de réfrigération dans les cas où l'exigence de froid vernalisant est quantitativement petite.

A l'appui de cette expression, on peut noter les cas où une forte dose de GA$_3$ n'est pas encore suffisante pour remplacer le froid vernalisant, mais le devient cependant par un accroissement, même un excès, comme on le voit dans l'exemple du *Reseda Luteola*. On peut noter aussi, en faveur de cette expression, la légère économie de temps de réfrigération que GA_3 exercerait peut-être pour la vernalisation d'une plante telle que *Teucrium Scorodonia* chez laquelle l'élongation naturelle, toujours suffisante, ne paraît pas liée à la mise à fleurs (dans un tel cas ce ne serait pas par action sur l'élongation que la Gibbérelline réduirait une partie du temps de réfrigération vernalisante nécessaire).

Enfin, et d'un point de vue plus théorique qu'expérimental, il ne serait pas absurde de considérer que, dans certains modes morphologiques de floraison, l'activité des mitoses végétatives provoquées autour de l'apex par GA_3 puisse s'étendre jusqu'au sommet de l'apex, où elle révèlerait les aptitudes florifères de cette partie terminale du méristème.

Cependant, même dans cette expression, qui tend à rapprocher la deuxième hypothèse de la première, l'action «de floraison» de GA_3 serait pourtant partielle, petite, et probablement secondaire et indirecte.

Conclusion

Cette étude du comportement des plantes exigeant la vernalisation, soumises à l'action du froid, ou à celle de la Gibbérelline, ou aux deux combinées de différentes façons, montre que les processus d'élongation et de mise à fleurs ou de préparation à la mise à fleurs, peuvent être entièrement séparés et distincts, quoiqu'ils soient souvent associés et ces modes d'association peuvent être les plus divers selon les espèces ou mêmes les races ou les variétés. Ces deux processus, l'un végétatif, l'autre reproductif, sont normalement accomplis l'un et l'autre par le froid en la forme normale de la vernalisation. La Gibbérelline agit le plus souvent comme facteur d'élongation et non comme facteur de floraison, ou seulement comme un facteur secondaire ou indirect de la mise à fleurs, ou comme un révélateur d'une propension à la mise à fleurs, atteinte par d'autres voies, par exemple par une faible dose de froid.

Cependant, il est impossible de conclure actuellement de façon ferme en particulier sur le rôle véritable de la Gibbérelline, faute de données expérimentales suffisantes. Il semble notamment qu'un progrès sensible pourrait être obtenu lorsque seraient intensifiées les recherches sur les Gibbérellines naturelles dans leurs rapports avec les états précédant et suivant la vernalisation, la mise à fleurs, l'élongation et la floraison, ainsi que les expériences quantitativement précises sur les actions combinées de la Gibbérelline et du froid, particulièrement sur les plantes où la mise à fleurs n'est pas associée à un supplément d'élongation.

Bibliographie

[1] BARTON, L.: Contrib. Boyce Thompson Inst. **27**, 311—317 (1955). —
[2] BARTON, L., and C. CHANDLER: Contrib. Boyce Thompson Inst. **19**, 201 (1957). —
[3] BRIAN, P. W., I. F. GROVE and J. MACMILLAN: Fortschr. Chem. org. Naturstoffe

18, 350—433 (1960). — [4] BUKOVAC, M. J., and S. H. WITTWER: Quart. Bull. Mich. Agr. Exp. St. 39, 650 (1957). — [5] CHOUARD, P.: Bull. soc. franç. physiol. végétale 2, 136—144 (1956). — [6] CHOUARD, P.: Compt. rend. 245, 2520—2525 (1957). — [7] CHOUARD, P.: Mém. Soc. Bot. Fr. 1956—57, 52—64 (1957). — [8] CHOUARD, P.: Colloque Int. Photo-thermopériodisme, Parma (Italie) 1957, 7—23 (1959). — [9] CHOUARD, P.: Rev. hort. (Paris) 2222, 1792—1803 (1958). — [10] CHOUARD, P.: Proc. Int. Bot. Congr., 9th Congr. Montréal, II, 70—71 (1959). — [11] CHOUARD, P.: Ann. Rev. Plant Physiol. 11, 191—238 (1960). — [12] CHOUARD, P., et M. R. WEBER: Compt. rend. 243, 1659—1661 (1956). — [13] DONOHO, C. W., and R. D. WALKER: Science 126, 1178 (1957). — [14] FLEMION, F.: Proc. Int. Bot. Congr., 9th. Congr. Montréal, II, 63 (1959). — [15] HARADA, H.: Bull. soc. franç. physiol. végétale (1960, sous presse) et note dans ce Congrès (1960). — [16] HARRINGTON, J. F., L. RAPPAPORT and K. J. HOOD: Science 125, 601 (1957). — [17] JOHANNSEN, W.: Det. Kon. Danske Vidensk. Selsk. Skrifft 8, 276—394 (1897). — [18] JOUANNEAU, J. P.: Dipl. Etudes Sup., Sorb. Paris (1958). — [19] JOUGLARD, C.: en prépar., cité dans 11. — [20] LANG, A.: Plant Physiol. 31, XXXV (1956). — Naturwissenschaften 43, 284 (1956). — [21] LANG, A.: Proc. Nat. Acad. Sci. (USA) 43, 709—717 (1957). — [22] LARRIEU, C.: Dipl. Etudes Sup., Sorb. Paris, 70 p. (18 Juin 1960). — [23] LÉ, K. NG.: Proc. Int. Bot. Congr., 9th. Congr. Montreal, II, 215 (1959). — [24] LOCKHART, J. A., and J. BONNER: Plant Physiol. 32, 492 (1957). — [25] LONA, F.: Colloque Int. Photo-thermopériodisme, Parma (Italie) 1957, 141—167 (1959). — [26] LONA, F., e R. BORGHI: Ateneo parmense 28, 116 (1957). — [27] MARGARA, J.: Compt. rend. 246, 145—147 (1958); 249, 751—753 (1959). — [28] MARGARA, J., et G. MOREL: Compt. rend. 250, 749—751 (1960). — [29] NITSCH, J. P.: Proc. Am. Soc. Hort. Sci. 70, 526 (1957). — [30] PHINNEY, B. O.: Proc. Nat. Acad. Sci. 42, 185—189 (1956). — [31] PICARD, C.: Compt. rend. 247, 2186—2187 (1958); 250, 573—575 (1960). — [32] SARKAR, S.: Biol. Zentr. 77, 1—49 (1958). — [33] STODOLA, F. H.: Source Book on Gibberellin (1828—1957). Agricult. Res. Serv. U.S. Depart. Agric. (1958). — [34] STOWE, P. P., and P. YAMAKI: Ann. Rev. Plant. Physiol. 8, 181 (1957). — [35] TCHAILAKHIAN, M. K.: Dokl. Akad. Nauk. S.S.R. 117, 1077 (1957); Biol. Zentr. 77, 691 (1958). — [36] WELLENSIEK, S. J.: Koninkl. Ned. Akad. Wetenschap. Proc. C 62, 115—118 (1953). — [37] WELLENSIEK, S. J.: Koninkl. Ned. Akad. Wetenschap. Proc. C 67, 44—48 (1958). — [38] WELLENSIEK, S. J.: Koninkl. Ned. Akad. Wetenschap. Proc. C. 61, 561—571 (1958). — [39] WELLEN-SIEK, S. J., J. DOORENBOS and J. A. D. ZEEVAART: Bull. soc. franç. physiol. végétable 2, 136—144 (1946). — [40] WITTWER, F. H., and M. J. BUKOVAC: Science 126, 30 (1957). — [41] WITTWER, F. H., M. J. BUKOVAC, H. M. SELL and L. E. WELLER: Plant Physiol. 32, 39—41 (1957).

Gibberellin and Flowering

By

S. J. WELLENSIEK

Publication 211, Laboratorium voor Tuinbouwplantenteelt, Landbouw-hogeschool, Wageningen, Netherlands

1. Introduction

When ANTON LANG [6, 7] in 1956 demonstrated that non-vernalized biennial *Hyoscyamus niger* could be brought to flower by application of

GA[1], it is self-evident that this discovery received much attention. Of course the question arose whether GA would be the flowering-hormone. This turned out not to be true. The present-day situation, agreed upon by all investigators, is briefly as follows. GA may have the same final effect as vernalizing cold or as LD in certain plants, but not in others. It never has the same final effect as SD. I have used on purpose "the same final effect" and not "replace", because the mechanisms of action of GA, cold, LD, SD, are unknown, so that it is unjustified to say f.i.: "GA replaces LD". I did not meet a case where GA has the same final effect as both cold and LD.

GA may act as a limiting factor in the flowering of certain plants, but not of all plants. Its action is not universal. Nevertheless, GA still plays an important part in the research on physiology of flowering. Allow me to present two examples: the effect of GA on the SDP *Perilla crispa*, and the relation between stem elongation and flowering. Next I shall briefly deal with inhibiting factors, to end with a general discussion.

2. The effect of GA on Perilla crispa

Perilla crispa is a typical SDP. It remains vegetative in LD of 16 hours of light, but after transference to SD of 8 hours of light it has visible flower buds after about 20 cycles. Already after 8—10 SD-cycles induction has taken place and microscopical flower bud formation starts. When flowering plants are transferred to LD, a reversion to the vegetative condition takes place, more rapidly and more completely as the plants have grown under SD during a shorter period.

The effect of GA can be studied in four different ways: with plants in LD, with plants in SD, with plants in LD which afterwards are transferred to SD, with plants sub-optimally induced in SD after transferring to LD.

Table 1. *Effect of GA (25 p.p.m., 3 × per week, 8 weeks) on stemelongation of Perilla crispa in LD*

Treatment	Internodes		Total stem in cm
	number	length in cm	
—GA	10.2	7.2	73.6
+GA	12.6	10.1	126.8

With plants in LD. Table 1 shows that GA has the effect of increasing both the number and the length of the internodes and hence the total stem length. Flower buds were not formed, although some plants were treated for several months.

---

[1] Abbreviations: GA = Gibberellic acid; SD = short day; SDP = short day plant(s); LD = long day; LDP = long day plant(s); CL = continuous light.

With plants in SD. A number of plants was transferred from LD
to SD. After 0, 2, 4, . . . SD-cycles different groups of plants were exposed
to GA. The controls flowered after 21.2 days, the treated plants from
19.4 to 22.0 days, without significant differences. Hence the flower bud
formation was not effected and neither was the number of flowers.

With plants in LD which afterwards are transferred to SD.
Four groups of plants were treated rather severely during 1, 2, 3 and
4 weeks respectively. They were transferred to SD simultaneously.
Table 2 demonstrates that the average stem length increased as the
treatment had lasted longer. The small lines below the figures indicate
significant differences (at least 95%). Furthermore it turned out that
both the first visible flower buds and the first open flowers appeared
earlier as the stem length was greater. In the columns 3 and 4 } indicates
no significant difference: in column 3 the values 19.4 and 19.0 do not
differ significantly, just as 19.0 and 18.6, but 19.4 and 18.6 do.

Table 2. *Effect of pretreatment of Perilla crispa in LD with GA*
(100 p.p.m., 3 × per week) after transferring to SD

Duration of pretreatment in weeks	Stem-length when SD started	Flower buds after . . . days	Open flowers after . . . days
0	27.6	20.6	30.5
1	40.2	⎰ 19.4	⎰ 29.8
2	44.7	⎱ 19.0 ⎱	⎱ 29.4 ⎱
3	55.4	18.6 ⎰	29.0 ⎰
4	62.5	17.8	27.8

This result was rather unexpected. It shows that, in an SDP, GA may
have a slight but clear, positive effect on flowering, be it indirect. We come
back to the relation between stem elongation and flowering later.

With plants sub-optimally induced in SD after transferring to LD. During a visit to Parma in 1958 Dr. FAUSTO LONA
suggested the desirability to treat sub-optimally induced plants with
GA in LD. This was done in four similar experiments, taken in different
times of the year. With intervals of 1 or 2 days 10 plants were transferred
from LD to SD. When the first set showed visible flower buds, all the
plants were transferred to LD, where each set was split up into two, one
without GA (treated with water), the other with GA. Hence plants of
various degrees of induction were available for studying the GA-effect in
LD. I shall present some data from the last experiment, because this was
the most extended.

(1) The effect of GA on the stem length was quite normal.

(2) There was no difference between − GA and + GA-plants in the
percentages of plants with flower buds and open flowers respectively.

It turned out that 8 SD were necessary for the development of flower buds in following LD, but these buds seldom developed into open flowers. In one experiment 6 SD-cycles were sufficient, but again without any difference between − and + GA.

Table 3. *Rapidity of flowering of Perilla crispa in LD after varying numbers of preceding SD-cycles, — or + treated with GA in LD (25 p.p.m., 3 × per week, continuously)*

1	2	3	4	5	6	7
Number of preceding SD-cycles	Flower buds after … LD		Difference columns 2 and 3	Open flowers after … LD		Difference columns 5 and 6
	− GA	+ GA		− GA	+ GA	
0 2 4 6	~	~		~	~	
8	27.4	20.0	7.4	(48.0)*	(40.0)*	(8.0)
10	23.2	16.8	6.4	43.4	35.6	7.8
11	20.8	14.0	6.8	40.2	33.2	7.0
12	16.8	12.0	4.8	36.4	29.0	7.4
13	14.0	9.6	4.4	34.6	27.4	7.2
14	12.8	8.4	4.4	33.2	25.8	7.4
15	8.0	5.2	2.8	26.8	22.4	4.4
16	4.4	3.6	0.8	22.6	18.8	3.8
17	3.0	2.6	0.4	20.2	16.2	4.0
18	1.4	1.6	—0.2	17.2	14.0	3.2
19	0.6	1.0	—0.4	15.4	12.2	3.2
20	—0.2	—0.6	0.4	13.8	12.2	1.6

(3) There was an enormous effect of GA on the rapidity of development of both flower buds and open flowers. Table 3 presents the data. We see in columns 2 and 5 that flowering occurs faster as the SD-induction has been longer. Of course this could be expected. The interesting part from the table are columns 3 and 6. They show that GA speeds up flowering very considerably. In columns 4 and 7 we see that the effect of GA decreases as the SD-induction has been more optimal. It is noteworthy that all values in column 7 are larger — and sometimes considerably larger than in column 4.

(4) Table 4 mentions the average numbers of flowers. It is clear that GA reduces the numbers of flowers enormously and this is rather unexpected. It seems as if the extra stem growth caused by GA uses up a certain amount of the food or energetic substances which otherwise would be available for flower formation.

In conclusion, GA does not influence the induction, but when the induced state has been reached, the formation of flower buds and of

---

* 1 plant only.

flowers is accelerated, while probably on account of the increased stem growth the number of flowers is reduced. It is quite feasible to explain the accelerating effect of GA in LD, preceding the SD-induction, on the appearance of the first visible flower bud in SD, along the same line, namely as an after-effect of GA on the rapidity of development.

Table 4. *Average numbers of flowers of Perilla crispa in LD after varying numbers of preceding SD-cycles, — or + treated with GA in LD (25 p.p.m., 3 × per week, continuously)*

1	2	3	4
Number of preceding SD-cycles	Number of flowers		Difference columns 2 and 3
	— GA	+ GA	
10	48.2	9.8	38.4
11	75.0	22.8	52.2
12	103.6	48.2	55.4
13	110.6	51.8	58.8
14	118.6	63.2	55.4
15	144.2	106.0	38.2
16	146.8	122.8	24.0
17	165.2	122.8	42.4
18	188.4	137.2	51.2
19	212.0	152.0	60.0
20	235.6	146.8	88.8

3. Stem elongation and flowering

We now go back to the relation between stem elongation and flowering which was already discussed for *Perilla*, but which will be discussed now in general terms. This discussion will be only short, since almost all experimental data have recently been published in detail [17].

GA is quite a useful means to study the relation in question. The technique has been to induce stem elongation by GA in a number of different plants which were growing under non-inductive circumstances for flowering: cold requiring plants in high temperature, SDP in LD, LDP in SD. Next, plants with elongated stems together with non-elongated controls were brought into inductive circumstances and the rapidity of flower bud formation was compared. In none of my experimental plants flower buds were formed under non-inductive circumstances, although in some cases the GA-treatment was continued for several months.

In the following summary of the total results:

+ means positive effect,

o means no effect,

— means negative effect, or delayed flower formation in plants with elongated stems.

Cold requiring plants
    Campanula medium   o
    Lunaria biennis   +

Short day plants
    Nicotiana tabacum 'M.M.'   (−)
    Perilla crispa   +

Long day plants
    Arabidopsis thaliana 'Köln' (+)
    Hyoscyamus niger   +
    Silene armeria   o
    Trifolium pratense   o

Considering the total results, it is evident that different plants behave completely differently. Apart from the single case of a negative effect, in some plants stem elongation has nothing to do with flowering, while in others flower formation is accelerated by a preceding stem elongation. When we suppose that x factors determine stem elongation and that y factors determine flower formation, in one species x and y may be completely different, in another species x and y may be partly identical, while in still another species x and y may be completely identical, although this last case did not occur among my experimental plants.

4. Inhibiting factors

From the experimental results described in the foregoing part, it follows that GA acts as a promoting factor with regard to flowering in a number of plants, be it that its action is most probably only indirect by means of stem elongation. However, this action is certainly not universal.

In order to obtain a complete picture of the physiology of flower formation, we should also pay attention to inhibiting factors. The above case of Maryland Mammoth tobacco would indicate that GA sometimes acts as an inhibitor, but this case deserves a more detailed study before a final conclusion can be drawn.

It is generally known that VON DENFFER [2] is of opinion that plants do not flower on account of inhibiting factors and that a removal of the inhibitors would make them flower. He considers auxin as an inhibiting factor [3]. However, LIVERMAN and LANG [9], and KONISHI [5] found a positive effect of auxin. Evidently the concentration plays an important part, perhaps also the time of application. I have been able to demonstrate the existence of inhibiting factors in SDP [15, 16, 19] and these results will be briefly summarized.

The first investigations relate to *Perilla crispa* and the next series with *Salvia occidentalis* has given quite similar results. Plants were grown in LD and removed to SD. With intervals of 2 SD-cycles a number of plants received CL during 2 days. Hence the SD-treatment was interrupted with 2 days of CL after 0, 2, 4, . . . cycles. The results were that CL may retard flower bud formation over a longer period than the duration of the CL, so that it acts really inhibitively. The inhibition originally increases as CL is given after more SD-cycles, to reach a maximum —

coinciding with the completion of the induced state —, to decrease and to lose its effect finally.

Several details of this inhibition by light have been studied. It was found to occur with all qualities of light studied and under my experimental conditions did not show a red-infrared antagonism. The most interesting details are the effect of the light intensity and of differential temperatures. The inhibition decreases with decreasing light intensities, to disappear at very low values. The result is flower bud formation of typical SDP even under CL! It should be remarked that *Salvia occidentalis* gives this result much better than *Perilla crispa*.

The light inhibition does not occur at the low temperature of 5° C. Since at this temperature practically no growth occurs and the plants in question do not stand it for a long time, flower bud formation was not observed. However, by growing the plants in LD consisting of 16 hours of light at 5° C and 8 hours of darkness at 20°, flower buds were observed within 8 weeks.

The conclusion is that SDP do not flower in LD, because in the long photophase an inhibiting factor is formed which is not sufficiently removed by the following short nyctophase, as is the case under SD-conditions with sufficiently long nyctophases. It is not formed in very low light intensities or at very low temperatures and probably acts on the protoplasm. In principle this conclusion is in harmony with von DENFFER's inhibition theory as far as SDP are concerned, but in my case auxin probably does not play a role. It is also in harmony with the results which HARDER and BÜNSOW [4] and SCHWABE [12, 13] obtained with *Kalanchoë blossfeldiana*, using different methods.

Table 5. *Effect of pretreatment with cold (5° C) during varying periods per day for 8 weeks on final stem length and appearance of first flower bud in Silene armeria in CL-aftertreatment*

Cold during ... hours per day	Final stem length in cm	First flower bud after ... days
0	15.4	21.3
8	18.8	21.4
16	26.1	21.4
24	30.2	21.3

Naturally the question presents itself whether in LDP a similar but opposite situation exists: dark inhibition which is removed in the light. In some LDP the LD-treatment was periodically interrupted by 2 days of complete darkness [8]. This had no effect in *Hyoscyamus niger* and in *Silene armeria*, where the induction continued without any inhibition during the dark interruptions. In *Arabidopsis thaliana* the induction just stops during the darkness, but neither in this case is there any real inhibition. Experiments are under way to study the effects of differential temperatures of LDP in SD. Thusfar the results are completely negative with regard to inhibition, but one unexpected result should be mentioned, because this brings us back to GA. As table 5 shows, the final stem length of *Silene armeria* is proportional to the amount of cold per day which the plants received during a SD-pretreatment, while the flower bud formation is not influenced.

With regard to this result, my former collaborator, Dr. J. A. D. ZEEVAART, writes me that he would not be surprised when at low temperature the production of natural GA is increased, resulting in increased stem elongation. This is certainly an interesting suggestion which opens up quite new possibilities, also with regard to vernalization. Although it is tempting to follow this line of thought, the time has come to complete my lecture with a short general discussion.

5. General discussion

The transition from the vegetative to the generative phase in plant life is a process of differentiation. Very few, if any, investigators still hold the view that this process is determined by one hormone of universal action, however attractive this concept would be by its simplicity. It becomes more and more clear that more than one hormonal factor is at work, perhaps several. The foregoing discussion has demonstrated that promoting as well as inhibiting factors play a part. In some cases they may be represented by one and the same substance, while its concentration determines whether the effect will be positive or negative. It seems attractive to suppose that flower bud formation depends on the relation, the balance, the relative ratio between promoting and inhibiting factors. In principle, similar views are held by other investigators, like LONA [10], RESENDE [11], THIMANN [14], perhaps also by LANG [8]. It should be pointed out, however, that in different species very different mechanisms of flower bud formation may occur — as also CHOUARD [1] has emphasized — which then would involve different relative ratios of perhaps different factors in different plants.

Evidently GA may act as a promoting factor in a number of cases, be it indirectly via stem elongation. Its credit is that it has certainly given a new impetus to the investigations on the physiology of flowering. Also, it is the first group of substances which may bring about flowering after external application.

We should not forget that of course the process of flower bud formation needs food and energetic substances which are formed by photosynthesis. However, these substances do not seem to have any direct effect on flower bud formation. We then come to a final concept that flower bud formation depends on the relative ratio of promoting and inhibiting substances, provided a sufficient amount of food and energetic substances is available. It will be up to the future to study the nature of these promoting and inhibiting substances.

5*

68   S. H. Wittwer and M. J. Bukovac:

Literature cited

[1] Chouard, P.: Rev. Hort. 130, 1792—1803 (1958). — [2] Denffer, D. von: Naturwissenschaften 37, 296—301, 317—321 (1950). — [3] Denffer, D. von: Proc. 1st Int. Photobiol. Congr. Amsterdam 1954, 52—62. — [4] Harder, R., u. R. Bünsow: Planta 43, 315—324 (1954). — [5] Konishi, M.: Mem. Coll. Agric. Kyoto Univ. 75, 1—70 (1956). — [6] Lang, A.: Naturwissenschaften 43, 257—258 (1956). — [7] Lang, A.: Naturwissenschaften 43, 284—285 (1956). — [8] Lang, A.: Un. Int. Sci. Biol. série B, 34, 55—73 (Parma) 1959. — [9] Liverman, J. L., and A. Lang: Plant Physiol. 31, 147—150 (1956). — [10] Lona, F.: Proc. Kon. Ned. Akad. Wetenschap. C 62, 204—210 (1959). — [11] Resende, F.: Bull. Soc. Portug. Sci. Nat. 17, 174—188 (1949). — [12] Schwabe, W. W.: Ann. Bot. NS 20, 1—14 (1956). — [13] Schwabe, W. W.: Un. Int. Sci. Biol. série B, no. 34, Parma 1957, 95—109. — [14] Thimann, K. V.: 8ème Congr. int. Bot. Paris 1954, Rapports et Communications avant le congrès: 114—128. — [15] Wellensiek, S. J.: Proc. Kon. Ned. Akad. Wetenschap. C 61, 552—560 (1958). — [16] Wellensiek, S. J.: Proc. Kon. Akad. Wetenschap. C 62, 195—203 (1959). — [17] Wellensiek, S. J.: Proc. Kon. Ned. Akad. Wetenschap. C 63, 159—166 (1960). — [18] Wellensiek, S. J.: Proc. Kon. Ned. Akad. Wetenschap. C 63, 155—158 (1960). — [19] Wellensiek, S. J.: Compt. rend. Acad. agr. France 46, 607—611 (1960).

Some Gibberellin Effects on Flowering of Plants

By

S. H. Wittwer and M. J. Bukovac

Department of Horticulture, Michigan State University East Lansing, Michigan

The gibberellins probably play the most important role in flower formation of all plant growth substances thus far evaluated. Some flowering responses of higher plants subject to regulation by gibberellin are summarized in Table 1. The majority of rosette forming cold-requiring and long-day plants have been induced to flower with gibberellin. Facultative long-day plants also flower earlier when treated with gibberellin under both long and short photoperiods. Many obligate long-day plants have been induced to flower under strictly non-inductive conditions. Most biennials, which also have a long-day requirement, maintained in long days may be induced to flower without cold exposure, or the temperature requirement for flowering is greatly reduced. Usually, but not always, following gibberellin treatment of biennials or long-day plants, stem elongation occurs before flower primordia are formed. This is the reverse of the usual sequence in which flower primordia are first initiated and stem elongation follows. Thus far it has been noted that gibberellin replaces the cold but not the long day requirement for flowering

Table 1

Responses	Plants	Investigators
Induction		
Rosette-forming biennials — replacement of cold requirement	*Hyocyamus*	LANG (1956a)
Long-day plants-replacement of long-day requirement	*Silene*	LANG (1956b)
	Samolus	LANG (1956b)
	Crepis	LONA (1956)
	Lapsana	BÜNSOW and HARDER (1956)
Acceleration or enhancement		
Biennials and long-day plants under inductive or semi-inductive environments	*Brassica*	BUKOVAC and WITTWER (1957)
	Daucus	
	Lactuca	BUKOVAC and WITTWER (1957a)
	Raphanus, etc.	
Short-day plants in an inductive or semi-inductive photoperiod	*Cosmos*	WITTWER and BUKOVAC (1957)
	Pharbitis	OGAWA and IMAMURA (1958)
	Xanthium	GREULACH and HAESLOOP (1958)
	Perilla	BARENDSE (1960)
Retardation or delay	*Kalanchoe*	HARDER and BÜNSOW (1957)
	Pisum	BONDE and MOORE (1958)
	Lycopersicon	BUKOVAC, WITTWER and TEUBNER (1957)
Inhibition	*Weigela*	DAVIDSON and BUKOVAC (1959)
	Prunus	BRADLEY and CRANE (1960)
Modification of flower sex expression		
Suppression of staminate inflorescence	Maize	NELSON and ROSSMAN (1958)
Promotion of staminate flower formation	*Cucurbitaceae*	WITTWER and BUKOVAC (1958)
Induction of staminate flowers on gynoecious types	*Cucurbitaceae*	PETERSON and ANHDER (1960), MITCHELL and WITTWER (1960)
Promotion of ovulate cone formation	*Thuja*	MCVEY (1960)
Corolla enlargement	*Pelargonium*	LINDSTROM and WITTWER (1958)
	Hydrangea	STUART and CATHEY (1958)
	Glechoma	PLACK (1957)
Uniform flowering	*Coffea*	ALVIM (1958)
	Convallaria	VARGA (1960)
"Doubling" and earlier flowering	*Impatiens*	WEIJER (1959)

in many biennials. The possibility remains, however, that both the low temperature and photoperiodic requirements for flowering of all biennials and long-day plants may be replaced by a suitable gibberellin and dosage regime. Flowering in two apparently facultative short day plants, *Cosmos* and *Pharbitis* maintained in long days has been accelerated by gibberellin treatment. Short day induction in *Xanthium*, *Fragaria*, and *Perilla* has been enhanced. Contrastingly, in *Kalanchoe*, *Pisum*, and *Lycopersicon* the effectiveness of a suitable photoperiod to enhance flowering is reduced with gibberellin. Flowering in *Prunus*, having no specific photoperiodic requirement for flowering, and in *Weigela*, where short day exposure promotes flower initiation, may be completely inhibited.

Special types of flowering behavior have been induced with gibberellin. Development of the male inflorescence in maize may be completely inhibited. Pistillate flower development may be retarded in monoecious and gynoecious cucumbers. Gibberellin treatment has also resulted in breaking of bud dormancy and uniform flowering in *Coffea*, stalks that flower and elongate uniformly in *Convallaria*, and greatly enlarged inflorescences in *Pelargonium* and *Hydrangea*. In fact, an effect of gibberellin specific for corolla enlargement has been observed for *Pelargonium*, *Hydrangea* and *Glechoma*. Full expression of flower "doubling", a normally heritable characteristic in flowers of *Impatiens*, has been achieved. The stem elongation effects of gibberellin on extremely dwarf peas has resulted in flowering of otherwise non-flowering phenotypes[1].

The flower promoting and flower retarding effects of gibberellin can generally be related to its simulation of long photoperiodic and low temperature effects. It appears that endogenous levels of gibberellin — the first chemical agent to modify flowering responses in plants having wide temperature and photoperiodic requirements — may govern, indirectly at least, important aspects of the flowering process in both long- and short-day plants as well as those which are thermally induced. Brian (1959) has, with some reservations, suggested that high levels of a gibberellin-like hormone induce flowering in long-day plants, but that flowering of short-day plants only takes place when levels of the hormone are low. This concept explains many flowering and vegetative responses of both types of plants to light and endogenous gibberellin. In long-day plants grown in long-day photoperiods, vegetative "shooting" and flowering occur simultaneously, consistent with what would be expected from high endogenous levels of the gibberellin-like hormone. In most short-day plants shoot extension and flowering do not occur together, photoperiodic inhibition of vegetative growth parallels flower induction,

---

[1] Observed at the Laboratorium voor Tuinbouwplantenteelt, Landbouwhogeschool, Wageningen, Netherlands, June, 1960.

and maximum vegetative growth occurs in long days in the absence of flowering. BRIAN's concept, however, falls short in explaining why gibberellin enforces flowering in facultative short-day plants such as *Cosmos* and *Pharbitis* grown in long photoperiods and *Xanthium*, *Fragaria*, and *Perilla* in inductive short photoperiods. Furthermore, in *Cosmos*, an enhanced vegetative extension accompanies flower formation in much the same manner as for long-day plants. Also, flowering in long-day pea varieties is delayed with gibberellin, in the same manner as in the tomato which flowers most rapidly (after the fewest number of leaves) under a short photoperiod. Accompanying the gibberellin induced delays in flowering of both peas and tomatoes are increases in vegetative extension.

That gibberellin is itself the flowering hormone is not likely. Induction of flowering by application of gibberellin requires larger quantities of a chemical than would seem likely of a hormonal effect, and repeated treatments are usually required. Furthermore, there is yet no record of transmission through a graft union of the flower stimulus produced by gibberellin with the resultant induction of flowering in a vegetative receptor. The effect from exogenously applied gibberellin on flowering is a transitory one. It remains as long as the gibberellin is continuously applied. Termination of treatment usually results in reversion to the vegetative state unless the flowering stage has already been achieved.

Cucumbers were among the first plants that we treated with gibberellin. It was initially noted (WITTWER and BUKOVAC 1957b) that pistillate flower formation and fruiting of gibberellin treated plants was greatly delayed. Later it was recorded (WITTWER and BUKOVAC 1958) that staminate flower formation was greatly enhanced on both "slicing" and "pickling" types of cucumbers maintained at various photoperiods and levels of nitrogen nutrition. In the spring of 1958 Dr. C. E. PETERSON and Mr. L. D. ANHDER came to us with the problem of how to chemically induce staminate flowers and thus perpetuate plants from lines of Japanese and Korean cucumbers which bore exclusively pistillate flowers. We suggested gibberellin. Consequently, a gynoecious inbred line of cucumber has been developed by Dr. PETERSON (1960) which produces exclusively female flowers under extremes of temperature or photoperiod. These plants, however, when appropriately treated with gibberellin produce sufficient staminate flowers, having viable pollen to perpetuate the strain and enable their use in hybrid seed production, and even greater concentration of the gynoecious phenotype (PETERSON and ANHDER 1960). In fact, on one inbred gynoecious phenotype (MSU 713-5) W. D. MITCHELL of our laboratories grew the plants in solution cultures of various concentrations of gibberellin and for an extended but transitory period completely reversed flower sex expression.

Flowers in the cucumber are either organized as perfect flowers so that their sex expression at maturity is a matter of differential development of the stamen and pistil primordia (Ito et al. 1954), or primordia of both staminate and pistillate flowers are present at each node and sex expression at anthesis is dependent upon the relative growth rates of the two types of flower primordia (Heslop-Harrison 1959). In either case, gibberellin alterations in sex expression fall under the category of regulation, which is an effect on development or maturation, rather than induction or differentiation.

The final chapters on gibberellin and flowering, however, are yet to come. New fungal gibberellins in addition to those already characterized $[A_1, A_2, A_3, A_4, A_7, A_9$ (Cross et al. 1960)] as well as higher plant gibberellins $[A_1, A_5, A_6, A_8$ (MacMillan et al. 1960)] will be discovered. Differences among the gibberellins in their species specificity in flower formation is an accepted eventuality. Results such as we have already obtained (Bukovac and Wittwer 1960) with gibberellins A_1, A_2, A_3 and A_4 are sure to be magnified in coming years. In head lettuce, gibberellins A_1 and A_3 accelerate flowering, but there is little if any response from A_2 or A_4. Conversely gibberellin A_4 is ten-fold as effective for induction of staminate flowers in the gynoecious cucumber as is gibberellin A_3 (Bukovac and Wittwer 1960). Many new growth regulators have recently been discovered. Lipids and certain higher fatty acids (Stowe 1960), hydrangenol (Asen et al. 1960) and other naturally occurring plant constituents (Corcoran and Phinney 1960), as well as 2-chloroethyl trimethylammonium chloride and related compounds (Tolbert 1960; Wittwer and Tolbert 1960) enhance or modify plant responses to gibberellin. These chemical plant growth substances open new avenues for directing research as to the role of the gibberellins in flower formation.

Literature cited

Alvim, P. de. T.: Turrialba 8, 64—72 (1958). — Asen, S., H. M. Cathey and N. W. Stuart: Enhancement of gibberellin growth-promoting activity by hydrangenol isolated from leaves of *Hydrangea macrophylla*. Paper presented at the Symposium on Gibberellins. Am. Chem. Soc. 138th Ann. Meetings, New York City, September 14, 15, 1960. — Barendse, G.: Personal communication 1960. Laboratorium voor Tuinbouwplantenteelt, Landbouwhogeschool, Wageningen, Netherlands. — Bonde, E. K., and T. C. Moore: Physiol. Plantarum 11, 451—456 (1958). — Bradley, Muriel V., and J. C. Crane: Science **131**, 825—826 (1960). — Brian, P. W.: Biol. Rev. **34**; 37—84 (1959). — Bukovac, M. J., and S. H. Wittwer: Quart. Bull. Mich. Agr. Expt. Sta. **39**, 650—660 (1957). — Bukovac, M. J., S. H. Wittwer and F. G. Teubner: Quart. Bull. Mich. Agr. Expt. Sta. **40**, 207—214 (1957). — Bukovac, M. J., and S. H. Wittwer: Comparative biological activities of gibberellins A_1, A_2, A_3, A_4 and some of their derivatives. Plant Growth Regulation. Iowa State College Press. Ames. Iowa (1960 (in press); — Gibberellin modification of flower sex expression in *Cucumis sativus* L. Paper presented at the Symposium on Gibberellins. Amer. Chem. Soc. 138th Ann. Meetings, New York City, September

14, 15, 1960. — Bünsow, R., and R. Harder: Naturwissenschaften **43**, 527 (1956). — Corcoran, M. R., and B. O. Phinney: Natural inhibitors of gibberellin-induced growth. Paper presented at the Symposium on Gibberellins. Am. Chem. Soc. 138th Ann. Meetings, New York City, September 14, 15, 1960. — Cross, B. E., J. F. Grove, P. McCloskey, J. MacMillan, J. S. Moffatt and T. P. C. Mulholland: The structures of the fungal gibberellins. Paper presented at the Symposium on Gibberellins. Am. Chem. Soc. 138th Ann. Meetings, New York City, September 14, 15, 1960. — Davidson, H., and M. J. Bukovac: Abstr. No. 361. 54th Ann. Meeting Am. Soc. Hort. Sci. Pennsylvania State University, University Park, Pa., Aug. 30— Sept. 3, 1959. — Harder, R., and R. Bünsow: Naturwissenschaften **44**, 454 (1957). — Heslop-Harrison, J.: J. Linnean Soc. London **56**, 269—281 (1959). — Ito, H., T. Kato, K. Hashimoto and T. Saito: J. Hort. Assoc. Japan **23**, 65—70 (1954). — Lang, A.: Naturwissenschaften **43**, 284—285 (1956a); **43**, 544 (1956b). — Lindstrom, R. S., and S. H. Wittwer: Quart. Bull. Mich. Agr. Expt. Sta. **40**, 225—231 (1957). — Lona, F.: Nuovo G. bot. ital. **63**, 61—76 (1956). — MacMillan, J., J. C. Seaton and P. J. Suter: Isolation and structures of the gibberellins from higher plants. Paper presented at the Symposium on Gibberellins. Am. Chem. Soc. 138th Ann. Meetings, New York City, September 14, 15, 1960. — McVey, G. R.: Ph. D. Thesis, Michigan State University, East Lansing, Michigan 1961. — Mitchell, W. D., and S. H. Wittwer: Abst. No. 35, 55th Ann. Meeting Amer. Soc. Hort. Sci., Oklahoma State University, Aug. 28—31, 1960. — Nelson, P., and E. C. Rossman: Science **127**, 1500—1501 (1958). — Ogawa, Y., and S. Imamura: Proc. Japan Acad. **34**, 629—639 (1958). — Peterson, C. E., and L. D. Anhder: Science **131**, 1673—1674 (1960). — Peterson, C. E.: Quart. Bull. Mich. Agr. Expt. Sta. **43**, 40—42 (1960). — Plack, A.: Nature **180**, 1218—1219 (1957). — Stowe, B. B.: Enhancement of gibberellin and auxin action by alkyl lipids. Paper presented at the Symposium on Gibberellins. Amer. Chem. Soc. 138th Ann. Meetings, New York City, September 14, 15, 1960. — Stuart, N. W., and H. M. Cathey: Proc. 15th Internatl. Hort. Congress, Nice, France (1958). — Tolbert, N. E.: J. Biol. Chem. **235** (2), 475—479 (1960). — Varga, A.: Personal communication 1960. Laboratorium voor Tuinbouwplantenteelt, Landbouwhogeschool, Wageningen, Netherlands. — Weijer, J.: Science **129**, 896—897 (1959). — Wittwer, S. H., and M. J. Bukovac: Quart. Bull. Mich. Agr. Expt. Sta. **39**, 661—672 (1957a); **40**, 352—364 (1957b); — Econ. Bot. **12**, 213—255 (1958); — In Photoperiodism and Related Phenomena in Plants and Animals, pp. 373—380. AAAS, Wash., D. C. 1959. — Wittwer, S. H., and N. E. Tolbert: (2-Chloroethyl)trimethylammonium chloride and related compounds as plant substances. V. Growth, flowering and fruiting responses as related to those induced by auxin and gibberellin. Plant Physiol. **35**, 871—877 (1960).

Ontogenetical Sites of Gibberellin-Like Manifestations

By

F. Lona

Direttore dell'Istituto Botanico dell'Università di Parma

Gibberellins (G) and G-like substances have a pre-eminent importance in plant morphogenesis and organogenesis, sometimes giving rise to quite striking phenomena. Experimental work with gibberellins has thrown much light on the inherent physiological background in connection with important genetical and ecological problems. Gibberellins can no more be neglected in the field of plant phenology.

The occurrence of G-dependent phenomena in the plant (frequently manifesting clear G-morphoses[1]) may be correlated to occasional or periodical external special conditions (including light, temperature and humidity) influencing the habit and development of the plant. In connection with, or independently of external conditions, but anyway congruous in general with them, plants show during their ontogeny many G-dependent phenomena. These are often brief episodes which may intervene in several and different points of the ontogenetical cycle, according to the genetical composition of the plant.

As manifestations of major importance, depending on a combination of external and internal factors, we can mention: seed germination, hypocotyl elongation, bud sprouting, grand period of shoot and sprouts elongation including flower stalk or peduncle elongation (bolting in rosette-plants), some other phases in reproductive development, ect.[2]

Some characteristic G-phases of the ontogenetical cycle, once set out, may go on for a while with typical G-morphosis even if environmental conditions are, or eventually become — per se — strongly inhibiting (antithetical to G-morphosis), owing to an internal sequence of biochemical and histological events that obviously secure the elaboration of G-like substances independently of external conditions[3]. The process may go on until another or other internal events (proper of each type of ontogenetical sequence) divert the metabolism in another direction, thus starting another phase.

Let us mention here also some G-morphoses that are not quite pertinent to the main subject of this article, but will complete these introductive lines. There are two cases that we want to recall here:

1. In a few instances G-morphosis lasts for a very long span of time in the ontogenetical cycle. This is typical — for example — of climbing plants. They behave like hypergibberellic plants; many of them are

---

[1] We do not approach here the question of chemical identy of G-like substances, nor the question whether a G-like morphosis is always produced by G-like stimulants or whether they are simply due to absence of inhibitors.

[2] Periodical intervening of G-morphosis in perennial plants, such as sprouting and rapid development of vegetative or flowering sprouts, is typically congruous with periodical climatic factors. In this article we will deal with some of these periodical morphoses concerning flowering of some herbaceous perennials; we hope to extend then our research field to woody perennials, which is also very interesting.

[3] Experiments are going on in our laboratory, regarding the presence of G-like substances in flowering structures of many plants. Particularly rich of these substances seem to be some structures such as anthers, and we are directing our experiments on this material.

capable of rapid growth even in a highly inhibitory environment. Among them, twining plants are particularly interesting for experimental work in the G-field[1].

2. Exceptionally gibberellins seems to be not present at all, or scarcely so, in almost all the life cycle of certain plants. Typical examples are the really dwarf plants, with peculiar brachymorphic habit. This habit is quite or nearly the same in all types of external conditions, even those that are usually conducive to paramount elongation.[2]

Gibberellin-manifestations during reproductive development

It is here assumed that the accurate study of the natural occurring G-morphoses during development might be of some importance for the understanding of the comparative activity of gibberellic acid (GA) in researches on flowering and reproduction of different types of plants, particularly of rosette-plants. We enterprised it in the hope that we might better foresee when external GA-treatment would operate very congruously in a given plant, according to the natural sequence of its particular biochemical development (see farther on). We were certainly aware that we were going to meet with some difficulties due to the following facts.

1. The formation of gibberellins or G-like substances is not always correlated with an evident G-morphosis. For example in *Phaseolus*, gibberellin A_1 is produced very actively in pods and especially in young embryos without causing any particular morphosis in the plant except seed and pod growth. Moreover it may be supposed that some gibberellin without any particular elongating power would be efficient in flower-initiation.

---

[1] We remarked, a few years ago, that GA is able to bring about a twining habit in several plants normally not twining, neither climbing. *Soya* bean was one of our experimental tests. As a requisit for twining we considered the capacity of rapid growth of the shoot (under the action of GA or — in general — in conditions of G-morphosis). Only under conditions of relative rapid growth the stem is able to manifest its original asymmetry (arising possibly from a rhythmical plastochronic asymmetry of the growing apex) that may be considered the main cause of circumnutation, typical of these plants. Some asymmetric elements along the stem may be — after all — more extensible than others. By this process alone (or possibly in combination with other ones) GA might thus cause a disproportional growth of some asymmetric elements, increasing and — in some cases — inducing circumnutation.

If we lower — in some way — the growth speed of the stem, we reduce the growth asymmetry: all the cytological elements grow slowly and thus more uniformly. Circumnutation is very much reduced if not suppressed at all: we inhibit twining activity. This is easily demonstrable — for example — inhibiting growth by means of quaternary ammonium compounds such as AMO 16—18.

[2] Experiments on dwarf maize, as well as on *Pharbitis Nil* and some other plants, submitted to various light conditions (Red, Far-red, etc.) will be published shortly.

2. Apparently there are in nature gibberellin-like substances with cell-extension effect that cannot be substituted by GA or some other gibberellin.

Still the problem appeared of some significance. We approached it primarily in order to get a possible better understanding of flowering and reproductive processes. Following the simplest way, i.e. detecting G-phases through a typical G-morphosis, such as the grand period of growth in rosette-plants, we distinguished plants in which the G-morphosis appears before the formation of flower-primordia and others in which it appears during or after it; moreover we considered plants in which G-morphosis intervenes in more progressed stages such as flower buds, and exactly during or after sporogenesis and sometimes at syngamy and embryo formation.

We found it stimulating, in this respect, to study some particular cases in which the natural intervening of G-activity, as a remarkable episode, occurs: 1. in a stadium distinctly preceeding the flower-primordia formation, and 2. in a stadium approximately coinciding with, or subsequent, to microsporogenesis. This latter case may be complicated sometimes by the fact that between the flower-bud stage and the bolting stage perennial plants have a rest period. Plants of this type were preferably chosen for experiments concerning case 2, trying to clear up at the same time the mechanism of flower stalk formation and the mechanism of dormancy breakage.

Since in case 1 flowering seems to be a direct consequence of the initially vegetative bolting, our concept, obviously, led us to the hypothesis that in case 1 a GA-treatment of vegetative rosette-plants had to be more congruous and successful for flower initiation than in case 2.

Some experimental evidence

In order to illustrate the above first possibility, we used a strain of *Cichorium Intybus* L. very close to *C. endivia*[1], which behaves as a peculiar biennial plant. It absolutely requires a period of low temperature for development; we were able to maintain plants at quite vegetative conditions (in a perfect rosette stadium) for two-three years, keeping them (from sowing time) in a greenhouse at a constant temperature of 20° C and under natural photoperiod. Plants outdoors bolted and flowered after winter vernalization, just as many other biennials do; but the morphological phases from the rosette stadium up to full flowering is somewhat different from the most common type. In fact biennials

---

[1] One of the varieties we dealt with is *Cichorium Intybus* L. *var. indivisum* Vis.; RAPPAPORT et al. have dealt with the action of GA on *C. endivia*; their publication appeared when we also were experimenting on some varieties of *Cichorium*.

usually bolt after or during flower-primordia formation, while some *Cichorium* — like a few other plants — generally has a vegetative bolting caused by vernalization. This bolting, corresponding to the grand period of growth of *Cichorium*, is a typical G-phase and very likely it depends on the formation — as a consequence of vernalization — of gibberellins or G-like substances. The real first morphological sign of flowering appears some times only when the plant reaches a conspicuous size; anyway flowering seems to be an ineluctable conclusion of this initially vegetative bolting.

GA can substitute quite well for vernalization in this plant, causing easily a vegetative bolting under condition of high temperature, control plants remaining at the rosette-stadium for more than one year. Also in this case vegetative bolting, after a while, is followed by flower primordia formation and the reproductive cycle is concluded very similarly to the natural one (Fig. 1). Gibberellic acid in this case may be considered to operate in a congruous manner, the treatment being just according to the natural sequence of the biochemical development accompanying the ontogenesis of *Cichorium*.

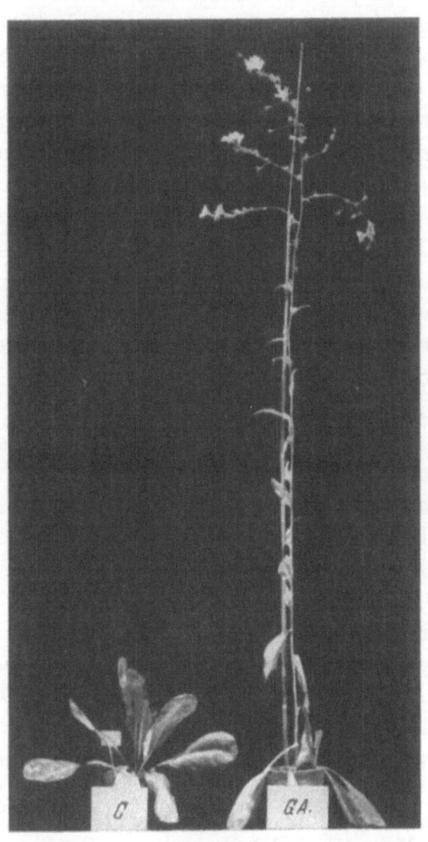

Fig. 1. *Cichorium Intybus* L. var. *indivisum* Vis. (see text)

Of course this is just an example and we need further experimental evidence in order to found better our concept; this will be done working on some other *Compositae* and on other plants which, similarly to *Cichorium*, have a vegetative bolting and subsequent flower formation. But, as we noted in the introductive lines, there are also many probabilities of unsuccessful work: this might happen — for instance — if there is no chemical affinity between the exogenous and endogenous hormonic substance causing the G-morphosis.

As to the second possibility there were many plants at our disposal. These plants manifest a more or less pronounced G-morphosis (even some so called *acaulis* species) after flower bud formation during a very progressed flowering stage, i.e., flower buds with well developed anthers containing mature pollen grains. Among them — as already mentioned — we recognise plants that after the formation of rudimental flower buds (with pollen-mother-cells) before manifesting the G-morphosis, have to go through a dormancy period, that usually can be relieved only by winter climatic conditions (low temperature, etc.).

Mountain or alpine perennials herbaceous plants very often include this special ontogenetical type, which is analogous to that of many perennial woody plants (for example of the *Rosaceae* family). Plants such as *Saxifraga exarata, Draba aizoides,* etc., form very progressed flower buds during the summer and these buds do not stimulate shoot elongation. They generally pass the winter in this stage possessing pollen-mother-cells and primordial female structures and eventually progressing during winter and early spring in the cytological development. As spring time comes, they bolt very quickly elongating their axis and opening their flowers. So this G-like manifestation is clearly correlated with an already advanced stage of reproductive development.

The experimental material at our disposal for case 2, was fairly abundant. The first observations — here briefly reported — were made on: *Saxifraga exarata* VILL. var. *moschata* WULF.; *Saxifraga crassifolia* L.; *Draba aizoides* L. *Androsace carnea* L.; *Primula vulgaris* HUDS.; *Primula spectabilis* TRATT.; *Douglasia Vitaliana* PAX.; *Alsine laricifolia* CRANZ.; *Silene acaulis* L.; *Gentiana acaulis* L. Only some species here included do not offer conspicuous G-morphosis in nature; many varieties of *Silene acaulis,* and some of *Gentiana acaulis* have such behaviour. *Primula acaulis* show G-morphosis by developing rather long peduncles; likewise *P. spectabilis. Silene acaulis* and *Alsine laricifolia* were always without flower buds as they usually are throughout the summer.

Alpine plants were coming from the Alpine Botanical Garden "Paradisia" of the Gran Paradiso National Park, located at Valnontey at 1700 m in Aosta Valley (Piedmont, Italy). *Primula acaulis, Saxifraga crassifolia* and other plants were available in the Botanical Garden of Parma. The experiments on alpine plants were made on specimens carried from Valnontey to Parma on August 22 (1st lot of exp.) and on October 22 (2nd lot).

The first lot of alpine plants (carried on August 22) included *Saxifraga exarata, Draba aizoides, Androsace carnea, Douglasia Vitaliana, Alsine laricifolia* and *Silene acaulis.* All were in the form of large cushions or groups of small cushions with many branches. *Saxifraga exarata* had many flower buds (50%) with young, well developed anthers containing pollen-mother cells. Many vegetative buds were also present. Cushions with 90 to 100% vegetative buds were also present.

Draba aizoides possessed highly developed and directly visible floral buds (the young anthers contained pollen-mother-cells). Also in *Saxifraga exarata* the flower buds were much progressed, although visible only by dissection under a binocular. Nearly the same we found in *Androsace*, while in *Douglasia* the flower buds were evidently less progressed. *Alsine* and *Silene*, as already mentioned, had no flower buds.

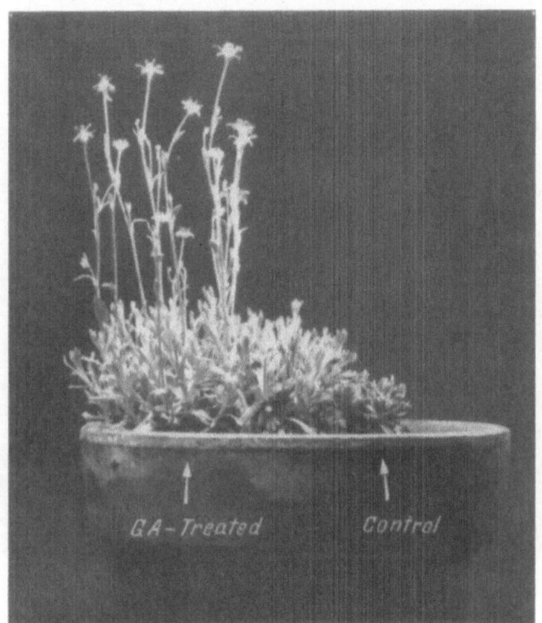

Fig. 2. *Saxifraga exarata* VILL. var. *moschata* WULF. (see text)

All the plants of lot 1, after being transferred to Parma, were kept in a fairly good temperature, in a temperate greenhouse (night-t°: 14—18°; day-t°: 15—20° C). Photoperiod was the natural one. GA-treatment (daily 1/10.000 wt. sol. spray) caused full flowering of the already formed flower buds of *Saxifraga exarata* within a few weeks (15 to 25 September); vegetative branches were elongating with some delay. All control buds remained vegetative throughout September—November (Fig. 2). Vegetative cushions were treated with GA for 50 days, but as far as flowering is concerned, they gave no positive results; instead they grew up considerably.

In fact the vegetative branches changed from the rosulate-tip habit to the caulescent one, which took place with enormous elongation. Sporadical flower buds were present and they developed with full flowering; but more that 90% branches were vegetative and remained vegetative (Fig. 3). We must conclude that these sporadical flowering branches were originally in the flower-bud stage, like 50% of the above first case.

We may conclude that GA in this variety favoured the last stages of flower-bud development (up to full flowering), but not the initiation of flower bud primordia. Some branches were examined microscopically and it was found that the anthers were mature and contained morphologically well developed pollen.

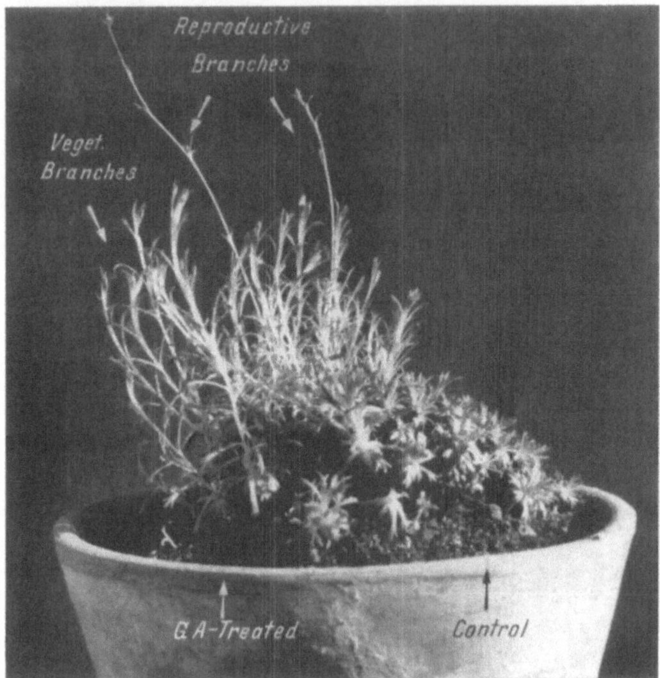

Fig. 3. *Saxifraga exarata* VILL. var. *moschata* WULF. (see text)

More extensive researches are needed in order to ascertain whether the development of flower buds into flowers is primary, secondary or synchronous to flower stalk formation. No special observation on the features of normal and GA-induced bud development was achieved through the present experiments. From further experiments we will know whether — in the natural ontogenesis of these plants — G-like substances are formed only after synapsis or whether a certain quantity of them is formed also immediately before this stadium.

Since it has not been possible to enter into further cytological details, we must postpone a full discussion of the matter to the completion of this cytological study. At present we can only remark that GA-treatment is effective in elongating vegetative rosulate branches (giving them a caulescent habit) and in causing bolting in already well progressed reproductive buds (after or immediately before synapsis); it is perhaps able also to cause synapsis in already well developed pollen-mother-cells by simply breaking a final dormancy stage; on the contrary GA-treatment is not effective in bringing about flower primordia formation in a vegetative branch. All this seems congruous with what we may detect by following natural G-morphosis in these plants, including a possible G-morphosis due to the shady environment in which these plants have occasionally to live and in which they may acquire the G-habit.

Draba aizoides, in spite of its so well developed buds (distinctly visible also by direct observation, and with microscopically well discernible anthers with pollen-mother-cells), gave results not quite comparable with those obtained from *Saxifraga exarata*. In fact the flower buds were unresponsive to GA during a very prolonged treatment. Even after two months of treatment they did not show, apparently, any cytological progress in the anthers, or any flower-stalk development, just as if the flower-buds were inhibiting growth. Contrarywise the vegetative branches were reacting fairly easily, with conspicuous elongation.

On October 20 the plants were transferred to a cooler greenhouse (6° C min night t°). All branches were getting more and more elongated; the reproductive ones were elongating the axis below the terminal cluster of leaves bearing the flower buds; than elongation took place also in the portion between the terminal cluster and the flower buds themselves (formation of the floral-stalk or flower peduncle (Fig. 4). No further observation was possible, but it was clear that at this point microsporogenesis was not yet achieved by flower-buds. These experiments indicate that in the case of *Draba aizoides* GA can not be perhaps considered as the sole factor accounting for elongation of flower stalk or peduncle, and by no means as an essential factor in microsporogenesis. Thus in the natural development of this plant the set up of sporogenesis may give rise to a special G-like substance or gibberellin.

Androsace carnea gave intermediate results between *Saxifraga* and *Draba. Androsace* was stimulated, after two months, to form flower and to elongate the flower stalk; also in this case vegetative parts were first stimulated to grow. No remark was possible in relation to the microscopic development of microsporophyte.

Douglasia Vitaliana did not develop its summer flower-buds under the action of GA. As we already noted their flower-buds were not so much progressed.

The experiments with *Androsace* and *Douglasia* substantiate the hypothesis that the response to GA may depend also on the physiological maturity of the buds which evidently undergo many developmental cryptophases during their dormancy period.

Silene acaulis and *Alsine laricifolia*, which had no flower-buds at the beginning of our experiments, reacted to GA-treatment with enormous elongation of the branches, but no case of flowering was detected within three months' treatment (Fig. 5 and 6). In *Silene acaulis* the treatment was discontinued after three months and then, within a few days, the tips resumed the common rosulate habit.

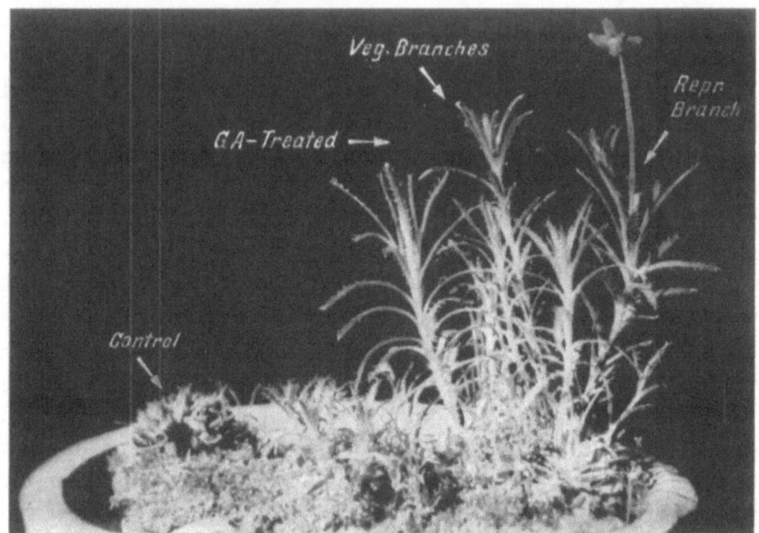

Fig. 4. *Draba aizoides* L. (see text)

This demonstrates once more that GA cannot promote flowering also in those plants that are lacking a G-morphosis when producing flower-buds in spring or summer time.

The second lot of experiments with alpine plants (carried to Parma on October 22) was performed with the following plants: *Saxifraga exarata, Draba aizoides, Primula spectabilis, Androsace carnea, Gentiana acaulis.*

Saxifraga exarata and *Draba aizoides* gave results comparable with or slightly more pronounced than in the previous experiments. *Androsace carnea* revealed a clear progress in its sensitivity towards GA, giving rise to well developed flower stalks and flowers; vegetative branches grew also very much and indeed they reacted before or at the same time as the flowering ones. An interesting feature of developing branches bearing flower-buds consists in the fact that they bear also auxiliary subterminal or terminal vegetative buds, which — similarly to flower-buds — are provided with a sort of peduncle, although somewhat reduced in comparison with the flower-stalk (Fig. 7).

These observations on the flowering behaviour of *Androsace* agree with the hypothesis of the presence of a cryptophasic physiological develop-

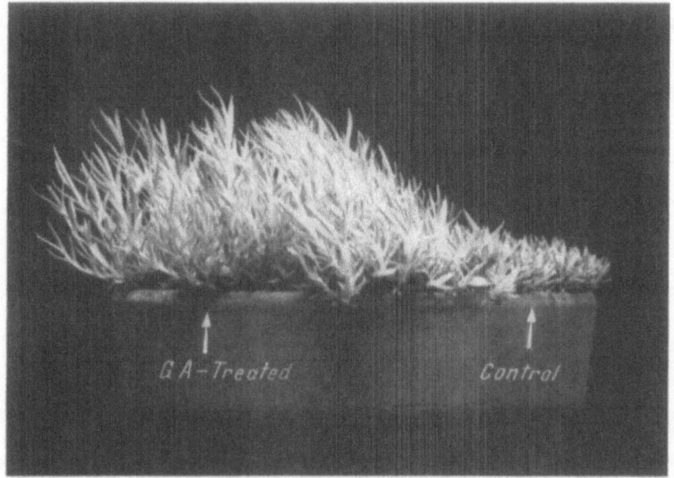

Fig. 5. *Silene acaulis* L. (see text)

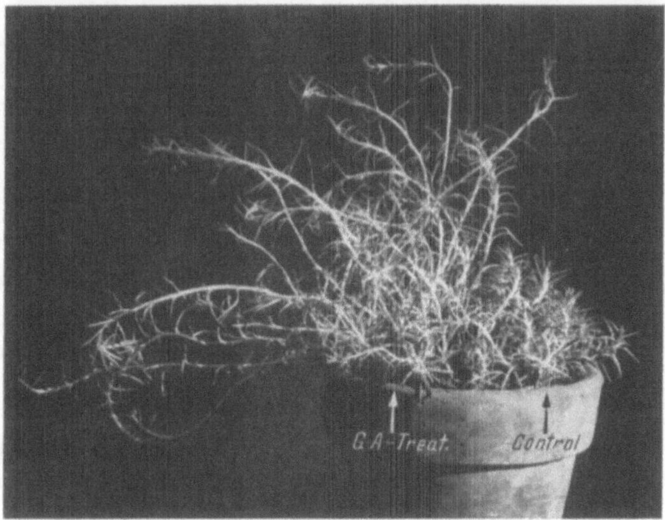

Fig. 6. *Alsine laricifolia* Cranz. (see text)

ment (possibly correlated sometimes with micro-hystological change-ments) that characterises the dormancy period of these plants (see above).

As far as *Primula spectabilis* is concerned, we were able to obtain — by means of GA-treatments — only the elongation of flower-bud

                                  F. Lona:

stalks. This bolting event was promising full flowering; however the buds
remained for a long time closed and small as they were initially; finally
they underwent decay and died together with the flower stalk.

This demonstrates that in this case GA has a particular mode of
action, i.e. promoting fairly easy flower stalk formation (easier than

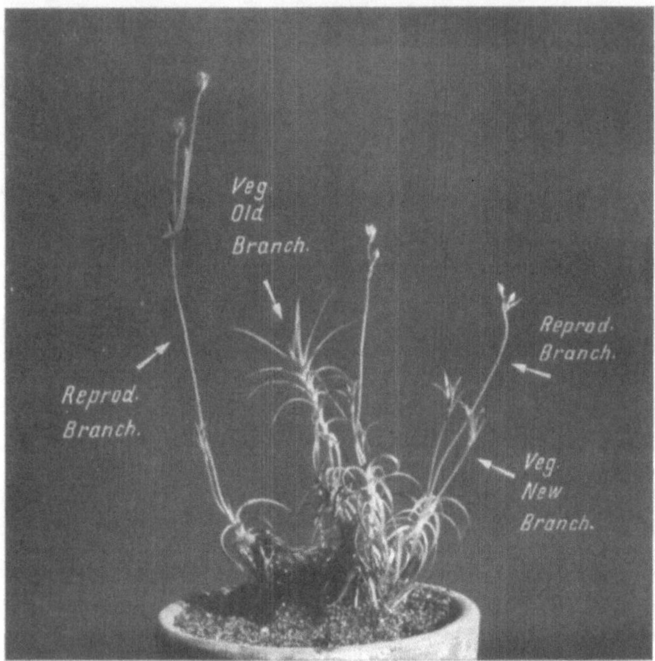

Fig. 7. *Androsace carnea* L. (see text)

vegetative rootstalks), but failing to promote any development of flower-
buds. The development of flower-buds can not be a consequence of
flower-stalk elongation. We will see — later on — that also some woody
plants (for example *Prunus avium*) may have the same behaviour when
treated in a rather young cryptophase of their dormancy period.

Our studies on *Gentiana acaulis* (*var. latifolia* GR. et GODR.) gave
peculiar results. The flower-buds were already very conspicuous in
October (more than 1 cm long), containing well developed flower-structures. The well formed anthers, however, did not contain any mature
pollen grains yet. Vegetative branches reacted fairly well to GA-treatment, manifesting an unusual elongation but they did not form flower-
primordia; flower-buds did not react in any sense, their peduncle remaining absolutely unextended (Fig. 8 and 9). This is remarkable since during
natural flowering of this species peduncles show an evident though small

elongation. This signifies that during natural flowering this elongation may account for the formation of a G-like substance or a gibberellin different from GA. We may also suppose that together with the formation of any gibberellin the plant (and especially the flower structures) sets up — during natural full flowering — some particular conditions that enable gibberellins to act, thus favouring the extension of the peduncle.

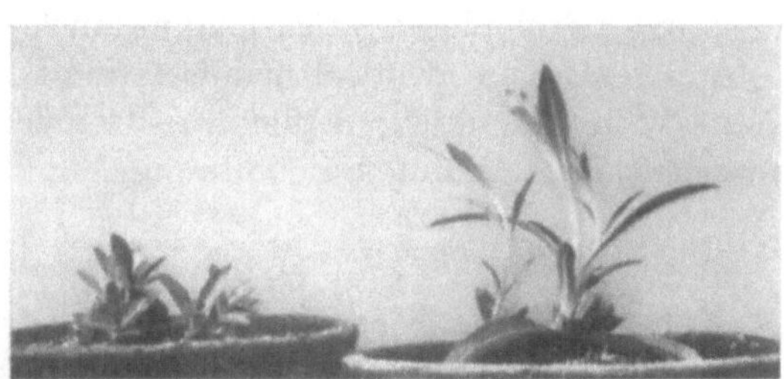

Fig. 8. *Gentiana acaulis* L. (see text). Left: Untreated. Right: Treated with gibberellic acid

The outstanding element of these observations — in my opinion — is that prior to synapsis flower-buds seem to strongly inhibit growth. This may account — among other things — for the presence in the flower-buds of an inhibiting factor. Since, after a slight developmental change this inhibiting condition turns into a stimulating one, we may be attracted by the hypothesis that an inhibiting substance may transform itself into a stimulating one: so it is possible that the inhibiting substance has a chemical composition not very different from the G-like or gibberellin that may derive from it.

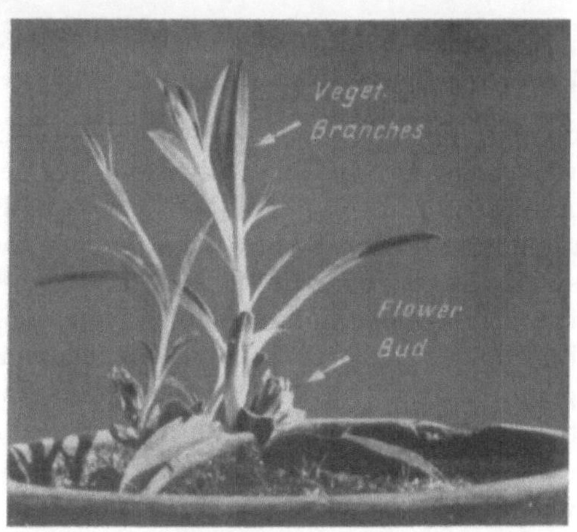

Fig. 9. *Gentiana acaulis* L. (see text). Treated with gibberellic acid

One of the interesting plants which we took in consideration is the common *Primula vulgaris* Huds. (= *P. acaulis* Hill.). On September 15, when we began our experiments, the specimens living in our Bot. Garden had very progressed flower-buds with anthers containing pollen-mother-cells. Nevertheless they were not capable of further visible progress, at least until the end of November, even when transferred in a temperate greenhouse (12°—20° C). We know that the definitive progress towards full flowering is generally possible only in January—March. Evidently the plants with summer-flower-buds must undergo winter climatic conditions before becoming able to pursue and accomplish the reproductive cycle. As soon as the winter is over, or during the winter itself, they actuate microsporogenesis and, when temperature becomes adequate, their buds outsprout, developing a rather long peduncle.

Apparently, an identical manifestation is obtained by treating the plants with GA during September—October. Indeed, after 40 days' treatment, many plants were flowering (Fig. 10); a few others were only

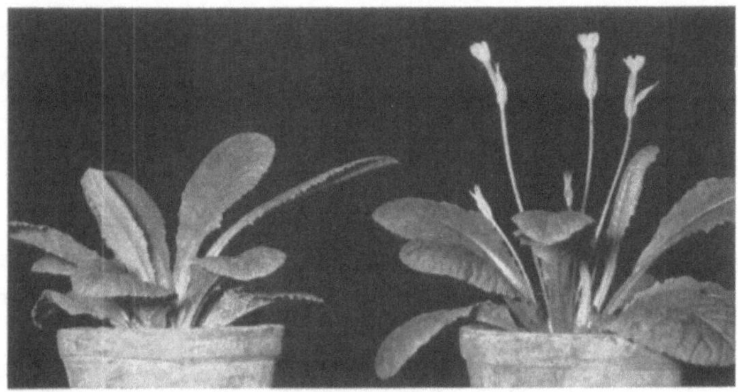

Fig. 10. *Primula vulgaris* Huds. (see text). Left: Untreated. Right: Treated with gibberellic acid

outsprouting without reaching full flowering. Anyway the pollen grains were present, as a rule (calyx was well developed; petals rudimental). Almost all control plants (95%), both outdoors and in the greenhouse, did not outsprout. Some of those kept in the greenhouse actuated microsporogenesis, but they did not sprout nor did they develop peduncles; the petals were rudimental. No elongation took place even in plants bearing morphologically mature pollens grains. This was true also for plants treated with GA for a short while. In this case, after discontinuing the treatment, the buds with half-size peduncles and rudimental petals, remained in these conditions although morphologically mature pollen was present.

Thus we may assume that in this plant GA stimulates bud outsprouting as well as flower peduncle elongation and some other manifestations such as petal extension. It perhaps cooperates with high temperature in bringing about microsporogenesis. On the other hand we must conclude that in this plant microsporogenesis can not — per se — stimulate peduncle elongation or petal extension, etc. Microsporophylls —, and possibly the pollen itself —, have no or little G-aktivity — if any — unless they undergo a physiological maturity. GA seems to be adequate for the completion of the reproductive phases in *Primula vulgaris*, al least starting from a certain point of its dormancy period onwards.

A particular experimental subject was *Saxifraga crassifolia* L.; this is a Siberian species living in the Altai Mountains, which is very frequently cultivated in the gardens in our countries. We experimented on a big group of rootstocks growing in our Bot. Garden. Many plants were also kept in a temperate greenhouse, since September.

Saxifraga crassifolia is characterized by the fact that its reproductive branches possess, since August—September, very much developed flower-buds, most of them already containing morphologically mature

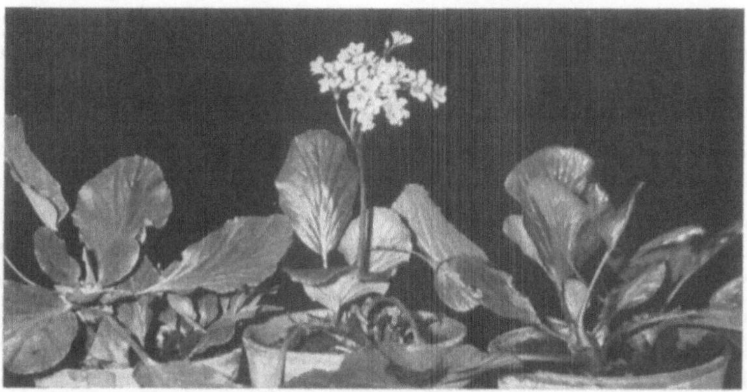

Fig. 11. *Saxifraga crassifolia* L. (see text)

pollen grains. Nevertheless the plants — generally — do not flower until February—March or April. In particular conditions of periodical temperate climate they may flower also in January or at the end of December. But they do not flower in September—October, nor in November, no matter whether temperature is high or low. So we must suppose that this *Saxifraga* undergoes a rest period after sporogenesis. The winter period, in this case, operates on the physiological maturity of these flower structures and thus they become able to sprout out and to give rise to a flower stalk. As in the previous cases we give much importance, in order to explain these final processes, to the ability of anthers (or of pollen itself) of elaborating gibberellins or G-like substances after a physiological ripening, which takes place during the winter and probably in connection with a sort of "vernalization". The plants that we maintained in a warm greenhouse from September 15, showed a decay of the flowering structures, although the vegetative parts were perfectly functioning and progressing.

When we treated the outdoors plants with GA (1/10.000 wt. sol. spray) starting from September 15, for one week, the outsprout of the flower-buds was very rapid; within 15 days the well developed flowers were visible and the flower stalk elongated progressively (Fig. 11). All this seems to indicate that during or at the end of the rest period — under the climatic action of the winter season — a gibberellin or G-like substance is formed by flower-structures of *Saxifraga crassifolia* in a post-synaptic phase (perhaps a physiological cryptophase).

Finally we like to mention here some experiments performed on dormant buds (containing anthers with pollen-mother-cells) of woody plants, such as *Prunus avium* L. (var. *dulcis* RCHB. and *Juliana* GAUD.). The apical parts of the branches were treated during November with a cool or a warm water bath (35° C) for 10 min and then were put in glasses with water or with GA (1/10.000 wt. solution), standing in a warm green-house (20° C constant t°). Sprouting was achieved first by plants which were treated with a warm bath and put in GA solution (within 8 days) and then by plants which had only a warm bath (within 20 days). Plants treated with cool bath did not show any sprouting up to this date even if treated with GA. The mode of sprouting of the floral buds was very different in the two above cases (warm bath 10 min). With GA the buds remained small but soon elongated a conspicuous peduncle without opening the flowers. The stocks which had only a warm bath produced normal flowers; they elongated their peduncle during or after opening and always after sporogenesis. A remarkable feature of GA treated buds development was that the anthers, although swelling and becoming yellow, had no pollen grains; sometimes the pollen appeared only after full elongation of the peduncle. Than these abnormal flowers were soon decaying.

It is therefore remarkable that in this case GA, while improving and stimulating bud sprouting (also vegetative buds were stimulated), was inhibiting their developmental processes, i.e. sporogenesis and the development of other flower structures.

The experiments will be continued on this material in a more progressed stadium of dormancy. As during dormancy the developmental processes (both morphologically and physiologically) are progressing during the winter, we suppose that at a certain moment GA may be able to operate a stimulation without inhibiting phenomena. The dosage of GA will also be studied in order to facilitate a discussion on the subject. Even by now, however, it seems clear that GA does not favor easily microsporogenesis in this plant and that the extension of petals, peduncle elongation, and other processes are naturally linked to the ontogenetical progress of some other structures (may be sporogenesis itself). No experiment was performed in order to test GA for flowering response on vegetative buds. The possible relations between the action of GA and other chemical and physical means for dormancy breakage, will be studied further on.

Summary and conclusions

This work was enterprised in order to study some particularities of the ontogenetical cycle of several plants in connection with the intervention in the cycle itself of gibberellin (G)-morphosis and thus of gibberellin formation. Many cases of very evident G-morphosis related with reproductive development are referred in the introductive lines. Some G-morphosis not necessarily related with reproduction (climbing and particularly twining plants, etc.) are also considered. The G-morphoses more or less correlated with flowering are considered more extensively, and some experiments related to the subject are referred.

As flowering is concerned we tried to draw during this study some guidance by observing the natural manifestations of G-morphosis in the ontogenesis of certain plants, in order to apply GA more congruously and — in general — in order to better evaluate the responses of several plants to GA. We hoped in this way to throw more light on the mechanism of flowering and growth phenomena during development.

We constantly adhere to the following concept: each species or variety has its own peculiar biochemical development (parallel to the organografic one), nothing but similarities existing among the various entities. The G-morphoses caused by the predominance of activity of a stimulant as gibberellin, are distributed in the ontogenetical cycle in different way, according to the peculiarity of the entity. There are frequently some G-morphoses correlated with flowering and neighbouring phenomena, in different degrees.

We selected cases in which the G-morphosis is distinctly preceeding and other cases in which it is clearly subsequent to flower primordia formation. We supposed that the first case (vegetative bolting) is very congruous for G-application (on rosette plants) in order to obtain flowering, because of the accordance with the natural biochemical sequence. In fact we were able to see this in a horticultural variety of *Cichorium Intybus*, which is a biennial requiring vernalization to bolt and then to initiate flowering morphological processes. GA substitutes completely for cold requirement — in this case — producing vegetative bolting followed by flowering.

The congruousness here demonstrated may lead immediately to conclude that GA (or a substitutive gibberellin) is the flowering substance in *Cichorium*, or that in *Cichorium* the real flowering substance derives from a biochemical evolution of GA.

On the other hand GA is not capable of inducing flower primordia formation in plants in which natural G-morphosis is intervening long after flower-buds formation or does not intervene at all. In these plants, GA may — however — be stimulant for another phase of flowering (see later on). This was demonstrated in a widespread group of alpine and montane perennial species (*Saxifraga* spp., *Draba aizoides*, *Androsace carnea*, *Primula* spp., etc.). The vegetative branches of these plants, treated with GA during August—September—October, elongated and produced many leaves; sometimes they produced new branches, but no flower buds were formed.

A first conclusion was achieved: GA florigenic activity (flower primordia formation) is easily detectable in plants in which it naturally takes place in the biochemical ontogenetical sequence just before and during flower primordia formation, but not in plants in which gibberellins do not apparently intervene at all or intervene after flower bud formation. Indeed in the first type of plants (such as *Cichorium*) G-morphosis takes place before the real flower primordia formation, while in the second type (many perennials above mentioned such as *Saxifraga* spp., *Primula*, *Draba*, *Douglasia*, *Silene*, *Alsine*, etc.) have a G-like morphosis — if any — long after flower-buds or flower formation.

Many discrepancies may arise from experimental work, concerning this conception. We already mentioned in the introductive lines some possible cases in which the correlation above mentioned is apparently lacking.

Nevertheless the following scheme will be of some significance (Fig. 12).

As a further point of the whole question the study of some of the alpine and montane perennial plants here referred leads to consider the significance of gibberellin for the ontogenetical phases subsequent to flower bud formation.

It is peculiar of most of the plants chosen out of this group for our experiments to form flower buds during the summer season (whithout any G-morphosis) and then to pass the winter in a so called dormancy period during which, of course, many micromorphological and physiological processes, concerning microsporogenesis or pollen physiological ripening, are progressing in the flower buds.

A more or less evident G-morphosis intervenes in these plants after the winter season and it is nearly always correlated with pollen formation; sometimes a physiological maturation of the pollen or other flower structures is necessary in order to reach the G-phase.

In some plants *(Saxifraga exarata, Androsace carnea)* GA apparently substitutes for winter climatic action, stimulating — directly or indirectly — microsporogenesis and stalk or peduncle elongation. In *Primula vulgaris*, and especially in *Saxifraga crassifolia*, it seems likely that in the natural development the G-phase takes place after a physiological ripening of pollen or other flower structure, under the action of winter climate.

Draba aizoides and *Gentiana acaulis* react by elongating their vegetative branches but they hardly react or do not react at all *(Gentiana)*
as far as the development of flower buds and peduncle is concerned. In
these cases it appears that a growth-inhibiting substance is formed by

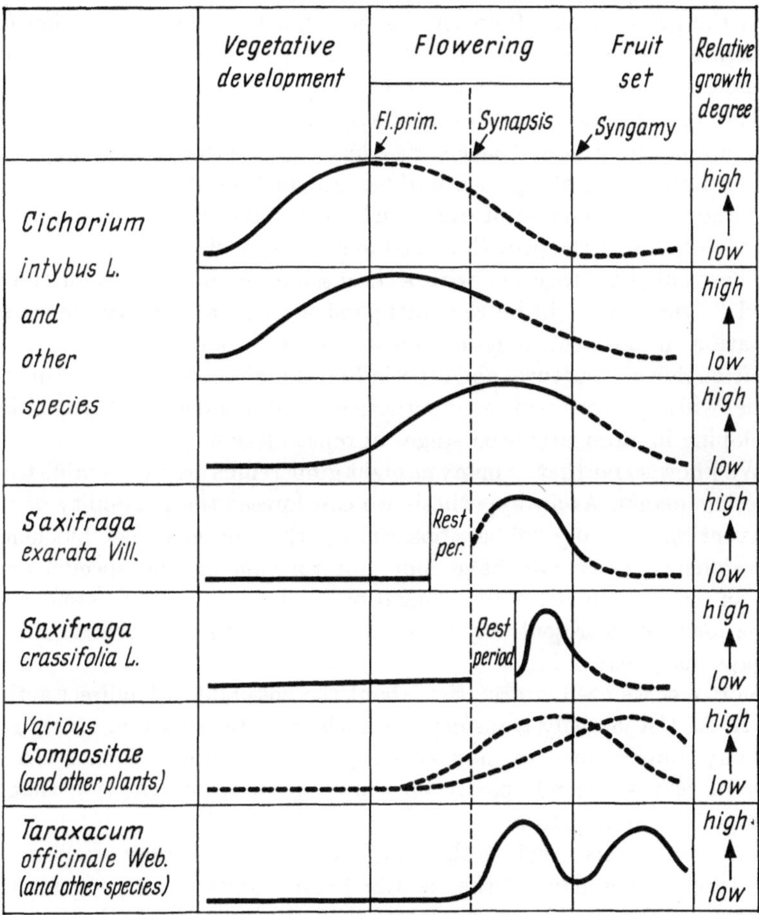

Fig. 12. Schematic representation of shoot or flower peduncle elongation correlated with G-phases
during ontogenesis (see text)

flower buds, while G-like elongating substances are formed during full flowering. This fact is worth being further investigated along with the whole problem of growth under the action of an hypothetical system based on a balance of inhibiting and stimulating substances. Also the possible chemical
relation between stimulants and inhibiting substances is to be considered.

In most species sporogenesis, in anthers containing pollen-mother-
cells, is not stimulated by GA (for example in *Gentiana*) and in some

circumstances (experiments with *Prunus avium*) it is even delayed by it. Also in these cases it is likely that G or G-like substances are formed in the plant only after sporogenesis.

As far as the breaking of dormancy is concerned it seems likely that in these last experiments *(Prunus)* GA — or perhaps any gibberellin — is not the proper factor favouring it, or is not the sole one. Further experiments will be performed in order to compare the action of GA with some classic means for dormancy breakage.

The very frequent case of post-synaptic G-morphosis (also plants with pre-flowering G-morphosis may have such post-synaptic G-phase) is essentially due to the presence of mature anthers and of pollen itself. Well known experiments of emasculation have shown the important role of anthers on the growth of peduncles and/or flower stalk.

These subjects, together with a discussion on the identity of the so called "Synapsin", will be reinvestigated as soon as we have more information on the nature and distribution of the G-like substances extractable from flower structures and especially from microsporophylls. Further studies will also concern other hypothetical substances such as "Syngamin" developing in more advanced stages of reproduction.

We know so far that as many as eight gibberellins are extractable from flowering plants. As an hypothesis we can foresee the possibility of the intervention of many gibberellins during the ontogenetical biochemical sequence. When we have more information on the specific activity of each gibberellin on elongation and cell division, some contradiction that at present may be found in our starting hypothesis, might perhaps disappear.

Moreover we need information about the possibility of indirect action of GA. As GA is easily transforming itself in water solution, giving rise to many gibberellins, we may also suppose that the action of GA in different plants depends partly on the mode of transformation that it undergoes in these plants.

Other substances such as the long known auxins (indole compounds) are intervening in many of the described manifestations but — generally — they do not bring about characteristic G-like morphoses. However we recently found a G-like activity (for stem elongation of some plants, as *Mimulus* and *Perilla*) in the indole-butyric-acid. Also these substances are to be tested, together with the kinins and kinetin-like substances, in order to better clear up the biochemical development of flowering plants.

Bibliography

Brian, P. W.: Biol. Rev. **34**, 37—84 (1959). — Chaylakhian, M. K.: Doklady Akad. Nauk **117**, 1077 (1957). — Foa, V.: Nuovo giorn. botan. ital. N. S. **42**, 132—146 (1935). — Gerola, F. M.: Nuovo giorn. botan. ital. N. S. **47**, 323—348

(1950). — Kerner, A.: Das Pflanzenleben. 1892. — Lang, A.: Coll. Intern. sur le Photo-Thermop., I.U.B.S., Ser. B, **34** (Parma) 55—73 (1959). — Lona, F.: Coll. Int. sur le Photo-Thermop., I.U.B.S., Ser. B, **34** (Parma), 141—157 (1959); — In: Photoperiodism and Related Phenomena in Plants and Animals, A.A.A.S., 351—358 (1959). — Rappaport, L., and J. Bonner: Pl. Phys. **35**, 98—102 (1960). — Sumiki, Y.: Kagaku **25**, 563—567 (1955).

Der Einfluß von Gibberellinsäure auf das Wachstum und die Blütenbildung von Kalanchoë bloßfeldiana und Salvia splendens

Von

H. Schmalz

Institut für Pflanzenzüchtung der Martin-Luther-Universität Halle-Wittenberg in Hohenthurm bei Halle/Saale

A. Einleitung

Bei Langtag-Pflanzen sind die Gibberelline in der Lage, im Kurztag (KT) mehr oder weniger stark blühauslösend bzw. blühfördernd zu wirken (Lang 1956 u. v. a.). Sie können demnach als vollständiger oder partieller Langtag (LT)-Ersatz angesehen werden. Das ist im Hinblick auf eine praktische Anwendung im Acker- und Pflanzenbau und der Pflanzen-züchtung unter Umständen von Bedeutung. In verschiedenen Institutio-nen werden die sich in dieser Beziehung bietenden Möglichkeiten unter-sucht.

Kurztag-Pflanzen können demgegenüber, wie von mehreren Autoren nachgewiesen werden konnte, durch die Gibberelline im Langtag (LT) nicht zu einer Blütenbildung angeregt werden [Lang (1956) bei *Xanthium saccharatum*, Haesloop und Greulach (1958) und Lincoln und Ham-ner (1958) bei *Xanthium pennsylvanicum* und Harder und Bünsow (1956, 1957, 1958) und Schmalz (1960) bei *Kalanchoë bloßfeldiana*].

Es ist darüber hinaus gefunden worden (Harder und Bünsow 1958), daß die Gibberelline bei *Kalanchoë bloßfeldiana* auch in Verbindung mit einer KT-Induktion die Blütenbildung nicht fördern, sondern hemmen.

In eigenen Versuchen (Schmalz 1960) ermittelten wir demgegenüber, daß bei einer Gibberellinbehandlung in Verbindung mit einer lang-dauernden KT-Induktion (48 Tage, 10 Std-Tag) die Gibberelline doch in der Lage sind, eine Blühbeschleunigung zu bewirken (signifikante Ver-frühung des Blühbeginns von 79 auf 68 Tage). Die Blütenzahl war dabei verringert. Bei generativ schwächer induzierten Versuchspflanzen be-wirkte eine Gibberellin-Behandlung jedoch tatsächlich eine Hemmung der generativen Entwicklung. Diese generativ schwächer induzierten Pflanzen erhielten wir durch eine alternierende KT- und Dauertag (DT)-Behandlung mit verschieden langen Wechselintervallen (insgesamt aber immer 24 KT und 24 DT). Je schwächer die Blühinduktion war, um so stärker wirksam war die Gibberellin-Hemmung. Auf der Basis einer jeweils gleichen Anzahl KT und DT hemmte ein häufiger Wechsel stärker die generative Entwicklung als ein weniger häufiger (Schmalz 1959, 1960).

In Fortsetzung dieser Versuche führten wir 1960 zwei Experimente mit veränderter Versuchsmethodik durch. Da beide zu prinzipiell gleichen Ergebnissen führten, berichten wir im folgenden nur über die des ersten Versuches.

Ergänzt werden diese Versuchsergebnisse durch die Resultate eines Versuches mit *Salvia splendens* aus dem Jahre 1959. Bei diesem Objekt (allerdings einer Zwergform) ist von Marth et al. (1956) nach Gibberellin-Behandlung (Lanolinpasten-Applikation) eine Längenzunahme um 150% und eine Verfrühung der Blüte um 7—10 Tage festgestellt worden.

B. Material und Methoden

Wir verwendeten den Stamm Göttingen (Bot. Garten der Universität) von *Kalanchoë bloßfeldiana* und die Sorte „Feuerzauber" von *Salvia splendens*. Die *Kalanchoë*-Pflanzen waren bei Versuchsbeginn etwa 5 Monate alt und im DT kultiviert worden; die *Salvia*-Pflanzen befanden sich im Zweiblatt-Stadium. Letztere wurden unter LT-Bedingungen während der Monate Ende März bis Juni 1959 angezogen. Die *Kalanchoë*-Pflanzen wurden nach Versuchsbeginn abgestuft photoperiodisch induziert (0, 1, 2, . . ., 7 Wochen 10 Std-Kurztag). Die Pflanzen jeder photoperiodischen Variante wurden mit und ohne Gibberellin behandelt (jede dieser Untervarianten umfaßte 8 Pflanzen). Die Gibberellin-Behandlung ist in allen photoperiodischen Varianten 7 Wochen hindurch jeden dritten Tag durchgeführt worden [100 p.p.m., Sprühapplikation, Präparat: Gibberellinsäure (Schmelzpunkt 225 bis 228° C) der Cyanamid-Company, New York, USA].

Für den *Salvia*-Versuch verwendeten wir das Gibberellinsäure-Präparat der Fa. Eli Lilly and Company, Indianapolis, USA (Konzentration und Applikationsform wie in den *Kalanchoë*-Versuchen). Beginnend im Zweiblatt-Stadium wurde während 24 Tagen 19mal gesprüht.

Beiden Firmen danken wir auch an dieser Stelle verbindlichst für die freundliche Überlassung der Präparate.

In beiden Versuchen war eine Wasserkontrolle vorhanden. Ein Netzmittel ist den Gibberellin-Präparaten nicht zugesetzt worden.

Nach Abschluß der *Kalanchoë*-Versuche standen die Pflanzen im DT (Glühlampenzusatzlicht).

Bei den Blütenzählungen zu verschiedenen Terminen in den *Kalanchoë*-Versuchen wurden die registrierten Blüten an den Pflanzen belassen. Eine Entfernung der Blüten zur Erleichterung der folgenden Zählungen hätte die Versuchsergebnisse beeinflussen können.

C. Versuchsergebnisse

1. Ergebnisse des ersten Kalanchoë-Versuchs 1960

Die Tab. 1 enthält die Anzahl Tage, die bis zum Aufblühen der ersten Blüte in den einzelnen Versuchsvarianten ab Versuchsbeginn notwendig waren. Im Mittel aller photoperiodischen Varianten ergab sich durch die Gibberellin-Behandlung eine Verfrühung des Eintritts der Blüte um etwa 10 Tage. Am stärksten war dies bei einer KT-Behandlung von nur einer

Tabelle 1. *Tage bis zur ersten Blüte* (ab Versuchsbeginn: 4. 5. 1960)

Behandlung	LT-Kontrolle	Wochen KT							Mittel der Gibberellin-Varianten
		1	2	3	4	5	6	7	
Ohne Gibberellin	∞	67,0	60,0	61,0	59,1	57,2	58,6	58,2	60,2
mit Gibberellin .	∞	51,6	52,0	52,7	51,7	49,1	48,7	46,6	50,3
Beschleunigung durch Gibberellin. . . .	—	15,4	8,0	8,3	7,4	8,1	9,9	11,6	9,9
Mittel der KT-Varianten .	∞	59,3	56,0	56,9	55,4	53,2	53,7	52,4	

Signifikanzteste:
   (ohne Berücksichtigung
   der LT-Kontrolle)

Gibberellinwirkung: $P = {}< 0{,}001$
Kurztagwirkungen: $P = {}< 0{,}001$
WW Gibberellin
   × Kurztag: $P = {}< 0{,}001$

Tabelle 2. *Mittlere Blütenzahlen je Pflanze am 6. 7. 1960* (63 Tage nach Versuchsbeginn)

Behandlung	LT-Kontrolle	Wochen KT							Mittel der Gibberellin-Varianten (außer LT-Kontrolle)
		1	2	3	4	5	6	7	
Ohne Gibberellin.	0,0	0,0	2,4	1,4	4,5	3,5	2,9	4,9	2,8
mit Gibberellin .	0,0	4,0	7,9	4,9	11,9	16,4	25,9	17,8	12,7
Differenz	0,0	+4,0	+5,5	+3,5	+7,4	+12,9	+23,0	+12,9	+9,9
Mittel der Tageslängen-Varianten	0,0	2,0	5,2	3,2	8,2	10,0	14,4	11,4	

Signifikanzteste:
   (nach Transformation der
   Zähldaten, ohne Berücksichtigung
   der LT-Kontrolle)

Gibberellinwirkung: $P = {}< 0{,}001$
Kurztagwirkungen: $P = {}< 0{,}001$
WW Gibberellin
   × Kurztag: $P = {}< 0{,}05$

Woche ausgeprägt. Nach einer vierwöchigen KT-Behandlung war die Verfrühung am geringsten, um dann bei noch längerer KT-Behandlung wieder etwas anzusteigen. Diese etwas verschiedene Reaktionsweise drückt

Tabelle 3. *Mittlere Blütenzahlen je Pflanze am 15. 7. 1960* (72 Tage nach Versuchsbeginn)

Behandlung	LT-Kontrolle	Wochen KT							Mittel der Gibberellin-Varianten (außer LT-Kontrolle)
		1	2	3	4	5	6	7	
Ohne Gibberellin .	0,0	2,0	19,9	25,0	30,6	31,9	29,6	37,3	25,2
mit Gibberellin .	0,0	6,6	16,1	15,8	29,9	38,8	57,3	42,1	29,5
Differenz	0,0	+4,6	—3,8	—9,2	—0,7	+6,9	+27,7	+4,8	+4,3
Mittel der Tageslängen-Varianten	0,0	4,3	18,0	20,4	30,3	35,4	43,5	39,7	

Signifikanzteste: Gibberellinwirkung: $P = {} < 0{,}05$
   (nach Transformation der Zähl-   Kurztagwirkungen: $P = {} < 0{,}001$
     daten, ohne Berücksichtigung   WW Gibberellin
     der LT-Kontrolle) $\times$ Kurztag: $P = {} < 0{,}001$

Tabelle 4. *Mittlere Blüten- und Knospenzahlen je Pflanze am 25. 7. 1960*
(82 Tage nach Versuchsbeginn)

Behandlung	LT-Kontrolle	Wochen KT							Mittel der Gibberellin-Varianten (außer LT-Kontrolle)
		1	2	3	4	5	6	7	
Ohne Gibberellin .	0	87	473	411	402	527	489	417	401
mit Gibberellin .	0	28	208	239	272	335	257	185	218
Differenz	0	—59	—265	—172	—130	—192	—232	—232	—183
Verminderung in %	0	68	56	42	32	36	47	56	46
Mittel der Tageslängen-Varianten	0	58	341	325	337	431	373	301	

Signifikanzteste: Gibberellinwirkung: $P = {} < 0{,}001$
   (nach Transformation der Zähl-   Kurztagwirkungen: $P = {} < 0{,}001$
     daten, ohne Berücksichtigung   WW Gibberellin
     der LT-Kontrolle) $\times$ Kurztag: $P = {} < 0{,}05$

Tabelle 5. *Mittlere Pflanzenlängen (cm) am 6. 7. 1960* (63 Tage nach Versuchsbeginn)

Behandlung	LT-Kontrolle	Wochen KT							Mittel der Gibberellin-Varianten
		1	2	3	4	5	6	7	
Ohne Gibberellin	20,9	18,9	24,4	26,5	28,9	32,0	29,9	26,4	26,0
mit Gibberellin	35,4	42,5	43,9	46,3	48,4	48,9	46,5	43,1	44,4
Differenz . . .	+14,5	+23,6	+19,5	+19,8	+19,5	+16,9	+16,6	+16,7	+18,4 = 71%
Mittel der Tageslängen-Varianten	28,2	30,7	34,2	36,4	38,7	40,5	38,2	34,8	

Signifikanzteste: Gibberellinwirkung: $P = {} < 0{,}001$
                    Tageslängenwirkungen: $P = {} < 0{,}001$
                    WW Gibberellin
                      $\times$ Tageslänge: $P = {} < 0{,}01$

sich in einer sehr signifikanten Wechselwirkung aus. Durch die Gibberellin-Behandlung wurden ganz allgemein die Unterschiede zwischen den einzelnen photoperiodischen Varianten erheblich verkleinert.

Die Tab. 2 bis 4 enthalten die Blüten- bzw. Blüten- und Knospenzahlen am 63., 72. bzw. 82. Tage nach Versuchsbeginn. Zunächst war die Blütenzahl der mit Gibberellin behandelten Pflanzen signifikant höher als die der unbehandelten Pflanzen, wobei die Unterschiede nach längerer KT-Behandlung besonders groß waren (Tab. 2). Neun Tage später (Tab. 3) hatte sich dieser Unterschied im Mittel aller photoperiodischen Varianten stark verwischt, wenn auch noch eine schwach signifikant höhere Blütenzahl vorhanden war. In den einzelnen photoperiodischen Varianten war aber zum Teil die Blütenzahl der nicht mit Gibberellin behandelten Pflanzen bereits höher als die der behandelten Pflanzen. Die Wechselwirkung „Gibberellin × Kurztag" erwies sich deshalb auch als besonders hoch signifikant. 82 Tage nach Versuchsbeginn (Tab. 4) wurde zusätzlich zur Blütenzahl auch die Anzahl vorhandener makroskopisch sichtbarer Blütenknospen bestimmt. In allen photoperiodischen Varianten war zu dieser Zeit die Blüten- und Knospenzahl der mit Gibberellin

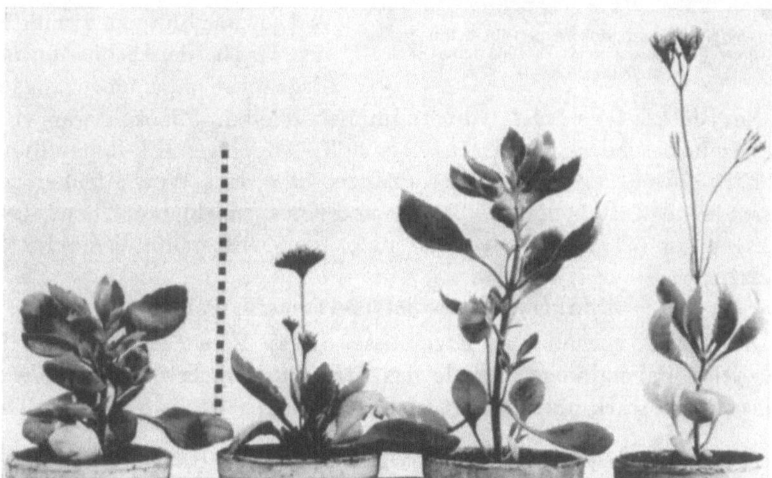

Abb. 1. *Kalanchoë*-Pflanzen, v. l. n. r.: Ohne Gibberellin, kein Kurztag; ohne Gibberellin, sieben Wochen Kurztag; mit Gibberellin, kein Kurztag; mit Gibberellin, sieben Wochen Kurztag. Aufgenommen bei Beginn der Blüte der Pflanze ganz rechts am 20. 6. 1960 (eine Skaleneinheit = 0,5 cm)

behandelten Pflanzen sehr viel geringer als die der unbehandelten Pflanzen. Diese Verminderung machte zwischen 32 und 68% aus. Nach einer kurzen und einer sehr langen KT-Induktion war die Reduzierung besonders stark ausgeprägt.

Tabelle 5 enthält die 63 Tage nach Versuchsbeginn gemessenen Pflanzenlängen. Im Mittel aller photoperiodischen Varianten bewirkte die

Gibberellin-Behandlung eine sehr signifikante Verlängerung der Pflanzen um 71%. Die größten Pflanzen wurden nach einer fünfwöchigen Kurztagbehandlung festgestellt (mit und ohne Gibberellin). Die signifikante Wechselwirkung „Gibberellin × Tageslänge" zeigt, daß die Gibberellin-Behandlung in den einzelnen photoperiodischen Varianten verschieden stark verlängernd gewirkt hat. Nach einer schwachen KT-Induktion war sie am stärksten. Abbildung 1 vermittelt einen Eindruck von den entstandenen Längenunterschieden.

Die sonstigen morphologischen Veränderungen in Blattform, Blattgröße, Blattdicke, Blütenfarbe und Blütenform entsprachen den von Harder und Bünsow (1958) beschriebenen vollkommen, sie werden deshalb nicht näher dargestellt. Auf gewisse Blütendeformationen wird bei der Diskussion der Ergebnisse näher eingegangen.

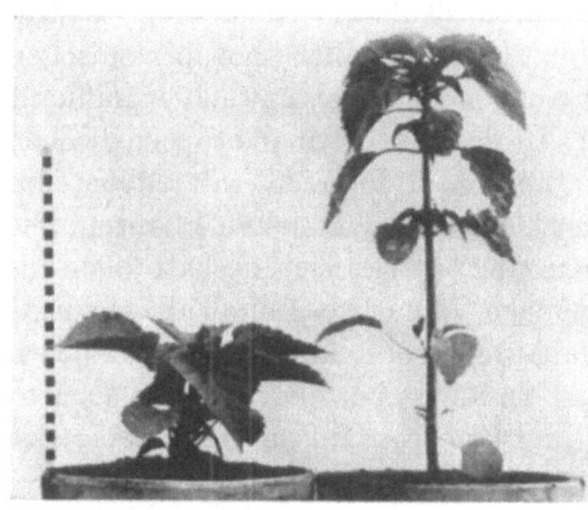

Abb. 2. *Salvia*-Pflanzen, links ohne Gibberellin, rechts mit Gibberellin. Aufnahme: 3. 6. 1960 (eine Skaleneinheit = 0,5 cm)

Die Blütezeit der mit Gibberellin behandelten Pflanzen war verlängert; insbesondere war das nach einer 3—4 wöchigen KT-Behandlung der Fall, obwohl die Blüte dieser Pflanzen etwa eine Woche früher begonnen hatte (Tab. 1) und die Blüten- und Knospenzahl um 32 bzw. 42% niedriger lag (Tab. 4) als bei den nicht mit Gibberellin behandelten Pflanzen.

2. Ergebnisse des Salvia-Versuchs 1959

Die Tab. 6 enthält die Ergebnisse dieses Versuches. Durch die Gibberellin-Behandlungen wurde das Streckungswachstum der *Salvia*-Pflanzen sehr stark beschleunigt und verstärkt (siehe auch Abb. 2). Die

Tabelle 6. *Salvia-Versuch 1959* (Versuchsbeginn im Zweiblattstadium am 27. 3. 1959, je Versuchsvariante 20 Pflanzen)

Merkmal	ohne Gibberellin	mit Gibberellin	Differenz	Signifikanz (P) der Differenz
Pflanzenlänge (cm) am 18. 4. 1959	2,8	7,5	+ 4,7 = 168%	< 0,001
Pflanzenlänge (cm) am 21. 5. 1959	5,6	23,1	+17,5 = 313%	< 0,001
Tage bis zur ersten Blüte ab Versuchsbeginn . .	57,9	66,6	+ 8,7 = 15%	< 0,001

Pflanzenverlängerung betrug bis über 300%. Bereits vier Tage nach Beginn der Gibberellin-Behandlung war eine Verlängerung zu beobachten. Die mit Gibberellin behandelten Pflanzen zeigten eine leichte Gibberellin-Chlorose, so wie sie häufig bei derartigen Behandlungen (auch bei anderen Objekten) in Erscheinung tritt. Die Blüte trat bei den behandelten Pflanzen signifikant später ein; die Blütenzahl war deutlich verringert.

D. Diskussion der Ergebnisse

Bei *Kalanchoë bloßfeldiana* ist durch eine Gibberellin-Behandlung in Verbindung mit einer KT-Induktion eine Verfrühung des Aufblühens zu erreichen. Unter LT- bzw. DT-Bedingungen erfolgt durch eine Gibberellin-Behandlung jedoch keine Blühinduktion. Es fällt bei unseren Ergebnissen auf, daß auch bei relativ schwachen photoperiodischen Induktionen die Gibberellin-Behandlung die generative Entwicklung beschleunigte. Wir vermuten, daß dieses Ergebnis, welches in einem gewissen Widerspruch zu unseren früheren Befunden (SCHMALZ 1960) steht, die wir unter Verwendung von Pflanzen erhielten, die durch unterschiedliche KT/DT-Wechselintervalle verschieden stark generativ induziert worden waren, damit zu erklären ist, daß in Verbindung mit einer ständigen KT-Induktion (auch bei relativ wenig KT-Cyclen) eine Gibberellin-Behandlung andersartig wirkt als in Verbindung mit KT/DT-Wechselintervallen. Diese Art unterschiedlicher generativer Induktion ist demnach offensichtlich anders einzuschätzen als eine abgestufte ununterbrochene KT-Induktion.

Daß wir im Hinblick auf die Blühbeschleunigung durch Gibberellin-Behandlung in Verbindung mit KT andere Ergebnisse erhielten als ein Teil der älteren Autoren, führen wir insbesondere auf die Tatsache zurück, daß in unseren Versuchen eine häufig wiederholte und langdauernde (sieben Wochen) Gibberellin-Behandlung erfolgte.

Bei einem Teil der mit Gibberellin behandelten Pflanzen erwies sich die erste Blüte (aber nur die erste Blüte!) als leicht deformiert. Die Blütenblätter waren bei diesen Blüten sehr schmal und etwas verdreht. Aus der Tab. 2 geht jedoch eindeutig hervor, daß nicht etwa nur diese deformierten Blüten bei den gibberellinbehandelten Pflanzen früher aufblühten. Möglicherweise ist diese Erscheinung auch auf die lange Gibberellin-Behandlung zurückzuführen.

Die im Endeffekt geringere Knospen- und Blütenzahl bei den gibberellinbehandelten Pflanzen steht allem Anschein nach in einem ursächlichen Zusammenhange mit der außerordentlich starken Pflanzenstreckung der behandelten Pflanzen. Offensichtlich leidet unter dieser die Differenzierung der Pflanzen ,,nach der Breite". Sehr wahrscheinlich liegt damit also nur eine scheinbare Reduktion der generativen Phase bei den gibberellinbehandelten Pflanzen vor. Aus diesem Befund kann unseres Erachtens keine Hemmung der generativen Entwicklung herausgelesen werden.

Unsere *Salvia*-Ergebnisse stehen, was die Blühzeitbeeinflussung durch eine Gibberellin-Behandlung betrifft, im Widerspruch zu den von Marth et al. (1956) publizierten Befunden, während sie sich, was die Pflanzenverlängerung anlangt, vollkommen mit den Ergebnissen decken, die die vorgenannten Autoren publiziert haben. Möglicherweise ist für diesen Widerspruch die Tatsache verantwortlich zu machen, daß von Marth u. Mitarb. im Gegensatz zu uns mit einem Zwergtyp von *Salvia splendens* gearbeitet wurde.

In unserem Versuch war durch die Gibberellin-Behandlung infolge der starken Verlängerung und der Blütenzahlreduktion der Gebrauchswert der Pflanzen außerordentlich ungünstig verändert. Wir möchten dieses Ergebnis jedoch noch nicht als ein verallgemeinerungsfähiges, abschließendes Resultat betrachten, da mit anderen Gibberellin-Konzentrationen, Applikationszeiten und Applikationsformen und bei einer Kombination der Gibberellin-Behandlung mit bestimmten günstigen Anzuchtmaßnahmen, insbesondere bestimmten Formen der Düngung, unter Umständen bessere Ergebnisse erhalten werden können.

E. Zusammenfassung

Kalanchoë bloßfeldiana kann im Langtag durch Gibberellin nicht zur Blütenbildung gebracht werden. Nach einer mehr oder weniger starken Kurztaginduktion bewirkt eine Gibberellin-Behandlung jedoch eine Vorverlegung des Blühbeginns. Die endgültige Blüten- und Knospenzahl ist dabei verringert. Die Blütezeit ist, trotz früheren Blühbeginns und geringerer Blüten- und Knospenzahl, verlängert. Die gibberellinbehandelten Pflanzen sind im Mittel um etwa 70% gegenüber den unbehandelten Pflanzen verlängert.

Bei *Salvia splendens* ergab sich durch die Gibberellin-Behandlung eine besonders starke Pflanzenverlängerung (über 300%), eine Verzögerung des Blühbeginns und eine Reduktion der Blütenzahlen.

Die Versuchsergebnisse werden unter Berücksichtigung von teilweise widersprechenden Literaturangaben diskutiert.

F. Literatur

Haesloop, J. G., and V. A. Greulach: J. Elisha Mitchell Sci. Soc. **74**, 65—67 (1958). [Ref.: Ber. wiss. Biol. **128**, 289 (1959).] — Harder, R., u. R. Bünsow: Naturwissenschaften **43**, 544 (1956); **44**, 454 (1957); Planta **51**, 201—222 (1958). — Lang, A.: Naturwissenschaften **43**, 544 (1956). — Lincoln, R. G., and K. C. Hamner: Plant Physiol. **33**, 101—104 (1958). — Marth, P. C., W. V. Audia, and J. W. Mitchell: Botan. Gaz. **118**, 106—111 (1956). — Schmalz, H.: Naturwissenschaften **46**, 212 (1959); **47**, 20 (1960).

Die Wirkung der Gibberellinsäure auf die photoperiodisch bedingten Blühvorgänge bei Lang-Kurztagpflanzen

Von

R. Bünsow, J. Penner und R. Harder

Pflanzenphysiologisches Institut der Universität Göttingen

Seit der Entdeckung der blühauslösenden Wirkung der Gibberelline durch Lang (1956) konnten viele Langtagpflanzen unter vegetativen Bedingungen zur Bildung von Blüten angeregt werden. Auch bei unterschwelligem oder unteroptimalem photoperiodischem Blühimpuls wird die Blütenbildung gefördert. Doch sind auch Langtagarten erwähnt worden, welche auf Gibberellin nur schwach oder gar nicht reagieren. Man kann daher wohl berechtigt verallgemeinern, daß die Wirkung der bisher geprüften Gibberelline auf die Blütenbildung der Langtagpflanzen eine Skala zwischen Wirkungslosigkeit und maximaler Förderung umfaßt.

Dagegen ist bei den bisher geprüften Kurztagpflanzen eine Auslösung der Blütenbildung durch Gibberelline nicht gelungen. Falls die Blühvorgänge photoperiodisch angeregt waren, wirkte Gibberellin uneinheitlich. Bei manchen Kurztagpflanzen trat nur ein geringer Einfluß auf, manchmal auch eine gewisse Förderung der Entwicklung, die von einer spezifischen Förderung der Blütenbildung schwer zu unterscheiden ist. Dagegen wurden bei *Kalanchoë* (Harder und Bünsow 1956, 1957 und 1958) und bei *Fragaria* (Thompson und Guttridge 1959, Porlingis und Boynton 1959) die Blühvorgänge eindeutig gehemmt.

Es erschien deshalb notwendig, die Wirkung der Gibberelline an Pflanzen zu überprüfen, welche für die Blütenbildung sowohl Langtag als auch Kurztag benötigten. Dazu wählten wir *Bryophyllum*-Arten, welche nur dann blühen, wenn sie zuerst Langtag und dann Kurztag erhalten. Wie wir bereits berichteten (Bünsow und Harder 1956, Bünsow, Penner und Harder 1958), konnte bei Pflanzen, welche im Kurztag herangewachsen waren (K-Exemplare), durch Gibberelline sowohl aus Pilzkulturen als auch aus höheren Pflanzen Blütenbildung ausgelöst werden, nicht jedoch bei solchen Pflanzen, welche wir im Langtag aufgezogen hatten (L-Exemplare). Diese Untersuchungen wurden durch Penner (1960) fortgesetzt, worüber hier zusammenfassend berichtet werden soll.

§ 1. Alle drei untersuchten Arten *(Br. crenatum, Br. daigremontianum* und *Br. tubiflorum = verticillatum)* bleiben in kontinuierlichem Kurztag (tägliche Lichtzeit 9 Std) unbegrenzt vegetativ (Tab. 1, Zeile a). Die

Blütenbildung kann jedoch unter diesen Bedingungen durch Gibberellin (G) chemisch induziert werden. Die geringste noch wirksame Gibberellinmenge beträgt bei *Br. crenatum* rund 0,1 μg pro Pflanze. Bei den anderen beiden Arten lag sie um eine Zehnerpotenz höher.

§ 2. Der Wechsel vom Langtag in den Kurztag induziert maximale Blütenbildung und kann daher in seiner Wirkung durch Gibberellin, das gleichzeitig mit der Umstellung in den Kurztag gegeben wurde, nicht verstärkt werden (Tab. 1, b).

§ 3. Im kontinuierlichen Langtag oder durch Störlicht bleiben die untersuchten Arten ebenfalls beliebig lange vegetativ. Zahlreiche Versuche einer Blühinduktion durch Gibberellin im Langtag verliefen stets negativ (Tab. 1, c).

Tabelle 1. *Blütenbildung bei Bryophyllum durch kontinuierliche und wechselnde Tageslänge.* K = Kurztag, L = Langtag, G = Gibberellin, — = vegetativ, + = generativ

Behandlung		Blütenbildung	
		ohne	mit
		Gibberellin	
a	K $\xrightarrow{\;\;G\;\;}$	—	+++
b	L — K^{G} $\longrightarrow$	+++	+++
c	L $\xrightarrow{\;\;G\;\;}$	—	—
d	K — L^{G} $\longrightarrow$	—	±
e	L — K^{G} $\longrightarrow$	+++	+++
f	L — K^{G}–L$\rightarrow$	+	++

§ 4. Obwohl der Wechsel aus dem Kurztag in den Langtag niemals Blütenbildung hervorruft, ist die Wirkung einer gleichzeitigen Gibberellin-Gabe unterschiedlich (Tab. 1, d). Wenn die Pflanzen nicht zu jung sind, kann Blütenbildung eintreten.

Variiert man den zeitlichen Abstand der Gibberellin-Gabe vom Zeitpunkt der Umstellung, so erhält man alle Übergänge zwischen vegetativen und maximal reproduktiven Pflanzen (Abb. 1). Erfolgte die Gibberellin-Gabe schon 6 Tage vor der Umstellung in den Langtag, d. h. folgten auf die Gibberellin-Behandlung noch 6 Kurztage, so blühten alle Pflanzen. Doch wurde der Prozentsatz blühender Pflanzen um so geringer, je näher die Gibberellin-Gabe an den Beginn der Langtage heranrückte. Wurde am Tage der Umstellung Gibberellin gegeben, so blühten 8—13 Monate alte Pflanzen noch zu 70—90%, fünf und sechs Monate alte Pflanzen aber schon nicht mehr. Damit auch 13 Monate alte Pflanzen nicht mehr chemisch induziert werden konnten, mußten bereits 5 Langtage vergangen sein. Damit ist der Übergang von der maximalen Wirkung des Gibberellins im Kurztag zu der Wirkungslosigkeit im Langtag quantitativ nachgewiesen. Die Wirkung des Kurztages, die zusammen mit den durch das Gibberellin verursachten Prozessen die Blütenbildung hervorruft, verschwindet im Langtage im Verlauf von 4—8 Tagen.

§ 5. Die bisher geschilderten Versuche haben ergeben, daß Gibberellin und Langtag synergistisch wirken und sich bis zu einem hohen Grade

ersetzen können. In weiteren Versuchen, in denen die Wirkung des
Kurztages herabgesetzt wurde, indem die Pflanzen nur einer beschränkten Anzahl von Kurztagen ausgesetzt wurden (Tab. 1, f), wurde die

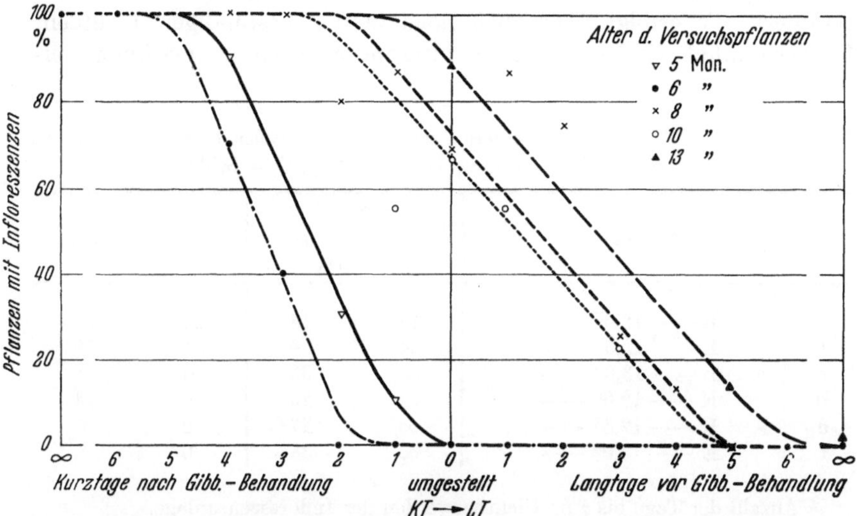

Abb. 1. Inflorescenzbildung bei Kurztagexemplaren von *Bryophyllum crenatum* verschiedenen
Alters in Abhängigkeit von der relativen zeitlichen Lage der Gibberellingabe zu der Umstellung in den
Langtag. Die Gibberellin-Injektion geschah so, daß die Pflanzen anschließend noch 6 bis 0 Kurztage
erhielten oder bereits vor der Injektion 0 bis 8 Langtage erhalten hatten. (Aus PENNER 1960)

Blütenbildung durch Gibberellin ebenfalls gefördert (Tab. 2). Hierbei
handelt es sich keineswegs nur um eine unspezifische Beschleunigung
der Entwicklungsgeschwindigkeit, sondern auch um eine Veränderung anderer wichtiger
Merkmale des generativen Zu-
standes. Sie alle werden durch
das Gibberellin im gleichen
Sinne wie durch eine Erhöhung der Anzahl der Kurztage
verändert. Es kann daraus geschlossen werden, daß Gibberellin unter diesen Bedingungen wie Kurztag wirkt und
in der Lage ist, einige Kurztage
zu ersetzen. Doch soll in der
Diskussion auf eine andere Möglichkeit hingewiesen werden.

Tabelle 2. *Blütenbildung bei Bryophyllum
crenatum durch unteroptimale Anzahl der
Kurztage*

Anzahl der Kurztage	Apparenz[1]		Blüten	
	ohne	mit	ohne	mit
	Gibberellin		Gibberellin	
0	∞	∞	0	0
3	23	20	0	0
6	20	18	0	18
9	19	16	20	30

[1] Anzahl der Tage bis zum Sichtbarwerden der Inflorescenzanlage.

§ 6. Man kann die Wirkung des Kurztages auch noch dadurch ab-
stufen, daß man Lichtzeiten wählt, welche nahe der kritischen Tageslänge

liegen. Wechselt man aus dem Langtag in Lichtzeiten zwischen 12 und 13 Std (Tab. 3, a—c), so zeigt sich, daß ohne Gibberellin 12,5 Licht-Std noch wie Kurztag wirken, 13 Licht-Std aber schon Langtag sind. Mit Gibberellin ist die Blütenbildung in 12- und 12,5stündigen Lichtzeiten gefördert. Sie erfolgt aber auch noch in der 13stündigen Lichtzeit. Wiederum hat Gibberellin eine unteroptimale Kurztagwirkung verstärkt.

Tabelle 3. *Blütenbildung bei Bryophyllum crenatum in täglichen Lichtzeiten zwischen 12 und 13 Std.* L = Langtag, K = Kurztag, G = Gibberelin

Behandlung		Apparenz[1]		Blüten	
		ohne	mit	ohne	mit
		Gibberellin		Gibberellin	
a	L —— 12,0^G —→	19	18	22	32
b	L —— 12,5^G —→	24	19	21	26
c	L —— 13,0^G —→	∞	33	0	*
d	K —— 12,0^G —→	∞	23	0	14
e	K —— 12,5^G —→	∞	27[2]	0	*
f	K —— 13,0^G —→	∞	38[2]	0	*

[1] Anzahl der Tage bis zum Sichtbarwerden der Inflorescenzanlage.
[2] Einige Pflanzen vegetativ.
* Blüten im Knospenzustand abgeworfen.

Daß Gibberellin in kürzeren Lichtzeiten Vorgänge bewirkt, die sonst nur durch längere Lichtzeiten hervorgerufen werden, ist gelegentlich mit dem Ausdruck umschrieben worden, Gibberellin könne die tägliche Lichtzeit „verlängern" oder die kritische Tageslänge „verkürzen". Wenn man diese Ausdrucksweise hier anwenden will, so muß man das Gegenteil feststellen, nämlich daß die 12- bis 13stündige Lichtzeit durch Gibberellin „verkürzt" oder die kritische Tageslänge heraufgesetzt wurde.

§ 7. Zum selben Ergebnis kommt man, wenn man aus dem Kurztag in Lichtzeiten zwischen 12 und 13 Std umstellt (Tab. 3, d—f). In diesem Falle wirken 12 Licht-Std ebenfalls wie Kurztag, und es gibt daher nur mit Gibberellin Blütenbildung (§ 1). Wenn 12,5 und 13 Licht-Std schon wie Langtag wirken, so entspricht das Ergebnis § 4 (Tab. 1, d).

§ 8. Gibt man Kurztagexemplaren vorübergehend Lichtzeiten zwischen 12 und 13 Std und stellt sie dann wieder in den Kurztag (Tab. 4, a—c), so wirken 12 tägliche Licht-Std noch wie Kurztag, 12,5 und 13 Licht-Std dagegen schon wie Langtag. Aus dem Vergleich mit Tab. 3, d—f, wird ersichtlich, daß erst der zweite Wechsel, also das Zurückstellen in den Kurztag die Blütenbildung hervorgerufen hat. Wieder hat Gibberellin die Blütenbildung gefördert, demnach diesmal im Gegensatz zu § 6 die 12,5 oder 13 Std „verlängert".

§ 9. Im Gegensatz zu § 8 wirken auf Langtagexemplare nicht nur 12 Licht-Std, sondern auch 12,5 Licht-Std wie Kurztag (Tab. 4, d—f).

Tabelle 4. *Blütenbildung bei Bryophyllum crenatum durch tägliche Licht-zeiten zwischen 12 und 13 Std.* K = Kurztag, L = Langtag, G = Gibberellin, — = vegetativ, + = generativ

	Behandlung	Blütenbildung	
		ohne	mit
		Gibberellin	
a	K —— 12,0^G —— K —→	—	++
b	K —— 12,5^G —— K —→	+	++
c	K —— 13,0^G —— K —→	++	+++
d	L —— 12,0^G —— L —→	++	+++
e	L —— 12,5^G —— L —→	+	++
f	L —— 13,0^G —— L —→	—	±

Während also 12 Licht-Std stets Kurztag und 13 Std stets Langtag sind, wirken 12,5 Licht-Std auf K-Exemplare wie Langtag und auf L-Exemplare wie Kurztag. Aber ob K- oder L-Wirkung, stets wird sie durch Gibberellin gefördert. Vermag Gibberellin demnach auch die Wirkung des Kurztages mindestens partiell zu ersetzen ?

§ 10. Die bisher geschilderten Versuche wurden mit *Br. crenatum* durchgeführt, die schon im Alter von einigen Monaten blühreif ist, d. h. auf einen Wechsel L—K mit Blütenbildung reagiert. *Br. daigremontianum* wird dagegen erst 1 Jahr nach dem Einpflanzen der Brutknospen blühreif. Auf eine Gibberellin-Behandlung im Kurztag reagiert diese Art aber schon im Alter von 3 Monaten mit Blütenbildung (Tab. 5, a). Ein vorausgegangener Aufenthalt im Langtag verstärkt die Gibberellin-wirkung (Tab. 5, b). Innerhalb eines engen Bereiches steigt die Wirkung des Gibberellins proportional seiner Menge.

Tabelle 5. *Blütenbildung bei nichtblühreifen Bryophyllum daigremontianum.* K = Kurztag, L = Langtag, G = Gibberellin, — = vegetativ, + = generativ

	Behandlung	Blütenbildung	
		ohne	mit
		Gibberellin	
a	K ——— ^{G} ——→	—	+
b	L —— K^G ——→	—	++
c	L —— L^G —— K —→	—	+
d	K —— L^G —— K —→	+	++

§ 11. Erhalten L-Exemplare Gibberellin und bleiben noch weiter im Langtag (Tab. 5, c), so reagieren sie später auf eine Umstellung in den

Kurztag schon mit Blütenbildung, wenn die Kontrollen noch nicht blühreif sind. Die Wirkung des Gibberellins, welche den Eintritt der Blühreife beschleunigt, bleibt über mindestens 4 Monate im Langtag erhalten.

§ 12. Besonders erstaunlich ist, daß die Blühreife von K-Exemplaren (Tab. 5, d, ohne Gibberellin) schon allein durch den Wechsel K—L etwa ebenso stark beeinflußt wurde wie die Blühreife von L-Exemplaren durch das Gibberellin (§ 11; Tab. 5, c, mit Gibberellin). Das bedeutet, daß der Wechsel K—L für die Blütenbildung nicht bedeutungslos ist. Zwar vermag er auch bei blühreifen Pflanzen niemals Blütenbildung auszulösen. Aber er ist gemeinsam mit nachfolgendem Kurztag etwa so wirksam wie Langtag und Gibberellin zusammen. Seine Wirkung kann durch Gibberellin noch verstärkt werden (Tab. 5, d).

§ 13. Bei *Br. crenatum* und *Br. daigremontianum* stehen die Blätter decussiert. Werden den Pflanzen nur 2 Blätter (oder Blattpaare) belassen, welche in derselben Orthostiche übereinander stehen, so ist allein die Behandlung des oberen Blattes (oder Blattpaares) für die Blütenbildung maßgebend. Für den Eintritt der Blütenbildung sind dieselben Bedingungen wie bei intakten Pflanzen erforderlich, nämlich Kurztag und Gibberellin gleichzeitig oder der Wechsel Langtag—Kurztag, ohne oder mit Gibberellin.

§ 14. Beläßt man der Pflanze 2 Blätter, die am selben Knoten einander gegenüber stehen, so können beide Blätter die Blütenbildung beeinflussen. Sie tritt wiederum nur dann ein, wenn für mindestens ein Blatt die in § 13 genannten Bedingungen erfüllt sind.

§ 15. Werden L-Exemplare von *Br. crenatum* ganz oder fast ganz entblättert und erhalten dann Gibberellin, so entstehen ganz einfache Inflorescenzformen mit wenigen Seitenachsen, aber stets ohne Blüten und daher vegetative Inflorescenzen genannt. Auch bei der Kurztagpflanze *Kalanchoë* beginnt die Inflorescenzbildung mit der Enthemmung von Seitenachsen (Harder, v. Witsch und Bode 1942; Bünsow 1961). Achsenstreckung tritt im wesentlichen erst mit den Blütenknospen auf. Dagegen beginnt bei den Langtagpflanzen mit rosettigem Wuchs die durch Gibberellin hervorgerufene Inflorescenzbildung mit der Achsenstreckung. Bei *Rudbeckia* folgt als zweiter Schritt die Enthemmung von Seitenachsen und erst als Drittes die Bildung eines endständigen Blütenköpfchens (Bünsow, unveröffentlicht). Bisher traten vegetative Inflorescenzen bei *Bryophyllum* und den anderen Arten stets nur als Übergänge zwischen vegetativem und reproduktivem Zustand auf und wurden deshalb auch stets als Ausdruck einer unterschwelligen Blühinduktion („zu wenig Blühhormon") gewertet. Dagegen sind bei *Br. crenatum* unter den vorhin erwähnten Bedingungen niemals Blüten aufgetreten. Wenn damit eine noch schärfere Trennung zwischen Inflorescenzbildung und Blütenbildung gelungen ist, so weist das auch auf eine größere Selbständigkeit der diesbezüglichen Stoffwechselvorgänge hin. Weiteres darüber bei Bünsow (1961).

Diskussion

Im Gegensatz zu den Kurztagpflanzen *Kalanchoë* und *Fragaria* wirkt bei den Langtag-Kurztag-Arten von *Bryophyllum* weder der Langtag noch Gibberellin hemmend auf die Blühvorgänge. Im Gegenteil, Langtag oder Gibberellin sind für *Bryophyllum* sogar eine notwendige Voraussetzung der Blütenbildung. Doch besteht zwischen der Wirkung des Langtages und der Wirkung des Gibberellins ein wesentlicher Unterschied. Die Wirkung der Tageslänge wird nicht von einem Blatt auf ein anderes übertragen. Es genügt nicht, daß die Pflanze Langtag und Kurztag, gleichzeitig oder nacheinander, an verschiedenen Blättern erhält. Wie bei *Cestrum nocturnum* (Sachs 1959) müssen auch bei *Bryophyllum* Langtag und Kurztag auf dasselbe Blatt eingewirkt haben, damit Blütenbildung eintritt. Dagegen wirkt Gibberellin auch dann gemeinsam mit dem Kurztag blühauslösend, wenn es z. B. durch ein Langtagblatt oder durch eine Knospe der Pflanze zugeführt wurde. Wie bei *Kalanchoë* (Harder und Bünsow 1957, 1958) ist auch bei *Bryophyllum* die Qualität der Gibberellin-Wirkung unabhängig vom Ort der Einwirkung. Doch können sehr wohl quantitative Unterschiede auftreten. Stehen z. B. ein K-Blatt und ein L-Blatt nebeneinander (§ 14), so ist der Blühimpuls größer, wenn das Gibberellin direkt auf das K-Blatt einwirken kann, als wenn es durch das L-Blatt zugeführt wird. Die photoperiodische Lichtwirkung ist qualitativ ortsgebunden, die Gibberellin-Wirkung ist nur quantitativ ortsabhängig.

Andrerseits haben photoperiodisches Licht und Gibberellin in ihren Wirkungen auch sehr viel Ähnlichkeit. Besonders auffallend ist ja der Synergismus zwischen Langtag und Gibberellin. Sollte daher in den Fällen, in denen Gibberellin die Wirkung des Kurztages erhöht, nicht schon eine sekundäre Wirkung vorliegen und die primäre Wirkung des Gibberellins ebenfalls eine langtagartige sein ?

Um einen Ansatz zur Beantwortung dieser Frage zu gewinnen, muß berücksichtigt werden, daß die Vorgänge, die im Kurztag ablaufen und zur Blütenbildung spezifisch beitragen (sie seien K-Substanz genannt), andere reaktionskinetische Eigenschaften haben als das, was unter dem Einfluß des Langtages entsteht (L-Substanz). In Versuchen L—K—L braucht *Br. crenatum* mindestens 9—12 Kurztage, um blühen zu können. In K—L—K-Versuchen dagegen mindestens 20 Langtage. *Br. daigremontianum* braucht für die Blütenbildung sogar viermal so viel Langtage wie Kurztage. Nimmt man an, daß von beiden Substanzen eine gleich große Mindestmenge da sein muß, damit Blütenbildung eintreten kann, so muß

die K-Substanz bedeutend schneller gebildet werden als die L-Substanz.
Das gleiche gilt für die Inaktivierung, den Abbau der beiden „Substanzen".
So ist nach § 4 und Abb. 1 die K-Substanz schon nach 4—8 Langtagen
unwirksam geworden. Dagegen kann bei der umgekehrten Versuchsanord-
nung (L—K) nach § 2 und Tab. 1, b, die Wirkung der L-Substanz nicht
wesentlich abgenommen haben, denn zusätzliches Gibberellin vermochte
die Blütenbildung nicht zu fördern. Demnach müssen Aufbau und Abbau
der K-Substanz schneller, der L-Substanz langsamer stattfinden.

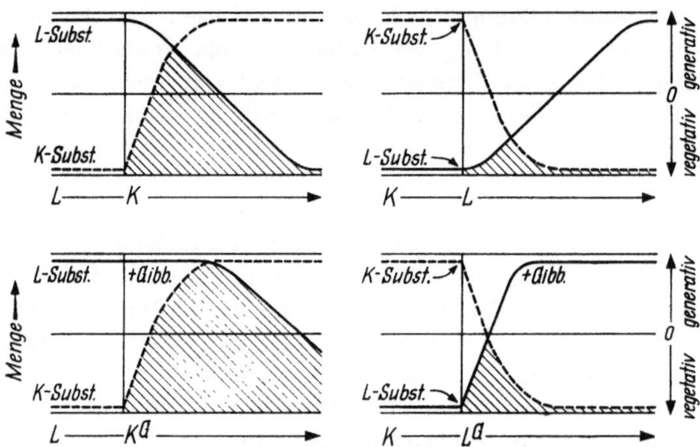

Abb. 2. Versuch einer Erklärung der Blütenbildung bei Lang-Kurztagspflanzen durch zwei „Substanzen", von denen die eine schneller aufgebaut und abgebaut wird als die andere. L = Langtag.
K = Kurztag, G = Gibberellin

Diese Hypothese ist geeignet, viele der photoperiodischen Erscheinungen verständlicher zu machen. Wählen wir die reaktionskinetischen
Eigenschaften der beiden Substanzen so, daß nach einem Wechsel L—K
beide Substanzen für eine genügend lange Zeit in überschwelliger Menge
vorhanden sind (Abb. 2, links oben), so kann der entgegengesetzte
Wechsel K—L deshalb keine Blütenbildung hervorrufen, weil die K-
Substanz schon abgebaut ist, bevor genügend L-Substanz entstehen
konnte (Abb. 2, rechts oben). Ob nun Gibberellin mit der L-Substanz
identisch ist oder nicht, unter dem Einfluß einer Gibberellin-Gabe steigt
der Spiegel der L-Substanz so schnell an, daß unter günstigen Umständen
eine schwache Blütenbildung eintreten kann (Abb. 2, unten rechts; ein
Grenzfall, bei dem gerade noch keine Blütenbildung stattfinden würde).
Wird gleichzeitig mit einem Wechsel L—K Gibberellin gegeben, so sind
die Voraussetzungen für die Blütenbildung noch günstiger (Abb. 2, links
unten). Doch ist nach einem Wechsel L—K der Blühimpuls auch schon
ohne Gibberellin weit größer als die Blühmöglichkeiten, welche durch
andere Faktoren (Mineralernährung, Photosynthese, Reservestoffe) be-

grenzt sind. Daher vermag eine Gibberellin-Gabe das Ausmaß der Realisation der generativen Entwicklung nicht wesentlich zu steigern.

Die für die Langtag-Kurztag-Pflanzen charakteristischen Unterschiede zwischen L- und K-Substanz scheinen auch bei anderen photoperiodisch reagierenden Arten vorhanden zu sein. Läßt man z. B. Langtage und Kurztage abwechselnd einwirken (fraktionierte Induktion), so werden Langtagpflanzen viel leichter induziert als Kurztagpflanzen. Langtage können eine längere Zeit voneinander getrennt geboten werden als Kurztage, welche sich in vielen Fällen nur dann summieren, wenn sie unmittelbar aufeinanderfolgen (z. B. CARR 1955, SCHWABE 1959). Die L-Substanz scheint auch bei den Langtagpflanzen und bei den Kurztagpflanzen bedeutend stabiler zu sein als die K-Substanz, gleichgültig ob sie die Blütenbildung fördern oder hemmen.

Daß bei *Br. crenatum* Cyclen mit 12,5 Licht-Std je nach den Umständen entweder wie Kurztag oder wie Langtag wirken, weist darauf hin, daß in dieser Tageslänge beide Substanzen gebildet werden, wenn auch in relativ geringer Menge. Wenn das richtig ist, müßte es möglich sein, bei *Br. crenatum* allein durch 12,5stündige Lichtzeiten Blüten auszulösen. Tatsächlich ist es RESENDE (1956) bereits gelungen, *Br. daigremontianum* durch kontinuierlichen Aufenthalt in 12stündigen Lichtzeiten photoperiodisch zu induzieren. Er wies darauf hin, daß unter diesen Bedingungen die Langtag-Kurztag-Pflanze als Mitteltagpflanze (intermediate day plant) reagiert. Daß die sonst als Mitteltagpflanzen bezeichneten Arten Spezialfälle von Langtag-Kurztag-Pflanzen oder Kurztag-Langtag-Pflanzen darstellen könnten, wurde bereits von SACHS (1956) vermutet.

Gibberellin vermag den Langtag ganz zu ersetzen. In bestimmten Fällen geht seine Wirkung sogar noch über die des Langtages hinaus (§ 10 und 11). Der Kurztag kann dagegen bei völligem Fehlen gar nicht ersetzt werden, bei unteroptimaler Wirkung nur zu einem sehr geringen Teil. Da während der Kurztage die Menge der L-Substanz etwas abnimmt, könnte der fördernde Einfluß des Gibberellins auch darauf beruhen, daß es den optimalen Spiegel der L-Substanz aufrecht erhält. Daher besteht keine Notwendigkeit, dem Gibberellin außer einer langtagartigen Wirkung auf die Blütenbildung auch noch eine andere zuzuschreiben.

Literatur

BÜNSOW, R.: Planta **57**, 88 (1961). — BÜNSOW, R., u. R. HARDER: Naturwissenschaften **43**, 479 (1956). — BÜNSOW, R., J. PENNER u. R. HARDER: Naturwissenschaften **45**, 46 (1958). — CARR, D. J.: Physiol. Plantarum 8, 512 (1955). — HARDER, R., u. R. BÜNSOW: Naturwissenschaften **43**, 544 (1956); **44**, 454 (1957); — Planta **51**, 201 (1958). — HARDER, R., H. v. WITSCH u. O. BODE: Jb. wiss. Bot. **90**, 546 (1942). — LANG, A.: Naturwissenschaften **43**, 284 (1956). — PENNER, J.: Planta **55**, 542 (1960). — PORLINGIS, I. C., and D. BOYNTON: Plant Physiol. **34** (Suppl.); XVI (1959). — RESENDE, F.: Revista Biol. 1, 28 (1956).

Sachs, R.: Plant Physiol. **31**, 185 (1956); — In Withrow, R. B.: Photoperiodism and related phenomena in plants and animals, Washington 1959, p. 315. — Schwabe, W. W.: In: Colloque international sur le photo-thermopériodism (Parma, Juni 1957). Union Internationale des Sciences Biologiques, Série B, No. 34, p. 95 (1959). — Thompson, P. A., and C. G. Guttridge: Nature **184**, B.A. 72 (1959).

Versuche zur Beeinflussung von Schossen und Blühen bei perennierenden Gräserarten durch Gibberellinsäure

Von

D. Bommer

Institut für Grünlandwirtschaft und Futterbau der Justus Liebig-Universität Gießen (Direktor: Professor Dr. A. Stählin)

Nach den Untersuchungen von Brian et al., Finn und Nielsen, Juska (1959), Leben, Alder und Chickuk, Morgan und Mees, Wittwer und Bukovac (1957a, b) wissen wir, daß das vegetative Wachstum ausdauernder Futtergräserarten durch Gibberellinsäure (GS) in starkem Maße beschleunigt werden kann. Die dabei allgemein beobachtete Steigerung der Trockensubstanzproduktion war jedoch von einer Verminderung des Wurzelgewichtes und einer ausgesprochenen Depression des folgenden Nachwuchses begleitet, so daß kein oder nur ein geringer Gewinn im Gesamtfutterertrag erzielt werden konnte. Als weitere ungünstige Nebenerscheinung wurde eine durch GS-Anwendung abnehmende Bestandesdichte festgestellt (Morgan und Mees). Auch die von Leben und Barton, Scurfield und Biddiscombe, Wittwer und Bukovac (1957a, b) beobachtete Förderung des Graswachstums unter ungünstigen Wachstumsbedingungen im Frühjahr und Herbst wird nur dann in die Praxis der Weidebewirtschaftung zur Verlängerung der Weideperiode und des Zierrasenbaus Eingang finden, wenn es gelingt, die ungünstigen Nebenerscheinungen aufzuheben. Erfolgversprechender erscheinen dagegen die Beschleunigung der Samenkeimung und die Förderung des Wachstums von Stolonen für die Neuansaat von Grünland- oder Rasenflächen zu sein (Behrendt, Button, Juska 1958).

Eine positive Beeinflussung der generativen Entwicklung perennierender Gräserarten ist für die Futterpflanzenzüchtung und die Praxis der Saatgutvermehrung gleichermaßen von Bedeutung. Dies trifft insbesondere für die späten Gräsertypen zu, die wegen ihres Blattreichtums und ihrer Ausdauerfähigkeit hoch geschätzt werden, in der Samenvermehrung aber häufig infolge zu geringer Samentriebbildung Schwierigkeiten bereiten. Im Extremfall wird sogar an die futterbauliche Nutzung nichtblühender Gräserformen gedacht (PETERSON, COOPER und VOSE 1958), deren generative Vermehrung besondere Probleme aufwirft.

Die fördernde Wirkung der GS auf die Prozesse der Blütenbildung zahlreicher Langtagpflanzen ließ es naheliegend erscheinen, ihren Einfluß auf die generative Entwicklung perennierender Gräserarten zu prüfen, die, soweit es sich um in der gemäßigten Zone verbreitete Arten handelt, ebenfalls Langtagcharakter zeigen. Die Blühbereitschaft perennierender Gräserarten unter gegebenen Umweltverhältnissen kann sowohl durch ihr Vernalisationsbedürfnis als auch durch die Photoperiode begrenzt sein. Es war daher der mögliche Einfluß der GS auf diese beiden entwicklungsphysiologisch wirksamen Faktoren zu prüfen.

Zu diesem Zweck wurden mit mittelspäten Sorten der Arten *Lolium perenne* und *Dactylis glomerata* einige Gewächshausversuche durchgeführt. Sämlingspflanzen des gleichen Aussaattermins wurden einmal in nicht vernalisiertem Zustand und zum andern nach Freilandvernalisation entweder unter Kurz- (KT) oder Langtag (LT) mit GS-Lösungen meist in wöchentlichen oder zweiwöchentlichen Abständen in der Regel fünfmal in Konzentrationen von 37,5—750 μg/Pflanze und Behandlung besprüht (BOMMER 1961).

Unter den verschiedenen Versuchsbedingungen war stets in ähnlicher Weise eine von der verabreichten GS-Menge abhängige starke Wachstumsstimulation festzustellen. Nichtvernalisierte Pflanzen beider Arten konnten durch GS nicht zur normalen Blütenbildung gebracht werden. In der Blütenanlage wurde aber bei Pflanzen von *Lolium perenne* am Ende des Sommers eine mit der GS-Menge zunehmende Zahl von Inflorescenzanlagen in Trieben gefunden, die durch GS-Einwirkung teilweise geschoßt waren. Aus den frühen Differenzierungsstadien dieser Blütenanlagen und einer gewissen Zahl geschoßter, aber vegetativer Triebe konnte geschlossen werden, daß der Schoßvorgang durch GS-Behandlung bei unvernalisierten Pflanzen unter Sommerverhältnissen schon vor der Blütenanlage eingesetzt hatte.

Der Beginn des Schoßvorganges wurde abhängig vom Ausmaß der Vernalisation mit der Höhe der GS-Applikation beschleunigt, im KT ebenso wie im LT, bei *Dactylis glomerata* unter KT aber deutlich später als unter LT. Im KT ging das durch GS bewirkte Schossen jedoch nicht über 1—2 cm Verlängerung des untersten Halminternodiums hinaus. Vollständig geschoßte Halme wurden bei beiden Arten nur zusammen mit Blütenbildung nach Vernalisation im LT festgestellt. Zum Zeitpunkt des Ähren- bzw. Rispenschiebens war, wie hier am Beispiel eines Versuches mit vernalisierten *L. perenne*-Pflanzen gezeigt wird (Tab. 1), die beschleunigende Wirkung der GS auf das Schossen nicht mehr zu fassen oder wenigstens stark verringert.

Tabelle 1. *GS-Behandlung von Lolium perenne nach Vernalisation im 18 Std- und 9 Std-Tag*

Behandlung	18 Std-Langtag				9 Std-Kurztag, nach 94 Tagen zunehmende Tageslänge von $14^{1}/_{2}$—18 Std		
	Tage* bis Schoßbeginn	Tage* bis Ährenschieben	Blütenhalme/ Pflanze	Ährchen/ Blütenstand	Tage bis Schoßbeginn	Tage von LT-Beginn bis Ährenschieben	Blütenhalme/ Pflanze
Kontrolle . . .	48,0	69,7	25,1	15,9	54,9	50,2	26,0
$5 \times$ 37,5µg GS	43,7*	69,4	26,4	18,4**	44,4**	51,4	10,9**
$5 \times$ 75 „	42,5**	68,6	27,6	16,7**	48,3	50,7	13,3**
$5 \times$ 375 „	41,9**	70,0	21,6	17,2**	41,1**	55,1	12,1**
$5 \times$ 750 „	39,4**	67,4	30,3	17,5**	37,7**	48,9	14,0**
GD 5%	3,8	n.s.	n.s.	0,7	7,0	n.s.	7,9
GD 1%	5,2			0,9	9,5		10,6

* Vom Versuchsbeginn ab gerechnet. GS-Behandlung 23 Tage nach Versuchsbeginn

Gibberellinsäure zu Beginn der LT-Wirkung nach Vernalisation gesprüht, veränderte die Zahl der Blütenstände nicht (Tab. 1). Behandlung vor oder nach der Vernalisation in KT ergab im späteren LT bei *D. glomerata* und *L. perenne* eine Verminderung der Blütentriebe/Pflanze (Tab. 1) und besonders bei *D. glomerata* der Zahl blühender Pflanzen überhaupt.

Bei beiden untersuchten Arten wurde eine Vermehrung der je Blütenstand ausgebildeten Blütenstandsstufen durch GS festgestellt, wobei anscheinend die geringste GS-Gabe den positivsten Effekt hatte (Tab. 1).

Aus diesen Untersuchungen ließ sich entnehmen:

1. Während nach den Angaben von Ishihara und Purvis bei unvernalisiertem Wintergetreide die Verlängerung von Halminternodien auch bei GS-Anwendung eng mit der Blütenanlage verknüpft ist, zeigen nicht vernalisierte *L. perenne*-Pflanzen durch GS auch ohne Blütenanlage mehr oder weniger starke Halmverlängerung. Ein vollständiges Schossen ohne Blütenanlage, wie es z. B. *Arrhenatherum elatius* unter warmen Temperaturen und LT zeigt (Bommer 1960), konnte jedoch nicht beobachtet werden. Nach eigenen Versuchen (Bommer) hat für *Arrhenatherum elatius* GS im KT dieselbe Wirkung auf das Schossen wie LT. GS kann dagegen *L. perenne*- und *D. glomerata*-Pflanzen unter KT nur zu einer geringen Verlängerung unterster Halminternodien anregen.

2. Eine beschleunigende Wirkung der GS auf den Schoßvorgang scheint nicht in gleicher Weise eine Beschleunigung des Ähren- bzw. Rispenschiebens nach sich zu ziehen. Es ist zu vermuten, daß Blütenanlage und -entwicklung nicht in gleicher Weise durch GS beschleunigt werden wie der Schoßvorgang und vielleicht auch daß die gleichzeitig

bewirkte Blattverlängerung, die auch die Blattscheide betrifft, den für den Blütenstand zurückzulegenden Weg verlängert.

3. Gibberellinsäure kann in den angewendeten Konzentrationen bei den untersuchten Arten anscheinend nicht die Vernalisation ersetzen. Die nach GS-Anwendung festgestellte vermehrte Zahl von Inflorescenzanlagen in geschoßten Halmen von nicht vernalisierten *L. perenne*-Pflanzen deutet darauf hin, daß die nach langdauernder Akkumulation auch im Sommer erfolgte Blühinduktion dieser Pflanzen durch GS beschleunigt worden ist und so zu einer schnelleren Blütenanlage durch GS geführt hat. Dies kann sowohl auf der Förderung postinduktiver Vorgänge beruhen, wie sie PURVIS bei Winterroggen annimmt, oder eine Folge der Förderung des Vernalisationsprozesses teilinduzierter Sproßkegel sein, so wie WEIBEL die Vernalisationsdauer von keimendem Winterweizen mit GS auf die Hälfte verkürzen konnte.

4. Die bei *L. perenne* und *D. glomerata* durch GS festgestellte Vermehrung der Blütenstandsstufen entspricht der von ISHIHARA mitgeteilten Förderung der Ährchenbildung durch GS bei Winterweizen. Dies kann sowohl mit einer früheren Blütenanlage als auch mit einer beschleunigten Verlängerung des Vegetationskegels zusammenhängen.

5. Applikation der GS eine gewisse Zeit vor Einsetzen von LT zu Beginn oder zu Ende der Vernalisation reduzierte die Zahl der je Pflanze ausgebildeten Blütentriebe und zum Teil sogar die Zahl blühender Pflanzen. Höchstwahrscheinlich lag die Ursache in einer zu starken Inanspruchnahme des Energiehaushaltes, insbesondere der Reservestoffe der Graspflanzen, durch das infolge der GS-Wirkung gesteigerte Wachstum, so daß viele Triebe nicht mehr zur Ausbildung von Blütenständen befähigt waren. Setzte die GS-Behandlung dagegen kurz nach Beginn der LT-Behandlung ein, wurde die Zahl der Blütentriebe durch die im LT schnelle Blütenanlage und -entwicklung nicht vermindert, jedoch kam es auch zu keiner Vermehrung von Blütentrieben, wie es nach der Annahme, daß teilinduzierte Sproßkegel durch GS in der Blütenanlage gefördert werden, hätte angenommen werden können. Möglicherweise gilt hierfür dieselbe Begründung, wie sie bei Verminderung der Blütentriebe durch GS vor LT-Behandlung dargelegt worden ist.

Überblicken wir die in den Gewächshausversuchen gemachten Feststellungen, so erscheint es schwierig, wenn nicht unmöglich, Blütenbildung bei solchen Formen von *L. perenne* und *D. glomerata* durch GS auszulösen, die unter gegebenen Umweltverhältnissen nicht zur Blüte kommen, je nach den Ursachen, auf denen die mangelnde Blühbereitschaft beruht, da fehlende Vernalisation und extrem ungünstige Tageslängenverhältnisse durch GS-Anwendung anscheinend nicht überwunden werden können.

Erfolgversprechender scheint es dagegen zu sein, bei Formen, die an einem Standort trotz günstiger Anbaumaßnahmen nur wenige Blütentriebe ausbilden, eine Vermehrung der Blütentriebe durch Entwicklungsförderung teilinduzierter Triebe zu erreichen und sie in ihrer Entwicklung so zu fördern, daß sie mit den Haupttrieben gemeinsam zur Abreife kommen.

Voraussetzung für eine positive GS-Wirkung aber ist, daß der Energiehaushalt der Pflanzen durch günstigste Nährstoffversorgung so gestaltet wird, daß depressive Effekte vermieden werden.

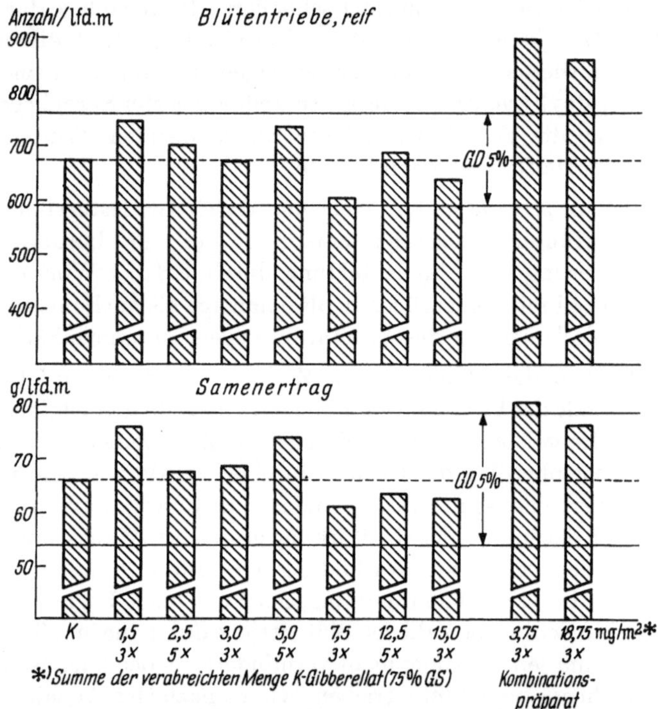

Abb. 1. Gibberellinsäure-Behandlung von *Lolium perenne* (NFG). Feldversuch 1960. 1. Termin

Von diesen Erfahrungen ausgehend, wurden im Frühjahr 1960 GS-Behandlungen einer mittelspäten Sorte von *L. perenne* im Feldversuch durchgeführt, über den zum Abschluß noch kurz berichtet werden soll. Bei hoher Düngung — die Stickstoffgabe war mit 80 kg/ha für Samennutzung von Weidelgras sehr hoch bemessen — wurde GS in Gaben von 0,38—3,75 mg/m² als K-Gibberellat drei- oder fünfmal in wöchentlichen Abständen auf die Pflanzen gesprüht. Außerdem wurden zwei im Gartenbau empfohlene Präparate* von GS mit anderen Begleitstoffen mit-

* „Gibboe" und „Gibboe konz." der Firma Böhringer & Söhne, Mannheim-Waldhof. Der Firma Böhringer sei auch an dieser Stelle für die freundliche Überlassung der Präparate sowie des verwendeten K-Gibberellats gedankt.

geprüft. Leider konnten uns aus patentrechtlichen Gründen keine Angaben über die Begleitstoffe gemacht werden, so daß diesen Präparaten keine entsprechende Kontrolle gegenübergestellt werden konnte.

Abbildung 1 stellt die Blütentriebzahlen und Samenerträge für 1 m lfd. Drillreihe dar, wie sie nach GS-Behandlung vom Beginn der Influorescenzanlage der Haupttriebe ab (Stadium 3, BOMMER 1959) festgestellt worden waren. Die Säulen sind nach steigender Gesamt-GS-Menge (angegeben als K-Gibberellat mit 75% GS) geordnet. Alle Werte für „reine" GS liegen im Bereich der 5%-Grenzdifferenz vom Kontrollwert aus gemessen, jedoch sind die Differenzen zwischen den höchsten und niedrigsten Werten signifikant. Die positiven Abweichungen vom Kontrollwert für Blütentriebe und Samenerträge liegen im Bereich niedriger GS-Mengen. Die beiden Kombinationspräparate erbrachten signifikant höhere Blütentriebzahlen als die Kontrolle und auch im Samenertrag wurde von dem einen die Signifikanzgrenze überschritten.

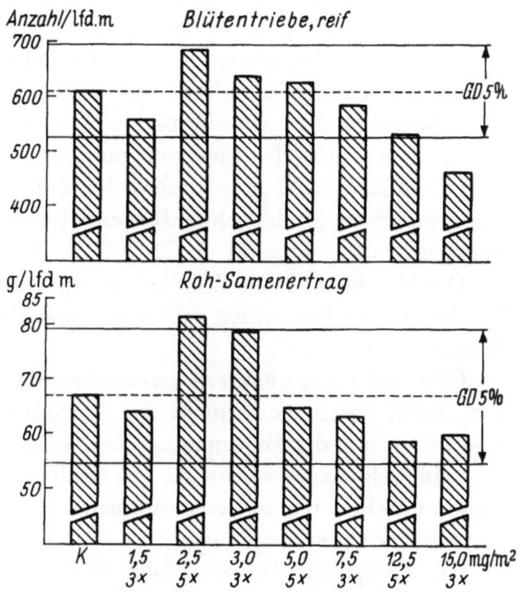

Abb. 2. Gibberellinsäure-Behandlung von *Lolium perenne* (NFG). Feldversuch 1960. 2. Termin

Abbildung 2 bringt die Werte für Blütentriebzahlen und Samenerträge, wie sie nach Behandlung, beginnend während der Hüllspelzenanlage (Stadium 4, BOMMER 1959), ermittelt worden waren. Von den Blütentriebzahlen ist gegenüber der Kontrolle nur der geringste Wert, der bei der höchsten GS-Applikation erhalten wurde, signifikant. Auch hier liegen die positiven Abweichungen im Bereich niedriger GS-Mengen, und der Wert für die fünfmalige Behandlung mit 0,5 mg/m² K-Gibberellat erreicht in der Blütentriebzahl und überschreitet im Samenertrag die 5%-Grenzdifferenz zur Kontrolle. Die Kombinationspräparate wurden zum 2. Termin nicht mitgeprüft.

Ohne aus diesem letzten Versuch weitgehende Rückschlüsse ziehen zu wollen, scheinen die Ergebnisse doch die nach den vorherigen Versuchen ausgesprochenen Vermutungen über eine Vermehrung der Blütentriebe durch GS wenigstens zu stützen und ermutigen zu weiteren Untersuchungen. Die positiven Ergebnisse der mitgeprüften Kombinations-

8*

präparate weisen darauf hin, daß zusammen mit der GS-Wirkung möglicherweise einer zusätzlichen Nährstoffzufuhr über das Blatt auch neben hoher Grunddüngung bei der Behandlung ausdauernder Gräser besondere Beachtung geschenkt werden muß.

Zusammenfassung

Aus Gewächshausversuchen, in denen Pflanzen von *Lolium perenne* und *Dactylis glomerata* in nicht vernalisiertem Zustand und nach Freilandvernalisation unter verschiedener Tageslänge mit verschiedenen GS-Mengen zur Beeinflussung von Schossen und Blühen behandelt worden waren, werden folgende Ergebnisse mitgeteilt und kurz diskutiert:

Gibberellinsäure stimulierte den Schoßbeginn beider Arten auch unter KT, jedoch wurde das Schossen nur zusammen mit Blütenentwicklung im LT vollendet. Nicht vernalisiertes *Lolium perenne* zeigte unvollständiges Schossen im LT ohne Blütenentwicklung, aber mit späterer Influorescenzanlage, die durch GS gefördert wurde.

Die Beschleunigung des Schoßvorganges wirkte sich in keiner Behandlung gleichermaßen auf eine Beschleunigung des Ähren- bzw. Rispenschiebens aus.

Gibberellinsäure kann in den angewendeten Konzentrationen bei beiden Arten anscheinend nicht die Vernalisation ersetzen, doch scheint eine Förderung der Blütenanlage bei *Lolium perenne* möglich zu sein.

Gibberellinsäure vermehrte bei beiden Arten die Zahl der je Blütenstand ausgebildeten Blütenstandsstufen, wobei geringe Konzentrationen günstiger wirkten als hohe.

Gibberellinsäure bei vernalisierten Pflanzen zu Beginn der LT-Behandlung gegeben, veränderte die Zahl der Blütentriebe nicht; Behandlung vor oder nach der Vernalisation im KT verabreicht, ergab im späteren LT eine Verminderung der je Pflanze ausgebildeten Blütenstände und zum Teil der blühenden Pflanzen überhaupt. Es wird vermutet, daß hierfür eine zu starke Inanspruchnahme des Energiehaushaltes infolge des durch GS gesteigerten Wachstums verantwortlich ist.

Ein Feldversuch mit GS-Behandlung von *Lolium perenne* scheint die Annahme zu stützen, daß eine Vermehrung von Blütentrieben und damit eine Steigerung der Samenerträge durch Förderung der Blütenanlage teilinduzierter Triebe, unterstützt durch günstigste Nährstoffversorgung, möglich ist.

Literatur

Behrendt, S.: Unveröffentlichte Ergebnisse. — Bommer, D.: Z. Acker- u. Pflbau **109**, 95—118 (1959); — Naturwissenschaften **47**, 71 (1960); — Versuche zur Beeinflussung von Schossen und Blütenbildung durch Gibberellinsäure bei perennierenden Gräserarten. Z. Pflanzenzüchtung **45**, 105—120 (1961); Unveröffentlichte Ergebnisse. — Brian, P. W., et al.: J. Sci. Food Agr. **5**, 606—612 (1954). — Button, E. F.: Agron. J. **51**, 60—61 (1959). — Finn, B. J., and K. F. Nielsen:

Canad. J. Plant Sci. **39**, 175—182 (1959). — Ishihara, A.: Proc. Crop Sci. Soc. Japan **27**, 285—288 (1958). — Juska, F. V.: U.S. Golf Ass. J. **11**, 25—28 (1958); — Agron. J. **51**, 184—185 (1959). — Leben, C., E. F. Alder, and A. Chickuk: Agron. J. **51**, 116—117 (1959). — Leben, C., and L. V. Barton: Science **125**, 494—495 (1957). — Morgan, D. G., and G. C. Mees: J. Agr. Sci. **50**, 49—59 (1958). — Peterson, M. L., J. P. Cooper, and P. B. Vose: Nature **181**, 591—594 (1958). — Purvis, O. N.: Nature **185**, 479 (1960). — Scurfield, G., and E. F. Biddiscombe: Nature **183**, 1196—1197 (1959). — Weibel, R. O.: Agron. J. **52**, 122—123 (1960). — Wittwer, S. H., and M. J. Bukovac: Quart. Bull. Michigan Agr. Exp. St. Mich. St. Univ. **39**, 682—686 (1957a). — Wittwer, S. H., M. J. Bukovac, and B. H. Grigsby: Quart. Bull. Michigan Agr. Exp. St. Mich. St. Univ. **40**, 203—206 (1957b).

Förderung der Blütenbildung durch Gibberellinsäure bei Ackerrotklee und Weißklee

Von

W. Skirde

Institut für Grünlandwirtschaft und Futterbau der Justus Liebig-Universität Gießen (Direktor Professor Dr. A. Stählin)

Unter den kleinkörnigen Leguminosen zählen Ackerrotklee und Weißklee in Deutschland hinsichtlich ihrer Anbauverbreitung zu den wichtigsten Arten. Die Anbaumöglichkeit der bodenständigen Zuchtsorten wird allerdings durch den bestehenden Saatgutmangel eingeschränkt, der infolge der Abhängigkeit der Samenerträge von der Witterung unter unseren sommer-niederschlagsreichen Umweltbedingungen immer wieder auftritt. Bemühungen, die Samenleistung der genannten Arten zu verbessern, finden daher allgemeines Interesse. Als pflanzenbaulich und -züchterisch aussichtsreichste Wege erscheinen uns hierbei die Förderung der Blütenbildung, die Erhöhung des Samenansatzes und die in Richtung einer Komprimierung anzustrebende Beeinflussung des Blühablaufes.

Angeregt durch die in Topfversuchen erhaltenen Ergebnisse von Stoddart (1959) bei Spätklee *(Trifolium pratense* var. *sativum* subvar. *serotinum)* versuchten wir bei unseren Arbeiten eine Förderung der Blütenbildung nunmehr auch durch Behandlung von Frühklee *(Trifolium pratense* var. *sativum* subvar. *praecox)* und Weißklee *(Trifolium repens)* mit Gibberellinsäure (GS) im Feldversuch zu erreichen.

Die in diesem Jahre erstmals und eigentlich nur als Testversuch durchgeführten Experimente lassen allerdings nur bedingt Schlußfolgerungen zu, so daß sich dieser Bericht im wesentlichen auf eine Mitteilung der gefundenen Tatsachen beschränken muß.

Rotklee

Bei der Samennutzung des Frühklees ist es üblich, den im Frühjahr heranwachsenden 1. Aufwuchs zur Futtergewinnung heranzuziehen und die Samenernte von dem folgenden Nachwuchs zu nehmen. Entsprechend dieser Praxis wurde die GS-Behandlung in unserem Rotkleeversuch an einem im Sommer 1959 mit der Sorte „Heges Hohenheimer" angesäten Bestand vorgenommen, dessen 1. Aufwuchs bereits am 22. 4. 1960 geschnitten worden war.

Für die Bemessung der GS-Applikationen dienten die Erfahrungen von Stoddart als Grundlage, nach denen Rotklee im Gegensatz zu anderen Arten offenbar größere Dosierungen verlangt (u. a. Wittwer und Bukovac 1958, Bommer 1960). Die nach Aufwandsmenge und Häufigkeit der Anwendung gewählten Versuchsglieder sind folgende:

1. Kontrolle,
2. 3×20 mg GS/m² in 125 ml Wasser,
3. 3×40 mg GS/m² in 125 ml Wasser,
4. 2×40 mg GS/m² in 125 ml Wasser als Kalium-Gibberellat.

Mit der GS-Behandlung wurde am 9. 5., also 17 Tage nach dem 1. Schnitt, begonnen, als der Bestand genügend ausgetrieben war. Sie wurde bei beginnender Ausbildung des 3. Internodiums am 23. 5. und bei Sichtbarwerden der ersten Blütenknospen am 2. 6. wiederholt. Bei dem Versuchsglied 4 entfiel der letzte Behandlungstermin.

Bereits 8 Tage nach der ersten Behandlung (17. 5.) wurden bei den Prüfgliedern, ohne Unterschied, die bekannten chlorotischen Erscheinungen sichtbar. Unterschiede in der Wuchshöhe zwischen „unbehandelt" und den behandelten Parzellen konnten mit Sicherheit demgegenüber erst zum Zeitpunkt der zweiten Behandlung (23. 5.) festgestellt werden, während sich etwa 8 Tage nach dem 2. Spritztermin erste Deformationserscheinungen zeigten. Sie äußerten sich in einer Krümmung der Schoßtriebe, in eingerollten jüngsten Blättern und später dann auch in Mißbildungen der Blütenknospen.

Die bei der Kontrolle und den Prüfgliedern etwa ab Mitte Juni gleichzeitig einsetzende Blüte wurde durch wöchentliche Auszählungen der neu erblühten Blütenknospen beobachtet, so daß uns sowohl Angaben über den Ablauf der Blüte als auch über die gesamte Blütenbildung zur Verfügung stehen.

Betrachten wir zunächst den Blühablauf, so ist bei den 3 Prüfgliedern zum Blühbeginn eine geringere Blütenbildung zu erkennen, die etwa bis zum Eintritt der Kontrolle in die Hauptblüte andauert. Bis zu diesem Zeitpunkt wiesen die mit Gibberellin behandelten Pflanzen auch deutliche Deformationen auf. Anschließend setzt jedoch bei allen behandelten Versuchsgliedern eine so starke Blütenbildung ein, daß das Blühmaximum der Kontrolle ganz erheblich übertroffen wird und im Endeffekt auch eine weitaus größere Blütenproduktion erreicht wurde. Im Vergleich zur Kontrolle mit einer Blütenproduktion von 810 Bk/m² konnten nach dreimaliger Behandlung mit 20 und 40 mg GS insgesamt etwa 200 und nach zweimaliger Applikation von 40 mg GS sogar über 500 Blütenköpfe/m² mehr ausgezählt werden. Die Blütenbildung erhöhte sich also, wie auch bereits aus der Darstellung des Blühverlaufes ersichtlich, mit Fortfall des späten (3.) Spritztermines.

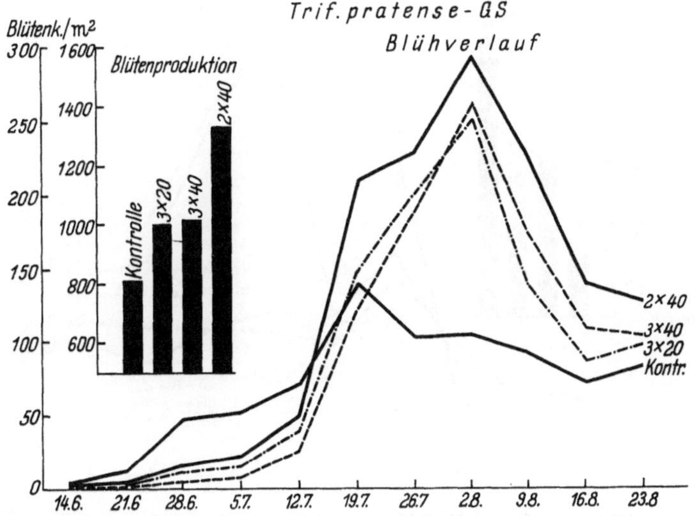

Abb. 1. Blühverlauf und Blütenproduktion von *Trifolium pratense* nach GS-Behandlung

Dieser Tatbestand erschwert den Versuch einer Deutung der Ergebnisse sehr, da er in Verbindung mit den beobachteten Deformationen und der geringeren Blühintensität bei Blühbeginn auf relativ hoch bemessene Dosierungen bzw. eine zu späte Verabfolgung der Gibberellin-Applikationen hinweist. Deshalb kann die von STODDART getroffene Feststellung, daß eine zeitige Behandlung zu einer Vorverlegung der Blüte führt, mit diesem Material nicht bestätigt werden. Abgesehen davon lassen der anders geartete Entwicklungsrhythmus des Frühklees und die verschiedenartige Versuchsanstellung durchaus abweichende Reaktionen erwarten. Demgegenüber möchten auch wir die stärkere Blütenbildung damit begründen, daß Applikationen, die in einem gewissen Maße noch Verzögerungen im Blühbeginn hervorrufen, eine stärkere Verzweigung im Sinne des Brechens der apikalen Dominanz bewirken, die ihrerseits wiederum zu einem komprimierten Blühablauf führt.

Inwieweit diese Ergebnisse nun allerdings durch den für praktische Verhältnisse recht frühen Zeitpunkt des 1. Schnittes beeinflußt worden

sind, werden weitere Versuche noch zu klären haben. Ein exakt nicht zulässiger, jedoch recht interessanter Vergleich mit einem in unmittelbarer
Nähe durchgeführten Schnittzeitenversuch gibt nämlich den Hinweis,
daß ähnliche Wirkungen, wie sie hier durch Behandlung mit Gibberellinsäure ausgelöst wurden, auch bei Verzögerung des 1. Schnittes eintreten.
Bei guter Übereinstimmung von Kontrolle im Gibberellinversuch und
der Schnittzeit 22. 4. im Schnittzeitenversuch weisen auch die optimale

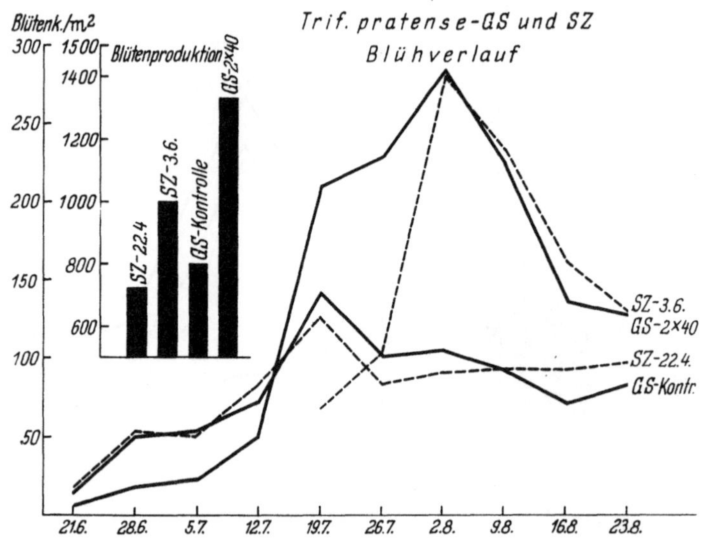

Abb. 2. Blühverlauf und Blütenproduktion von *Trif. pratense* unterschiedlicher Schnittzeit (SZ) und Gibberellin-Säurebehandlung (GS)

Gibberellin-Variante und die Schnittzeit 3. 6. des Schnittzeitenversuches
ähnliche Züge auf.

Durch GS-Anwendung scheinen hiernach offensichtlich Blühhemmungen beseitigt worden zu sein, die bei späterer Schnittnutzung zumindest
nicht in gleichem Maße auftreten. Ob diese mangelnde Blühfreudigkeit
nach einem sehr zeitigen 1. Schnitt nun möglicherweise aus einem streng
entwicklungsabhängigen Stimulationsbedürfnis des mehrschnittigen
Rotklees resultiert, das mit späteren Schnitten erfüllt wird und zu einer
stärkeren Verzweigung führt, oder ob sie in den zu dieser Jahreszeit noch
relativ niedrigen Temperaturen im Zusammenhang mit für schnelles und
kräftiges Blühen noch nicht völlig ausreichenden Tageslängen begründet
liegt (Schulze 1957, Cumming 1959, Skirde 1960b), sind offene Fragen.
Denkbar wäre auch, daß die Ursachen komplexer Natur sind. Die Wirkung der Gibberellin-Anwendung könnte dann sowohl in der Beseitigung
der bei zu frühem 1. Schnitt noch vorhandenen Blühhemmung als auch
in einem Ausgleich der für schnelles und kräftiges Blühen noch nicht

zureichenden Temperaturen und Tageslängen gesehen werden. Nach späteren Schnitt-Terminen würde die Blüte dagegen bei nun ausreichender Blühbereitschaft durch höhere Temperaturen und größere Tageslängen eine Förderung und Beschleunigung erfahren.

Die Tatsache jedoch, daß mit der optimalen Schnittzeit die Blütenbildung bei optimaler Gibberellin-Behandlung noch nicht erreicht wurde, stützt die Erwartung, daß — vielleicht sogar neben einer Erhöhung — mit Hilfe von Gibberellinsäure eine größere Ausnutzung der natürlichen Blühpotenz des Rotklees erreicht werden kann. Denn, während für unseren Frühklee im großen Durchschnitt nur eine Blütenproduktion von ± 800 Blütenköpfen/m² angenommen wird (PEDERSEN 1945, KISING 1949, SEIFFERT-SKIRDE 1959), gab uns der Einfluß der vorjährigen Sommerwitterung mit der Bildung von bis zu 1450 Blütenköpfen/m² einen Hinweis auf mögliche Blühkapazitäten des Rotklees (SKIRDE 1960a).

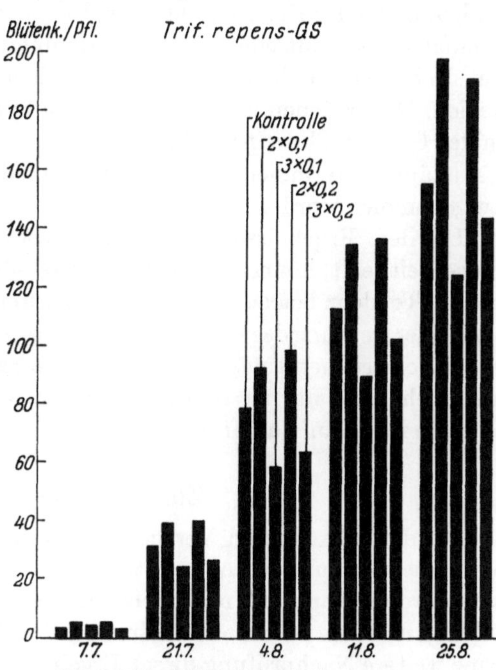

Abb. 3. Blütenbildung bei *Trifolium repens* nach GS-Behandlung

Weißklee

Einen ähnlichen Versuch führten wir auch mit der als „überwiegend schwach blühfreudig" beschriebenen Weißkleesorte „Gigant" durch. Im Gegensatz zu Rotklee wurden hier allerdings Einzelpflanzen im Ansaatjahr mit GS behandelt, die im zeitigen Frühjahr im Gewächshaus herangezogen und gegen Mitte Mai ins Freiland ausgepflanzt worden waren. Der Versuchsplan schloß neben der Kontrolle jeweils eine zwei- und eine dreimalige Behandlung mit 0,1 und 0,2 mg GS je Pflanze, gelöst in 5 ml Wasser, ein.

Die erste GS-Applikation erfolgte am 8. Juni, die weiteren in etwa 14tägigen Abständen. Wie beim Rotklee entfiel bei nur zweimaliger Anwendung auch hier der letzte Behandlungstermin.

Als bemerkenswertester Bonitierungsbefund ist außer den auch bei Rotklee beobachteten Blattverfärbungen mitzuteilen, daß hier keinerlei weitere Deformationen eintraten, obwohl die 2. Behandlung bereits bei Sichtbarwerden der ersten Blütenknospen durchgeführt wurde und die 3. Applikation sogar schon erste voll aufgeblühte Blütenköpfe traf.

Bezüglich der Beeinflussung der Blüte scheinen allerdings unterschiedliche Reaktionen vorzuliegen. Die zweimalige Gibberellin-Applikation läßt unabhängig von der Dosierung bei Weißklee eine gewisse Beschleunigung der Blüte erkennen und weist zum Abschluß des Versuches ebenfalls insgesamt eine größere Blütenbildung auf. Demgegenüber sind bei dreimaliger Behandlung, also bei einer zusätzlichen späten Applikation, Depressionen vorhanden, die sich sowohl im Blühverlauf als auch in der Gesamt-Blütenproduktion äußern. Dieses Verhalten war bei allen 8 Auszählungsterminen zu beobachten, von denen nur 5 in die Darstellung aufgenommen wurden.

Da den Ergebnissen dieses Versuches allerdings die statistische Sicherheit fehlt, können die aus der Darstellung abgelesenen Reaktionen nur als Tendenz betrachtet werden. Es erübrigt sich daher auch der Versuch einer Deutung des Versuchsergebnisses, die ohnehin keine praktischen Schlußfolgerungen zulassen würde, da die Saatgutvermehrung bei Weißklee nicht im Jahr der Ansaat betrieben wird, sondern ähnlich wie bei Rotklee im 2. Anbaujahr erfolgt.

Zusammenfassung

Bei den diskutierten Versuchen konnte unter Berücksichtigung der Versuchsanstellung bei Ackerrotklee und in der Tendenz auch bei Weißklee durch Behandlung mit Gibberellinsäure eine Förderung der Blütenbildung und eine positive Beeinflussung des Blühablaufes erreicht werden. Eine weitere Nachprüfung dieser Ergebnisse ist vorgesehen.

Literatur

Bommer, D.: Vortr. Symp. „Eigenschaften und Wirkungen der Gibberelline" 1960. — Cumming, B. C.: Canad. J. Plant Sci. **39**, 9—24 (1959); — Canad. J. Bot. **37**, 1027—1048 (1959); **37**, 1049—1062 (1959). — Kising, W.: Z. Acker- u. Pflbau. **91**, 65—119 (1949). — Pedersen, A.: Kgl. Veterinaer- og Landbahøjskoles, Kopenhagen, Medd. 24 (1945). — Rogalina, T. S.: Ref. i. d. russ. Zschr. „Die Natur", H. 7 (1959). — Schulze, E.: Z. Acker- u. Pflbau. **103**, 198—226 (1957). — Seiffert, M., u. W. Skirde: Z. Acker- u. Pflbau. **108**, 253—271 (1959). — Skirde, W.: Z. Pflanzenzücht. **44**, 157—174 (1960a); — Temperatur und Rotkleeblüte. 1960b (wird veröff.). — Stoddart, J. L.: J. Agr. Sci. **52**, 161—167 (1959); — Nature **184**, 559 (1959); — Schriftliche Mitteilung v. 18. Aug. 1960. — Wittwer, S. H., and M. J. Bukovac: Econ. Botany **12**, 213—255 (1958).

Untersuchungen zur Beeinflussung der generativen Entwicklung der Kartoffelpflanze durch Gibberellin

Von

H. Krug

Institut für Pflanzenbau und Saatguterzeugung der Forschungsanstalt für Landwirtschaft Braunschweig-Völkenrode

(Direktor: Prof. Dr. O. Fischnich)

Die Kartoffelzucht wird mit großer Intensität betrieben. Neue Sorten entstehen fast ausschließlich aus Kreuzungen. Da der Anteil erfolgversprechender Sämlinge sehr gering ist, und viele Sorten mit wertvollem Erbgut kaum oder gar nicht zur Blüte gelangen, kommt einer Förderung der generativen Entwicklung der Kartoffelpflanze große Bedeutung zu. Wir haben dies sowohl durch photoperiodische Beeinflussung der Kartoffelpflanze als auch durch Behandlung mit Gibberellinsäure versucht. Bisher konnten folgende Erkenntnisse gewonnen werden [*1, 3*]:

1. Die Blütenbildung einiger Kartoffelsorten wird durch Gibberellin im Kurztag ermöglicht, im Langtag gleichfalls oder verstärkt.

2. Beginn und Dauer des Blühens lassen sich durch die Wahl des Behandlungstermins beeinflussen.

3. Eine starke Blühförderung wird nach Anwendung relativ hoher Gibberellinmengen erzielt (etwa 100 μg in ein- und mehrmaliger Gabe).

4. Bei Verwendung fertilen Pollens bildeten gibberellinbehandelte Pflanzen Beeren mit normal ausgebildeten und keimfähigen Samen. Pollen gibberellinbehandelter Pflanzen brachten nur geringen Erfolg.

In Fortsetzung dieser Untersuchungen prüfen wir den Einfluß von Gibberellin (Gibrel der Firma Merck u. Co., Kaliumsalz der Gibberellinsäure) auf Kartoffelsorten verschiedener Blühwilligkeit unter möglichst vielseitigen Umweltbedingungen. Dazu werden die Pflanzen im Winter bei unterschiedlichen Lichtbedingungen und parallel zum Jahr 1959 im Frühjahr ins Freiland ausgepflanzt. Neben der Blütenbildung beachten wir besonders die Beeren- und Samenbildung als Ausdruck der Fertilität.

Es sei vermerkt, daß in den folgenden Ausführungen die Begriffe Blütenbildung oder Blühwilligkeit nicht auf die Anlage der Blütenprimordien zu beziehen sind, da aus Knollen gezogene Kartoffelpflanzen stets Blütenprimordien bilden. Als entscheidendes Kriterium soll deshalb der mehr oder weniger starke Abwurf der bereits makroskopisch sichtbaren Blütenknospen angesehen werden.

Versuchsdurchführung und Ergebnisse
Versuche im Winter 1960

Bei den im Winter 1960 durchgeführten Versuchen wurden je 20 Pflanzen der „blühfreudigen" Sorte Olympia und der „blühträgen" Sorte Erstling bei einer Temperatur von durchschnittlich 16° C am Tage und 14° C des Nachts eintriebig unter den in Abb. 1 dargestellten Lichtbedingungen angezogen. Je 10 Pflanzen erhielten wöchentlich je 100 μg

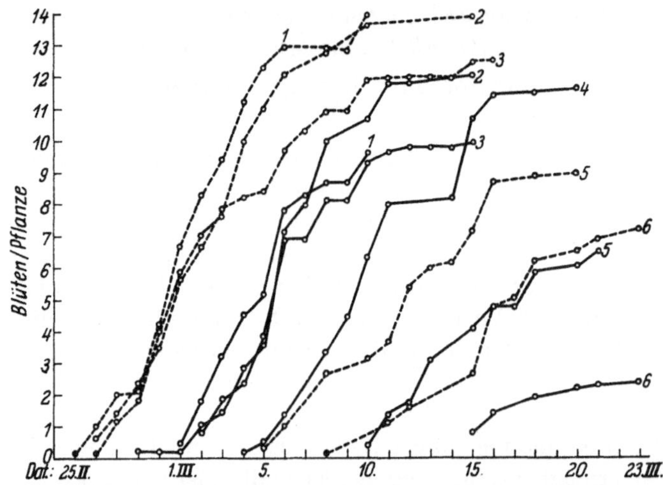

Abb. 1. Blütenbildung der Sorte Olympia in Abhängigkeit von der Zusatzbelichtung und Gibberellin-Behandlung. Aufgang 22. Jan. 1960; Zusatzlicht 18 Std/Tag; Tageslänge 21 Std. 1. Leuchtstoff-Hochdrucklampen a 400 W/m²c, 2. Leuchtstoff-Hochdrucklampen a 250 W/m², 3. Glühlampen 250 W/m², 4. Leuchtstofflampen b 250 W/m², 5. Tagverlängerung (200 lx Glühlampenlicht), 6. Kontrolle. ———— unbehandelt; - - - - - - wöchentlich 100 μg Gibberellin pro Pflanze

a HQL 250 W bzw. HQL 400 W der Firma Osram.

b L 40 W/31 R der Firma Osram.

c W/m² = elektrische Leistungsaufnahme der Lampen ohne Drossel pro Quadratmeter Versuchsfläche (bei 4 Lampen in quadratischer Aufhängung ist dies die Fläche aus dem quadrierten doppelten Achsenabstand).

Gibberellin in einem Wassertropfen auf die Sproßachsenspitze verabfolgt. Mit der Behandlung wurde 8 Tage nach dem Aufgang begonnen.

Gegenüber der Kontrolle wurden bei Olympia sowohl die Frühzeitigkeit des Blühens als auch die Zahl der sich öffnenden Blüten von der Tagverlängerung und im verstärkten Maße von dem Zusatzlicht hoher Intensität gefördert. Eine weitere Begünstigung war in sämtlichen Lichtvarianten nach Gibberellin-Behandlung festzustellen. Sie prägte sich um so stärker aus, je ungünstiger die Bedingungen für die Ausbildung der Blüten waren.

Bei der „blühträgen" Sorte Erstling erzielte die Gibberellin-Behandlung einen noch eindeutigeren Erfolg (Abb. 2). Die Abbildung

läßt erkennen, daß sich die Blüten bei den unbehandelten Pflanzen selbst
unter dem starken Zusatzlicht nur vereinzelt entfalteten. Unter dem Einfluß der Tagverlängerung und im Normaltag kam keine Pflanze zur Blüte.
Nach Gibberellin-Behandlung wurden im Normaltag keine, unter der
Tagverlängerung jedoch bereits 2,5 und unter dem Einfluß des starken
Zusatzlichtes 7,5 Blüten pro Inflorescenz und Pflanze (HQL 250 W/m²)
gezählt. Die Gibberellin-Behandlung konnte sich bei dieser Sorte nur unter

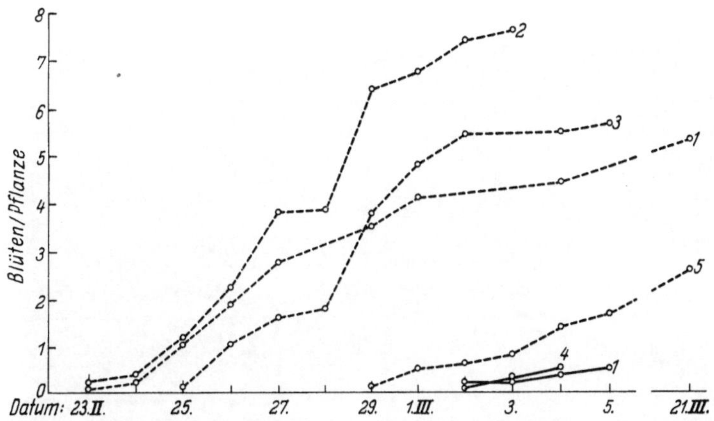

Abb. 2. Blütenbildung der Sorte Erstling in Abhängigkeit von der Zusatzbelichtung und Gibberellin-
Behandlung (Aufgang und Behandlung wie Abb. 1)

den für die Ausbildung der Blüten günstigeren Umweltbedingungen aus-
wirken. Mit der Blühförderung war wiederum eine beschleunigte Aufblüh-
folge verbunden.

Die „blühträge" Sorte Virginia wurde unter dem stärksten
Zusatzlicht von HQL-Lampen (400 W/m²) sowie im Normaltag geprüft.
Zur Blüte kam keine der Pflanzen. Ohne Gibberellin-Behandlung bildeten
sich normale Blütenknospen, die noch vor der Streckung der Inflorescenzstiele gelb wurden und abfielen. Nach frühzeitiger Gibberellin-Gabe wuchsen dagegen vollentwickelte Inflorescenz- und Blütenstiele (Abb. 3).
Diese trugen aber keine normal ausgebildeten Blütenanlagen, sondern
mit dem Auge kaum sichtbare rudimentäre Knospen. Begann die Behandlung bei Virginia zu einem Zeitpunkt, zu dem bereits gut entwickelte
Blütenknospen gebildet waren, dann konnte auch hier mit Hilfe von
Gibberellin eine von zehn Pflanzen zum Blühen gebracht werden.

Freilandversuch 1960

Im Freilandversuch 1960 wurde von je 25 Stauden der Sorte Olympia
1 Trieb gekennzeichnet und mit 5 bzw. 100 μg — wie oben beschrieben —

behandelt. Ein zweiter gleichwertiger Trieb erhielt gleichfalls eine Markierung, blieb aber unbehandelt. Je ein Trieb von 2 × 25 Stauden diente als Kontrolle.

Termine der Gibberellinbehandlung:
1. Vor dem Erscheinen der Blütenknospen;
2. Knospen gerade sichtbar (14 Tage nach 1);
3. gut entwickelte Blütenknospen, Inflorescenzstiele gestreckt (10 Tage nach 2).
Weiterhin zu Termin: 1 und 2. — 1, 2 und 3. — 2 und 3.

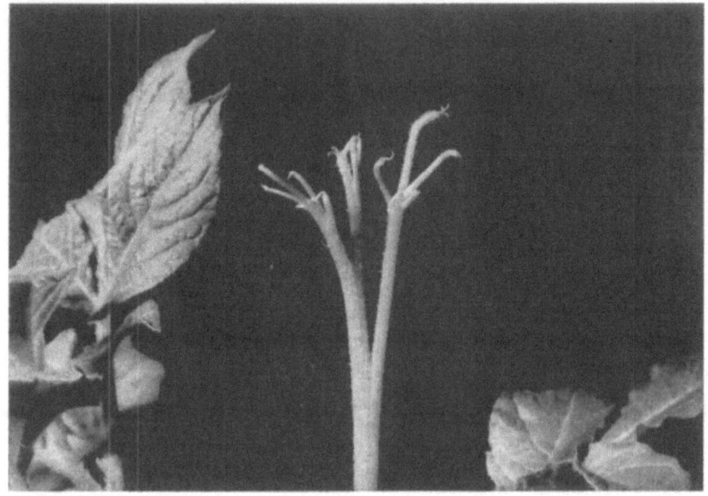

Abb. 3. Inflorescenz einer Pflanze der Sorte Virginia unter einem Zusatzlicht von HQL 400 W/m² nach wöchentlicher Gabe von je 100 μg Gibberellin (Aufgang 24. Jan. 1960; Aufnahme 3. Mai 1960)

In der Tendenz wurden bei Olympia gleiche Ergebnisse erzielt wie 1959. Bei einer Gabe von 100 μg/Trieb vor dem Erscheinen der Knospen (zu Termin 1) begann die Blüte früher und setzte stärker ein; durch späte Gaben (zu Termin 3) wurde sie verzögert und durch wiederholte Gaben (zu 1, 2 und 3) verlängert. Der Einfluß der Gibberellin-Behandlung war jedoch wesentlich schwächer als 1959 und im Winter 1960. Dies kann mit der außerordentlich reichen Blüte der meisten Kartoffelsorten im Sommer 1960 erklärt werden, die — parallel zu dem Ergebnis des Winterversuches — eine weitere Steigerung ausschloß.

Bei den „blühträgen" Sorten trat die Wirkung des Gibberellins auch im Freiland wieder stärker in Erscheinung.

Erstlingpflanzen (Abb. 4) wurden erstens 3mal alle 7 Tage mit 100 μg Gibberellin behandelt, zweitens 6mal alle 3 Tage mit der gleichen Menge. Eine dritte Parzelle blieb zur Kontrolle unbehandelt. Wie Abb. 4 zeigt, blühten nur behandelte Pflanzen. Die Blüte setzte nach der 6maligen Gabe geringfügig stärker ein, es ergaben sich jedoch gegenüber der 3maligen Behandlung im gleichen Zeitabschnitt keine wesentlichen Vorteile.

Corona reagierte auch deutlich, aber nicht so stark wie Erstling. Im trockenen Jahr 1959 konnte bei Corona kein Erfolg erzielt werden.

Den gleichen Behandlungen wie Corona und Erstling wurde auch Virginia unterzogen, doch wie im Winterversuch ohne Erfolg. Die frühzeitig behandelten Pflanzen blühten mit 0,7 Blüten pro Pflanze schwächer

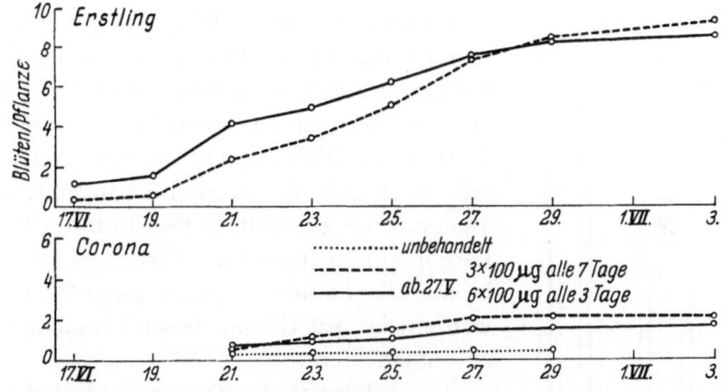

Abb. 4. Einfluß von Gibberellin auf die Blütenbildung einiger Kartoffelsorten (Freiland, Aufgang 10. Mai 1960)

als unbehandelte mit 2 Blüten pro Pflanze. Bei späterer Gibberellin-Gabe (zu Termin 2 und 3) war wiederum eine geringe, nicht signifikante Förderung festzustellen.

Pollen-Entwicklung

Ein Teil der Blüten der Sorte Olympia wurde mit Pollen unbehandelter Pflanzen und ein Teil mit solchen gibberellinbehandelter Pflanzen bestäubt. Bei der Entnahme des Pollens fiel auf, daß aus Antheren behandelter Pflanzen nur wenig Blütenstaub gewonnen werden konnte. Eine Wägung der Pollenmenge von je 50 Blüten ergab ein Gewichtsverhältnis von 1 zu 7 zugunsten der unbehandelten Pflanzen. Unter dem Mikroskop wurde nach Gibberellin-Behandlung ein hoher Anteil verkümmerter Pollenkörner gefunden. Um einen Maßstab für die Fertilität der Pollenkörner zu gewinnen, färbten wir solche behandelter und unbehandelter Pflanzen mit salzsaurem Carmin[1] an. Das Ergebnis für den Winter- und Freilandversuch gibt Tab. 1. In beiden Untersuchungen waren die Pollen gibberellinbehandelter Pflanzen zahlenmäßig geringer und zeigten einen niedrigeren Anteil rotgefärbter (fertiler) Pollenkörner. Die Differenzen sind nach dem χ^2-Test mit $P < 0,1\%$ gesichert.

---

[1] Siehe KESSELER, E. v.: Angew. Bot. **12**, 362—418 (1930).

Frucht-Entwicklung

Nach Handbestäubung erhielten wir dementsprechend weniger Früchte, wenn Pollen gibberellinbehandelter Pflanzen verwendet wurde. Für eindeutige Schlußfolgerungen war der Ansatz jedoch zu gering. Deutlicher zeichneten sich die Unterschiede in der Beerenbildung zwischen den behandelten und unbehandelten Trieben ab, wenn der Ansatz nach freier Abblüte einbezogen wurde. Das Ergebnis zeigt Abb. 5. Im Vergleich zur Kontrolle zeigten Triebe, die mit 100 µg, und abgeschwächt auch solche, die mit 5 µg behandelt wurden, einen zahlen- und gewichtsmäßig geringeren Beerenansatz ($P < 5\%$). Da die Befruchtung nach freier Abblüte bei Kartoffeln überwiegend durch Selbstung erfolgt, glauben wir, den geringen Ansatz auch auf die geminderte Fertilität der Pollenkörner zurückführen zu dürfen. Ob darüber hinaus die Samenanlagen negativ beeinflußt werden, ist auf Grund dieser Versuche nicht zu entscheiden.

Die gekennzeichneten, unbehandelten Triebe an Stauden, von denen ein Trieb behandelt wurde, wiesen dagegen im Vergleich zur Kontrolle einen geförderten Beerenansatz auf, ohne daß eine stärkere Blütenbildung stattgefunden hätte. In diesem Falle sind Pflanzen, deren Nachbarsprosse mit 100 µg behandelt wurden, im Vergleich zu den mit 5 µg behandelten Nachbarpflanzen stärker gefördert. Ein Hinweis, daß bei höheren Dosen eine

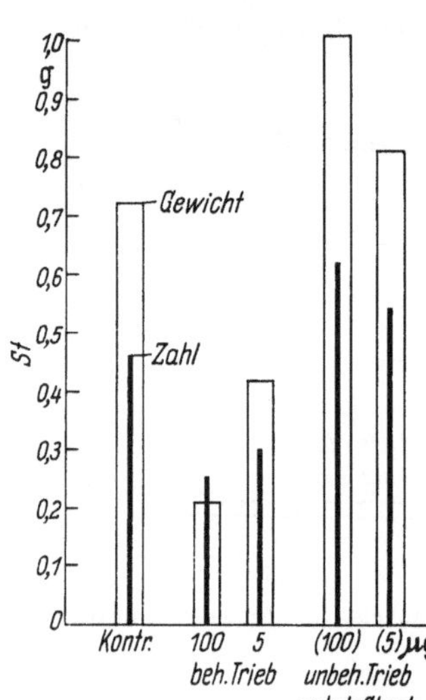

Abb. 5. Beerenansatz (⌀ der Behandlungen) der Sorte Olympia in Abhängigkeit von der Gibberellin-Behandlung (Aufgang 12. 5. 1960)

Tabelle 1. *Einfluß von Gibberellin auf die Pollenbildung der Sorte Olympia*

	Pflanzen unbehandelt		mit Gibberellin behandelt	
	Pollenkörner	rot (fertil)	Pollenkörner	rot (fertil)
Unter Glas + Zusatz-licht (Aufg. 22. 1. 60)	4193	33%	1836	14%
Freiland (Aufg. 12. 5. 60) . .	2031	35%	1545	26%

weitere Förderung erwartet werden kann. Nach dem χ^2-Test ergab sich für die Differenz der Zahl der Beeren zwischen der Kontrolle und dem unbehandelten Trieb (100 µg) ein P-Wert zwischen 5 und 10%. Da das gleiche Verhalten 1959 beobachtet wurde [3], dürfte ein Behandlungseinfluß wahrscheinlich sein.

In Verbindung mit den Untersuchungen von KNAPP (1960) könnte
man annehmen, daß das Gibberellin von den behandelten Pflanzen über
die Mutterknollen oder den Boden in die unbehandelten Pflanzen der
gleichen Staude wandert und dort — in geringerer Konzentration — die
Fertilität fördert. Daß eine Förderung des Fruchtansatzes bei Kartoffelpflanzen durch niedrige Gibberellin-Konzentrationen möglich ist, deuten
auch Stauden an, deren Laub zu Termin 1 mit einer Gibberellin-Lösung
besprüht wurde (Tab. 2).

Tabelle 2. *Einfluß von Gibberellin auf den Beerenansatz der Sorte Olympia nach
Besprühen des Laubes* (Aufg. 12. 5. 1960, Beh. 27. 5. 1960)

Konzentration (mg/l)	Blüten pro Staude	Beeren pro Staude	ø Beerengewicht (g)
125	28	2,08	1,73
250	26	1,28	1,73
500	28	1,24	1,60
1000	27	0,24	0,63

Die Zahl der gebildeten Beeren steht in Abhängigkeit von der Gibberellin-Konzentration. Mit abnehmender Konzentration wurden mehr
Beeren gezählt, ohne daß die Zahl der Blüten oder Inflorescenzen signifikant beeinflußt worden war. Desgleichen stieg das durchschnittliche
Beerengewicht. Die Kontrollpflanzen hatten nur sehr wenig Beeren gebildet. Es bedarf aber einer weiteren Prüfung, ob die in diesem Versuch
angedeutete Förderung des Beerenansatzes bei Anwendung niedriger
Konzentrationen in einem frühen Entwicklungsstadium zu Recht besteht.
Desgleichen war sowohl 1959 als auch 1960 ein erhöhter Beerenansatz bei
einem Besprühen des Laubes mit Gibberellin nach der Bestäubung festgestellt worden.

Zusammenfassung

Aus den Untersuchungen kann gefolgert werden, daß eine positive
Beeinflussung der generativen Entwicklung der Kartoffelpflanze durch
Gibberellin möglich ist. Sie ist vor allem dann zu erwarten, wenn die
Ausbildung der Blüten Hemmungen unterliegt. Diese können bedingt
sein durch die Tageslänge — im Kurztag —, durch Lichtmangel — im
Winter —, durch Faktoren, die die Wüchsigkeit beeinträchtigen — wie
die Trockenheit 1959 — oder durch geringe Blühwilligkeit der Sorten —
Erstling, Corona.

Bei „blühwilligen" Sorten (Olympia) unter günstigen Umweltbedingungen war eine weitere Blühförderung im nennenswerten Ausmaß nicht
zu erreichen. Ob diese Erscheinungen auf die Beteiligung des endogenen
Gibberellin-Spiegels zurückgeführt werden können, bleibt vorerst noch
offen. Der Nachweis von Gibberellin in Kartoffeln durch OKAZAWA (1959)
sowie SMITH und RAPPAPORT (1960) sprechen für diese Möglichkeit.

Bei der Sorte Virginia war nach hoher Gibberellin-Gabe in einem frühen Entwicklungsstadium lediglich eine Förderung des Wachstums der Inflorescenzstiele festzustellen. Auf die Ausbildung der Blütenknospen wirkte sich die Behandlung negativ aus. Da eine genetisch verankerte Impotenz zur Ausbildung von Blüten nicht vorliegt, erscheint das Verhalten der Sorte Virginia als ein weiterer Hinweis dafür, daß Gibberellin vorwiegend das Wachstum des subapikalen Meristems fördert [6], aber nicht der allein regulierende Faktor der Blütenbildung sein kann (siehe auch [4]). An dieser Sorte ergeben sich somit besondere Möglichkeiten, die Anwendung von Gibberellin zur Blühförderung spezieller zu untersuchen oder weiteren an der Blütenbildung beteiligten Faktoren nachzugehen.

Hohe Gibberellin-Gaben, die die Blütenbildung fördern, können die Ausbildung fertiler Pollenkörner beeinträchtigen. Der Beerenansatz war an diesen Trieben gering. Hingegen scheint Gibberellin bei geeigneter Konzentration und Zeit der Applikation den Fruchtansatz bei Kartoffelpflanzen positiv zu beeinflussen.

Über eine vorteilhafte Anwendung des Gibberellins zur Blühförderung mit gleichzeitig reichem Fruchtansatz sind daher weitere Untersuchungen notwendig. In Verbindung mit den hier beschriebenen Versuchen wurde der Einfluß von Gibberellin auf das vegetative Wachstum der Kartoffelpflanze, vor allem die Knollenbildung, geprüft. Hierüber soll zu einem späteren Zeitpunkt berichtet werden.

Literatur

[1] Fischnich, O., u. H. Krug: Kartoffelbau 10, 189—191 (1959). — [2] Knapp, R.: Naturwissenschaften 47, 285—286 (1960). — [3] Krug, H., u. O. Fischnich: Angew. Bot. 33, 207—221 (1959). — [4] Lang, A.: In: Photoperiodism and related phenomena in plants and animals. Am. Assoc. Adv. Sci., Publ. 55, 329—350 (1959). — [5] Okazawa, Y.: Proc. Crop Sci. Soc. Japan 28, 129—133 (1959). — [6] Sachs, R. M., A. Lang, C. F. Bretz, and J. Roach: Am. J. Bot. 47, 260—266 (1960). — [7] Smith, O. E., and L. Rappaport: Plant Physiol. 35, XXXIV—XXXV (1960).

Quelques Expériences Relatives à l'Induction du Port Volubile par l'Acide Gibbérellique

Par

L. Baillaud, Mlle Y. Courtot, P. Marsaud, Y. Monnier, J. P. Perney et H. Tavant

Institut Botanique de la Faculté des Sciences de Besançon

Plusieurs séries d'expériences sont en cours à Besançon pour préciser le rôle des gibbérellines dans le déterminisme des mouvements des tiges volubiles. Nous allons ici en relater quelques unes.

On connaît chez les Polygonacées des espèces volubiles et des espèces dressées; parmi les espèces dressées, le *Fagopyrum esculentum* est susceptible d'être volubile à l'obscurité, dans certaines conditions du moins (NOLL 1885). C'est pour cette raison qu'on a travaillé sur le Sarrasin (on a utilisé l'espèce *F. tataricum*). Des plantules du *F. tataricum* ont reçu sur leur apex, tous les jours, une goutte de solution d'acide gibbérellique à 1/10000; des plants témoins n'ont pas été traités. En aucun cas on n'a observé d'enroulement ni de tendance au port volubile. Les feuilles sont plus petites que chez les témoins et s'étalent très tôt perpendiculairement à la tige; c'est là une différence avec le comportement habituel (BAILLAUD 1960a) des feuilles des plantes grimpantes. La tige des plants traités est dans certains cas plus grêle que celle des témoins: ce serait le seul caractère morphologique qui permettrait un rapprochement avec les plantes volubiles.

On a expérimenté également sur une race volubile du *Phaseolus multiflorus*.

Des individus ont été cultivés en pot; à l'âge d'un mois ils étaient normalement enroulés sur leur tuteur mais leur croissance et leurs mouvements étaient achevés.

Quelques plants ont été prélevés et leur tige sectionnée dans le deuxième entrenœud. Certains bourgeons axillaires du premier nœud épicotylé ont reçu une goutte d'une solution d'acide gibbérellique à 1/10000 chacun des trois premiers jours (soit, au total, 0,01 mg, ou 10 γ, d'acide par bourgeon traité). Des plants témoins ont été décapités mais non traités. Le quatrième jour les bourgeons des plants non traités mesuraient de 1 à 18 mm et ne présentaient pas de mouvements révolutifs appréciables; chez les plants traités les rameaux axillaires atteignaient jusqu'à 17 cm, soit environ 10 fois plus que les témoins. L'accélération de la croissance s'accompagne d'un mouvement révolutif de plus en plus ample; voici quelques caractères de ce mouvement qui a été observé avec les techniques de A. TRONCHET (1942). La période est voisine de 80 mn; la trajectoire a des dimensions variables (les graphiques de la fig. 1 montrent des cas où le diamètre de la trajectoire varie par exemple de 8 cm, relevé d, à 16 cm, relevé a; la trajectoire est toujours parcourue (vue de dessus) dans le sens inverse des aiguilles d'une montre comme c'est normal pour un *Phaseolus*; cette trajectoire est, approximativement, orientée vers le haut mais elle n'est pas plane: l'apex subit des variations périodiques de hauteur. Les variations de hauteur s'accompagnent de variations de la vitesse linéaire: dans le cas b ces variations sont très faibles, dans les cas c et d elles sont plus nettes (un maximum de hauteur par révolution en c et en d, un maximum de vitesse linéaire tendant à coïncider avec le maximum de hauteur, en d surtout), enfin les variations sont très nettes dans le cas a (variations parallèles simultanées de la hauteur et de la vitesse qui présentent chacune deux maximums et deux minimums par révolution). Cette variabilité des caractères du mouvement selon les tiges n'est pas exceptionnelle chez les plantes volubiles: si on se

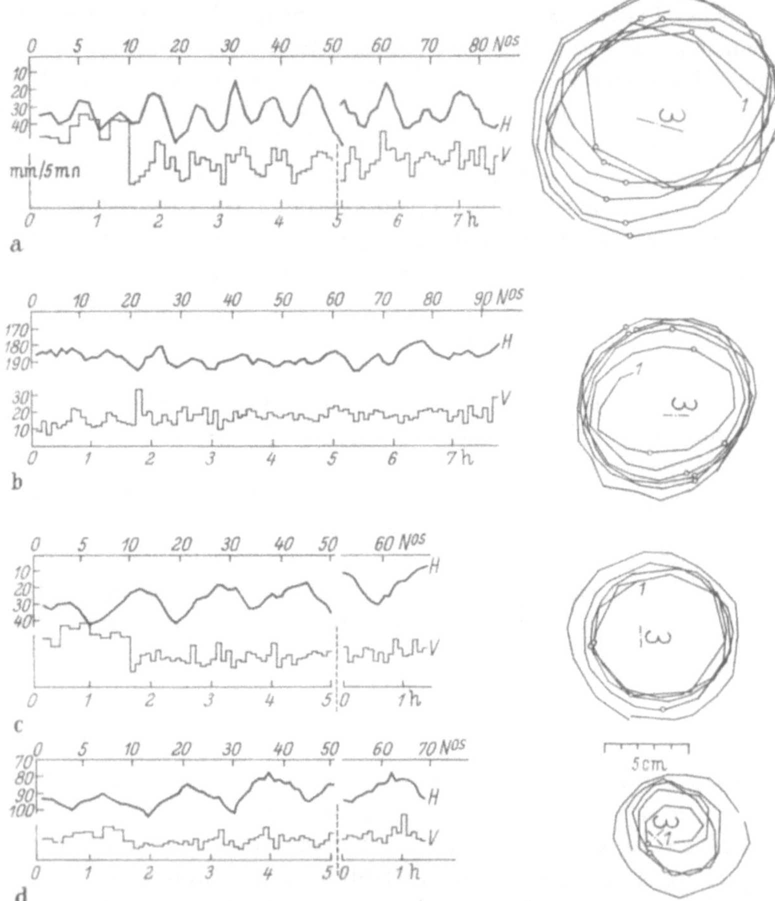

Fig. 1. *Phaseolus multiflorus:* Mouvement révolutif exécuté par des rameaux axillaires après traitement à l'acide gibbérellique. A droite projection orthogonale des trajectoires sur un plan horizontal; ω: point d'immobilisation du rameau; les deux traits dessinés de part et d'autre d'ω représentent la direction des feuilles portées par la région de plus grande courbure ou immédiatement inférieures; a: premier relevé; les gros points noirs représentent les maximums de hauteur de l'apex; l'échelle est la même pour les 4 observations (voir relevé d). A gauche, pour chaque relevé, deux courbes; la courbe supérieure, en trait continu représente les variations de la hauteur de l'apex (mesurée par la distance de l'apex à la vitre); la courbe inférieure, en escalier, représente les variations de la vitesse linéaire de l'apex (vitesse moyenne par intervalles de 10 ou de 5 mn, exprimée en mm/5 mn) en fonction du temps (au dessous des courbes l'axe des abscisses indique le temps en heures; l'axe horizontal au dessus des courbes indique le numéro des relevés)

reporte aux douze types de mouvements confrontés par Baillaud (1960b), le cas d est très analogue aux types I et II (observés notamment chez le *Dioscorea batatas*, Baillaud 1957, fig. 20 mesures 70—100, le

Bowiea volubilis, idem fig. 17 mesures 20—50, l'*Ipomaea hederacea* idem fig. 45, le *Cuscuta odorata*, A. et J. Tronchet 1950, fig. 11 mesure 1—40, et le *Mandevillea suaveolens*, Courtot 1953, fig. 5); le cas a est apparenté aux types VII, VIII et X [observés notamment, avec plus ou moins de netteté, chez le *Dioscorea batatas*, Baillaud 1957, fig. 20 mesures 140—210 (VII), l'*Ipomaea hederacea*, idem fig. 27 mesures 25—60 (VIII) et le *Cuscuta odorata*, A. et J. Tronchet 1950, fig. 5 mesures 18—32 (VIII), fig. 7 mesures 20—36 (VIII) et (X) fig. 9 mesures 20—35]; quant aux faibles oscillations de la vitesse des cas b et c elles rappellent celles observées chez diverses plantes volubiles (*Convolvulus sepium*, A. et J. Tronchet 1946, fig. 2 et 3, *Mandevillea suaveolens*, Courtot 1953, fig. 8). Ainsi ces tiges traitées ont acquis un comportement très semblable à celui des plantes volubiles non traitées.

D'autres plants du même lot, qui avaient achevé leur croissance et leurs mouvements, ont reçu le traitement par l'acide gibbérellique sur leur bourgeon apical. Quelques jours plus tard ils ont repris leurs mouvements révolutifs, alors que les témoins, non traités, restaient immobiles.

Le *Phaseolus multiflorus* utilisé dans ces expériences est capable de manifester des mouvements révolutifs spontanés bien classiques. Les expériences que nous venons de relater montrent que l'acide gibbérellique est capable de provoquer l'anticipation du mouvement révolutif des bourgeons axillaires (Marsaud, Courtot et Baillaud) et aussi de remettre en route l'activité révolutive d'une tige sénescente.

D'autres expériences (Baillaud et Monnier, Monnier et Baillaud) portent sur une variété naine du *Phaseolus vulgaris* («supermétis grain chamois strié vert et blanc»). Chez la forme volubile de cette espèce la croissance globale est rapide pendant le développement de plusieurs entrenœuds. Chez la forme naine la croissance ralentit rapidement à partir de l'épanouissement de la première paire de feuilles; c'est à ce stade qu'on a commencé le traitement par l'acide gibbérellique: la croissance est alors activée et la courbe de croissance tend à ressembler à celle de la forme volubile. Parmi les plantes traitées on n'a pas constaté de modifications dans la floraison. Du point de vue morphologique et anatomique la plante acquiert la plupart des caractères des plantes volubiles: les entrenœuds atteignent une dizaine de cm, la tige est très grêle, les feuilles restent appliquées contre la tige jusque dans la zone d'allongement et n'achèvent leur développement qu'à plus de 20 cm de l'apex (mais les bourgeons axillaires sont plus étirés que chez les *Phaseolus* spontanément volubiles). En outre les tiges traitées présentent des mouvements révolutifs semblables à ceux des tiges volubiles normales (fig. 2); ces mouvements ont les caractères qui suivent.

Quelques heures après l'application de l'acide se déclenche un mouvement révolutif suivant une trajectoire d'abord petite puis de dimensions de plus en plus grande: cette trajectoire, vue de dessus, apparaît comme grossièrement spiralée; quelques jours plus tard le grand diamètre de la trajectoire atteint par exemple 16 cm environ; la durée de la période est

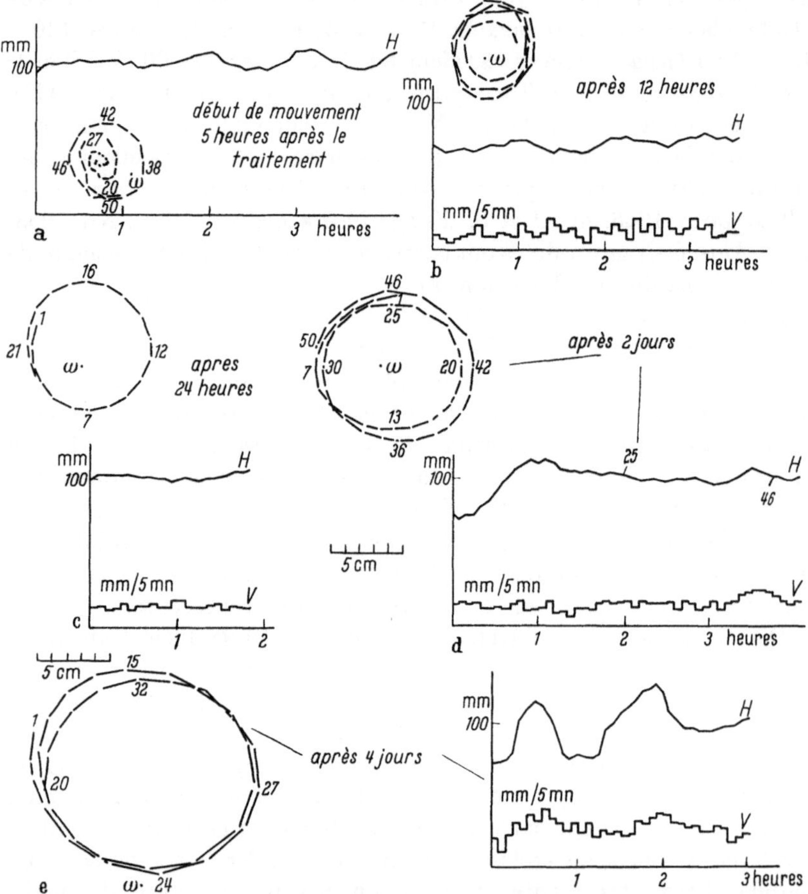

Fig. 2. *Phaseolus vulgaris.* Variété naine traitée par l'acide gibbérellique. De a à e mouvements révolutifs exécutés par des tiges observées de plus en plus longtemps après le début du traitement. Mêmes conventions que pour la fig. 1, sauf pour la hauteur de l'apex qui est exprimée en mm au-dessus du point d'immobilisation ω.

comprise entre 1 h 15 et 2 h et elle semble au moins aussi brève dans les tout premiers stades que plus tard. Parmi les graphiques, celui qui concerne la tige traitée depuis le plus longtemps montre des variations simultanées appréciables de la hauteur et de la vitesse linéaire de l'apex: un maximum et un minimum par révolution (types I et II de Baillaud 1960 b). La région de plus grande courbure a la structure observée de manière habituelle chez les plantes spontanément volubiles (cf. Baillaud 1957): assise amylifère, très faible différenciation du bois.

Parmi l'ensemble des expériences que nous venons de décrire, les seuls résultats positifs ont été obtenus avec des *Phaseolus*; on peut essayer de les relier en les présentant de la manière suivante: chez les *Phaseolus* la croissance de la tige peut être limitée ou empêchée par plusieurs types de mécanismes parmi lesquels le nanisme héréditaire (*P. vulgaris* nain), l'inhibition apîcale et la sénescence de la plante; dans ces trois cas l'acide gibbérellique provoque la croissance (bourgeon axillaire du *P. multiflorus* volubile et bourgeon terminal du *P. vulgaris* nain) ou permet sa reprise (tige âgée); cette croissance s'accompagne d'un mouvement révolutif comparable à celui des tiges spontanément volubiles caractérisé en particulier (cf. BAILLAUD, sous presse) par un rythme endogène à période brève très différente de celle des rythmes écologiques naturels (cf. BAILLAUD, JEREBZOFF et COURTOT 1960, JEREBZOFF, COURTOT et BAILLAUD 1960) et par une polarité latérale constante (cf. BAILLAUD 1957).

Bibliographie

BAILLAUD, L.: Thèse Sciences Besançon 1957. Ann. sci. Univ. Besançon, sér. 2, Bot. **11** (1958 paru 1959), 1—238, premier tirage polycopié (1957); **12**, (1958) 81—88 (1960a); — C. R. Acad. Sci. (Paris) **251**, 1406—1408 (1960b); — Mouvements d'exploration et d'enroulement des organes volubiles. Chap. V du T. XVII/2 de RUHLAND: Handbuch der Pflanzenphysiologie. Berlin-Göttingen-Heidelberg: Springer (sous presse). — BAILLAUD, L., S. JEREBZOFF et Y. COURTOT: Suggestions en vue d'un essai de classification et de nomenclature des rythmes biologiques. Polycopié (1960). — BAILLAUD, L., et Y. MONNIER: C. R. Acad. Sci. (Paris) **250**, 4032—4034 (1960); — La périodicité de la croissance d'un Haricot rendu volubile par l'acide gibbérellique. Soc. for biol. Rhythm, 7th Conference, Siena, summaries p. 3 (1960); — Le rythme de l'allongement d'un Haricot nain rendu volubile par l'acide gibbérellique. Minerva Medica (sous presse). — COURTOT, Y.: Ann. sci. Univ. Besançon, 8, Bot. 1, 3—27 (1953). — JEREBZOFF, S., Y. COURTOT et L. BAILLAUD: Propositions pour un essai de classification et de nomenclature des rythmes biologiques. Polycopié (1960). — MARSAUD, P., Y. COURTOT et L. BAILLAUD: Acide gibbérellique et mouvements révolutifs chez le *Phaseolus multiflorus*. Bull. Soc. fr. Physiol. végét. (sous presse). — MONNIER, Y., et L. BAILLAUD: C. R. Acad. Sci. (Paris) **251**, 425—426 (1960). — NOLL, F.: Bot. Ztg. **43**, 664—670 (1885). — TRONCHET, A.: Ann. Univ. Lyon, sér. 3, Sciences, Section C, Sc. nat. **3**, 27—44 (1942). — TRONCHET, A., et J. TRONCHET: Ann. sci. Franche-Comté 1, 57—69 (1946); — Bull. Soc. Hist. nat. Doubs **53**, 51—58 (1949) et Ann. sci. Univ. Besançon **5**, Bot. 1, 21—28 (1950).

M. BAILLAUD a aussi montré un film sur le sujet: **La croissance de plants de Zinnia elegans JACQ. cultivés en lumière continue et temperature uniforme. Modifications induites par application de l'acide gibbérellique.** Ce film a été réalisé par le Pr. A. TRONCHET, Mme. J. TRONCHET et J. P. PERNEY. Des informations sur le contenu de ce film ont déjà été publiées ou sont en train d'être publiées. Il s'agit des publications suivantes:

Baillaud, L.: Les mouvements périodiques du Zinnia elegans et l'acide gibbérellique: commentaire d'un film. Minerva Medica (sous presse). — Tronchet, A.: Rev. Horticole No. 2338, 3 p. (1960a). — Tronchet, A.: Bull. Soc. Fr. Physiol. Vég. 6, 65 (1960b). — Tronchet, A., J. Tronchet et J. P. Perney: C. R. Acad. Sci. 250, 576—578, 1328—1330 (1960). — Baillaud, L., et J. P. Perney: (1962, sous presse).

Essai de Coordination des Faits Expérimentaux Concernant l'Induction du Port Volubile par l'Acide Gibbérellique

Par

L. Baillaud et Mlle Y. Courtot

Institut Botanique de la Faculté des Sciences de Besançon

Les plantes volubiles sont généralement des plantes de grande taille et à croissance rapide. Certaines d'entre elles, au moins chez les espèces cultivées, présentent des races «naines» caractérisées à la fois par une taille petite et un port non volubile (notamment le *Phaseolus vulgaris* et l'*Ipomaea hederacea*). Il semble que ce nanisme génétique soit un caractère récessif monofactoriel (Mendel 1866, Mackie et Smith 1935, R. W. Allard 1953 par exemple). Or on sait que l'acide gibbérellique est capable de faire acquérir un port élevé à des races naines de plantes qui possèdent aussi, à l'état spontané, des races de grande taille; la réaction est variable suivant les cas: traitées par des gibbérellines, les variétés naines du *Lolium perenne* (Cooper 1958), du *Vicia faba* (Brian et Hemming 1955), ou de l'*Hordeum sativum* (références dans Phinney et West 1960) atteignent une grande taille; celles du *Pisum sativum* (Brian et Hemming 1955) et du *Lathyrus odoratus* (Brian, Hemming et Lowe 1959), à vrilles, deviennent réellement grimpantes; d'autres deviennent volubiles: *Phaseolus vulgaris* (Brian et Hemming 1955) et *Ipomaea hederacea* (Ogawa et Imamura 1960).

A la suite de telles observations a été suggérée l'hypothèse d'un lien entre le port grimpant et l'action de substances du type «gibbérelline». Pour nous en tenir au cas plus précis du port volubile, Lona, Bocchi, Borghi et Peri ont proposé d'admettre que les races volubiles possèdent spontanément des substances physiologiquement analogues aux gibbérellines ou manquent de certains facteurs inhibiteurs: les gibbérellines pourraient ainsi remplacer le gêne «grande taille» (Lona).

Nous voudrions essayer de coordonner ce qu'on sait des rapports entre les gibbérellines et le volubilisme.

Dès 1951, Mitchell, Skaggs et Anderson ont extrait, à partir des graines non mûres du *Phaseolus vulgaris*, des substances actives sur la croissance; parmi ces substances pouvaient se trouver des auxines (Nitsch et Nitsch 1955) et probablement des gibbérellines. Plus tard West et Phinney (1957, 1959), Corcoran (1959) (cité par Phinney et West 1960) et Ogawa et Imamura (1958) ont extrait des graines du *Phaseolus vulgaris* des substances analogues aux gibbérellines; le rendement en facteurs actifs varie avec l'âge et le poids de la graine (Ritzel 1957): rappelons avec Chouard (1958) qu'il est particulièrement élevé au stade où la jeune graine subit son maximum d'accroissement. Les dosages de Murakami (1959b) portant sur des graines mûres d'espèces non grimpantes, d'espèces à vrilles et d'espèces volubiles (Tableau 1) semblent montrer une plus grande activité de facteurs analogues aux gibbérellines chez les espèces volubiles. Mentionnons encore les expériences d'Ogawa et Imamura (1960) sur les graines du *Phaseolus angularis* et des *Ipomaea bona-nox (Calonyction bona-nox), hederacea (Pharbitis nil), quamoclit (Quamoclit pinnata)* et *angulata (Q. angulata)* et celles de Murakami (1959a) sur les graines non mûres des *Phaseolus angularis* et *Wistaria chinensis*. Il semble que même les graines des variétés naines des plantes volubiles aient les mêmes propriétés (*Ipomaea hederacea:* Ogawa et Imamura 1958). Quelle est la nature chimique des facteurs actifs du type gibbérelline? Les graines non mûres du *Phaseolus multiflorus* ont été spécialement étudiées (Radley 1958 et thèse 1960); suivant MacMillan et Suter (1958) et suivant MacMillan, Seaton et Suter (1959 et surtout 1960) cités par Brian (1960 et sous presse), le rendement en gibbérellines par kg de graines serait d'environ 2 mg de A_1, 1 mg de A_5, 1 mg de A_6, et 16 mg de A_8; les graines non mûres du *P. vulgaris* n'ont fourni que les gibbérellines A_1 et A_5 (West et Murashige 1958, Phinney et Neely 1958, Radley; voir aussi Phinney et West 1960). Parfois la substance n'a pu être identifiée à une gibbérelline connue (*Wistaria chinensis:* Murakami 1959a). Enfin pour terminer ce paragraphe consacré aux gibbérellines des graines des plantes volubiles, ajoutons que des cultures de tissus provenant des cotylédons du *Phaseolus vulgaris* produisent

Tableau 1

Espèces non grimpantes	Espèces à vrilles	Espèces volubiles
Raphanus sativus: 0	*Tropaeolum majus:* 7	*Calonyction aculeatum:* 10
Malus pumila: 0,3	*Cardiospermum halica-*	*Quamoclit pinnata:* 22
Lupinus luteus: 11	*cabum:* 1,5	*Ipomaea batatas:* 90
Vicia faba: 2	*Luffa cylindrica:* 0,3	*Pharbitis nil:* 30
Citrus natsudaidai: 0	*Citrullus vulgaris:* 0,4	*Cuscuta japonica:* 47
Solanum lycopersicum: 0	*Cucumis sativus:* 0,85	
Helianthus annuus: 0,5		
Lactuca sativa: 0,25		

μg d'équivalent de gibbérelline A pour 100 g de graines sèches d'après Murakami.

des substances du type gibbérelline (Nickell 1958). L'ensemble de ces données semble indiquer que les espèces volubiles possèdent des facteurs du type gibbérelline dans la graine aussi bien chez les races naines que chez les races élevées.

Les plantules du *Phaseolus vulgaris* nain libèrent des substances susceptibles, après applications sur l'apex, de provoquer l'allongement d'un *Phaseolus* nain (Clode 1959): ce qui a été dit des graines pourrait s'appliquer aussi aux racines de la jeune plante.

L'apparente similitude, au moins momentanée, des individus des variétés naines et volubiles semble se maintenir dans la tige, au stade plantule, chez le *Phaseolus vulgaris*. Les données expérimentales portent sur la sensibilité à des apports de gibbérellines exogènes et sur des dosages de substances endogènes.

Lockhart (1959) n'a pas vu de différences de sensibilité à l'acide gibbérellique entre une race naine et une race volubile du *P. vulgaris*, aussi bien à l'obscurité qu'à la lumière; ajoutons ici que pour les deux types de plantes l'acide gibbérellique est plus efficace à la lumière qu'à l'obscurité: ce serait même le seul cas connu d'une plante naine à peu près insensible à l'acide gibbérellique à l'obscurité (Lockhart propose d'admettre que, chez le *Phaseolus*, le nanisme ne peut se manifester qu'à la lumière, comme si les gibbérellines endogènes des *Phaseolus* nains étaient inhibées ou détruites par la lumière). En dehors du rôle de la lumière, ces expériences laissent penser que les différences physiologiques entre les variétés naines et volubiles ne se manifestent pas avant un certain stade de développement (stade qui pourrait correspondre à l'âge de la manifestation normale du volubilisme).

L'application d'acide gibbérellique perturbe profondément l'équilibre des auxines et des gibbérellines présentes naturellement dans l'apex des *Phaseolus*, aussi bien pour des *Phaseolus* nains que pour des volubiles (Nitsch 1958, Nitsch et Nitsch 1959). L'appareil végétatif des *Phaseolus* contient des gibbérellines surtout localisées dans la région apicale (Radley 1960, Brian sous presse); on en trouve aussi bien chez les variétés naines que chez les variétés volubiles; Nitsch (1959) n'a pas trouvé de différences appréciables entre les deux formes.

Chez les plantes volubiles, tout comme chez les plantes dressées, l'application d'acide gibbérellique modifie la croissance. Dès 1939 Yabuta et Hayashi (cités par R. A. Gray 1957) étudiaient le comportement du *Phaseolus mungo (P. radiatus)* et de l'*Ipomaea purpurea*; la réaction est faible chez l'*Ipomaea versicolor* suivant Lona, Bocchi, Borghi et Peri; chez l'*Ipomaea hederacea (= Pharbitis nil* Chois.) l'accélération de la croissance est plus nette pour une variété naine que pour une grande (Okuda 1959). La réaction est nette chez un *Phaseolus vulgaris* volubile (Gundersen 1958, León et Rafols 1959); elle l'est aussi chez un

Phaseolus nain (THURBER, DOUGLAS et GALSTON 1958, cités aussi par Mme BOUILLENNE-WALRAND 1958): elle est au moins aussi appréciable dans le premier cas que dans l'autre (NITSCH et NITSCH 1959). Cette accélération de la croissance s'accompagnerait d'une augmentation du nombre des cellules (GREULACH et HAESLOOP 1958, FEUCHT et WATSON 1958) et de leur longueur (FEUCHT et WATSON 1958) et peut-être d'une augmentation de la masse sèche (GRAY 1937 contredit par THURBER, DOUGLAS et GALSTON qui n'ont pas constaté de modification nette de la masse fraîche ni de la masse sèche); les dimensions des feuilles sont augmentées (GRAY 1957): dans les feuilles l'acide gibbérellique augmente la dimension des cellules et, à l'obscurité, les divisions cellulaires (HUMPHRIES 1958, HUMPHRIES et WHEELER 1960).

L'action des gibbérellines sur la croissance de plantes volubiles ou de variétés naines de plantes habituellement volubiles a permis d'utiliser comme test les plantules de l'*Ipomaea hederacea* (OGAWA et IMAMURA 1958) et celles du *Phaseolus vulgaris* (voir par exemple CLODE 1959 et divers travaux cités par PHINNEY et WEST 1960, comme celui de MITCHELL, SKAGGS et ANDERSON 1951).

Pour terminer cette revue de travaux concernant les relations entre les gibbérellines et la croissance des plantes volubiles, indiquons que l'action des gibbérellines sur la levée de l'inhibition apicale chez le *Phaseolus vulgaris* a permis (KATO 1958) de préciser les interactions entre les gibbérellines et l'acide naphtyl-acétique: l'A.N.A. maintient l'inhibition après la décapitation sauf si on lui associe une dose suffisante de gibbérellines[1].

Les travaux de LONA et de ses collaborateurs (depuis 1956) montrent que l'acide gibbérellique peut rendre volubiles certaines plantes; dès 1957, P. CHOUARD nous suggérait un rapprochement entre les effets des gibbérellines et les recherches faites à Besançon sur les mouvements révolutifs. On a d'emblée admis (BAILLAUD 1958) que le volubilisme observé à Parme résultait d'un mouvement révolutif d'exploration (A. TRONCHET 1958, BAILLAUD sous presse).

Ceci nous conduit à poser la question: quels sont les effets de l'acide gibbérellique sur le port volubile et, d'abord, sur les mouvements révolutifs ?

Le *Zinnia elegans* (une variété naine) traité par l'acide gibbérellique, subit un allongement de sa tige et présente des mouvements révolutifs de faible amplitude; il ne peut pas s'enrouler (autrement dit, il ne devient

---

[1] Les connaissances chimiques sur l'action des gibbérellines chez les plantes volubiles sont encore très succinctes. Indépendamment des interactions avec l'A.N.A. on peut citer par exemple les relations avec les substances de croissance endogènes (que nous avons signalées ci-dessus) et les relations avec les pigments anthocyaniques (voir plus loin).

pas volubile): on l'a vu ailleurs. Certaines plantes normalement dressées sont volubiles à l'obscurité ou à l'ombre (*Vincetoxicum, Solanum dulcamara, Fagopyrum:* Noll 1885 et divers autres); on peut à priori penser que l'acide gibbérellique aura une action sur ces plantes; les seuls résultats obtenus concernent un *Fagopyrum*: on a vu qu'ils sont négatifs. Rappelons encore les résultats relatifs aux *Phaseolus*: un *Phaseolus* nain, traité, s'anime d'amples mouvements révolutifs (résultat signalé aussi par Brian, Grove et MacMillan 1960) et devient franchement volubile (cf. aussi Nétien 1959); il présente quelques différences avec un *Phaseolus* volubile normal (bourgeons axillaires un peu plus grêles), différences peut-être imputables à l'emploi d'une gibbérelline déterminée; chez un *Phaseolus* volubile, l'acide gibbérellique provoque l'anticipation des mouvements révolutifs des bourgeons axillaires et la reprise de ceux du bourgeon terminal sénescent. Enfin d'autres résultats positifs méritent d'être commentés. Chez le *Convolvulus sepium* l'acide gibbérellique rend «manifestement volubiles» les stolons; ce volubilisme apparaît dans des portions jeunes qui sont très peu affectées (ou qui ne le sont pas du tout) (J. Tronchet 1960 et sous presse) par la pigmentation anthocyanique caractéristique des stolons (cf. Baillaud 1957). Un port plus ou moins typiquement grimpant ou volubile a été induit par l'acide gibbérellique (Lona, Bocchi, Borghi et Peri 1957) chez des plants de *Lactuca scariola* et de *Glycine soja*. En ce qui concerne le *Lactuca*, les expériences de A. Tronchet et J. Marchal montrent que l'acide gibbérellique tendrait peut-être à faire du *L. saligna* non pas une plante volubile mais une plante à vrilles.

Ainsi l'acide gibbérellique provoque des réactions très différentes suivant les plantes. Comme le suggère Lona (notion reprise notamment par Chouard 1958) les espèces sont diversement prédisposées à acquérir un port grimpant; on peut se demander si les plantes les plus capables de rester vigoureuses et d'acquérir un port typiquement grimpant sous l'influence de l'acide gibbérellique ne tendent pas à appartenir, précisément, aux espèces qui possèdent déjà des variétés grimpantes viables[2].

---

[2] A l'issue de cet exposé le Pr. Chouard nous a demandé si on connaît des caractères autres que l'aptitude au volubilisme elle-même permettant de distinguer parmi les plantes dressées celles qui sont susceptibles de devenir volubiles de celles qui ne le sont pas sous l'influence d'un traitement par l'acide gibbérellique. On manque totalement de données précises dans ce domaine. Lona a suggéré l'importance des affinités dans la classification systématique (cas des Légumineuses par exemple; indépendamment de toute expérimentation il est certain que quelques familles sont plus riches que d'autres en plantes grimpantes). Peut-être des indications pourraient-elles être fournies par une connaissance approfondie du déterminisme de certains caractères des plantes grimpantes comme la convergence de la forme des feuilles ou des folioles de nombreuses espèces (cf. la ressemblance des feuilles de *Tamus* et de *Convolvulus*) ou comme les «anomalies» histologiques.

Tableau 2

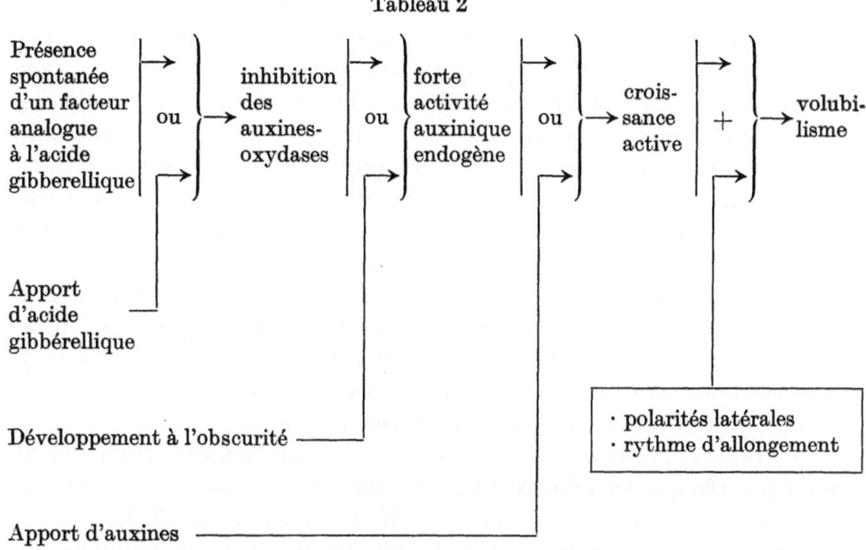

Le tableau 2 donne une interprétation simplifiée et hypothétique des relations entre le volubilisme et les gibbérellines. Ce tableau s'appuie sur les faits suivants: les plantes volubiles ont une croissance rapide; elles sont riches en auxines dans leur région motrice (GRADMANN 1928, SĂLĂGEANU 1945—1948); d'ailleurs grâce à un traitement auxinique KLANKE (1957) a pu restituer une activité révolutive à des tiges rendues immobiles par une décapitation *(Cuscuta lupuliformis)*. La forte activité auxinique liée au volubilisme pourrait être due à une faible destruction des auxines endogènes; effectivement la zone motrice semble pauvre en auxines-oxydases (PILET 1957a, PILET et BAILLAUD 1957, BAILLAUD 1957) et d'autre part l'obscurité, qui contribue à la conservation des auxines, favorise le volubilisme[3]. La faible activité des auxines-oxydases serait peut-être causée par leur inhibition par des facteurs particuliers qui pourraient être des gibbérellines, endogènes ou non (cf. les idées soutenues par PILET 1957b); l'activité des facteurs endogènes du type

---

[3] Le Pr. VON DENFFER fait observer que la lumière peut au contraire être indispensable au volubilisme. Des expériences très démonstratives ont en effet été réalisées par ZIETZ (1954) et par KLANKE (1957) sur des *Cuscuta*. Il se peut que les plantes ne réagissent pas toutes de la même manière, puisque TEODORESCO (1942 par exemple) a montré que pour beaucoup d'espèces volubiles l'enroulement se maintient longtemps à l'obscurité; ce résultat est indépendant de la nécessité éventuelle d'avoir été éclairées à des stades précédents du développement ou de recevoir de la lumière sur des feuilles autres que celles des rameaux étudiés. Il reste enfin bien entendu qu'un très petit nombre seulement d'espèces normalement dressées peuvent être rendues volubiles par l'étiolement.

«gibbérelline» ou l'absence de cette activité serait sous une proche dépendance des gènes déterminant la grande taille ou le nanisme. Cet enchaînement de relations pourrait permettre d'interpréter la grande vitesse de croissance des plantes volubiles; bien entendu cela ne suffit pas. Pour qu'une plante soit capable de s'enrouler il faut qu'elle présente d'amples mouvements révolutifs, ce qui implique l'existence d'un rythme de l'allongement de chaque génératrice et d'une coordination (polarité latérale par exemple) entre le rythme de l'allongement de chacune (Baillaud 1958). Ce point est essentiel et fait apparaître le rôle primordial de facteurs dont le déterminisme n'est pas connu (on se trouve peut-être ici devant un phénomène analogue au cas des *Pisum:* lorsque de l'acide gibbérellique est déposé sur une plante appartenant à une variété naine de *Pisum,* il peut la rendre non seulement grande, mais aussi grimpante, parce que cette plante possède des vrilles).

Ce tableau présente des points faibles que nous tenons à souligner. Il n'est pas sûr que les gibbérellines agissent sur la croissance en inhibant les auxines-oxydases (cf. notamment Kato et Katsumi 1958); il n'est pas prouvé que les mêmes plantes puissent être rendues volubiles indifféremment par l'acide gibbérellique, par le développement à l'obscurité ou par un apport d'auxines; il n'est pas certain que le volubilisme induit par l'acide gibbérellique chez les stolons du *Convolvulus sepium* s'accompagne d'une élévation du taux de croissance; enfin, malgré des indices nombreux, on ne peut pas considérer comme rigoureusement démontré pour la généralité des cas que les plantes volubiles diffèrent des naines par leur aptitude à produire des substances du type gibbérelline. Tel quel cependant ce tableau coordonne un certain nombre des faits connus: il aidera peut-être à mettre en évidence le caractère fragmentaire et insuffisant de certaines données.

Ainsi les relations entre les gibbérellines et le volubilisme peuvent elles être étudiées de manière assez directe par la recherche des gibbérellines endogènes susceptibles de se trouver chez les plantes volubiles ou non volubiles et par l'observation de l'effet d'apports artificiels de gibbérellines sur la croissance et sur les mouvements révolutifs.

D'autres manières d'aborder le problème seraient peut-être à chercher dans l'étude de divers phénomènes de la physiologie du développement. Considérons par exemple les mécanismes de la mise à fleur; le *Convolvulus sepium* possède deux types de rameaux longs; les uns sont volubiles et fertiles, ils fleurissent; les autres sont rampants et stériles; si, exceptionnellement, l'extrémité d'un stolon se relève spontanément et devient volubile, elle peut porter, elle aussi, des fleurs (cf. Baillaud 1957); chez l'*Ipomaea hederacea* l'effet des gibbérellines sur l'allongement est indissociable de leur effet sur la mise à fleur (Ogawa et Imamura 1960); de la même manière la relation entre le volubilisme spontané et l'aptitude à la floraison pourrait être un argument en faveur de l'hypothèse du rôle déterminant d'un facteur du type «gibbérelline» dans ces deux phénomènes. Ajoutons à ce sujet que le port volubile est parfois considéré comme une manifestation du photopériodisme: suivant les races des *Phaseolus* étudiés la tige reste courte ou s'allonge en jours courts ou en jours longs (ALLARD 1948: *P. vulgaris, lunatus, coccineus* et *polystachios*, BORTHWICK et HENDRICKS 1960). Un autre domaine de la physiologie du développement qui demanderait peut-être à être confronté avec la physiologie du volubilisme est celui de la dormance des bourgeons; nous manquons de données précises sur ce point; mais quelques observations éparses tendent à montrer que l'apex des pousses volubiles est peu apte à entrer en dormance: ainsi chez le *Convolvulus sepium* l'extrémité des stolons est capable de se tubériser en fin de saison et de passer l'hiver (formation d'entre-nœuds très courts), tandis que les pousses volubiles portent des fruits et meurent; il semblerait que le volubilisme soit, pour un rameau, un caractère irréversible; de tels faits pourraient être l'objet de diverses interprétations: ainsi on peut supposer que l'apex des pousses volubiles a une forme trop effilée pour qu'il soit apte à devenir un bourgeon dormant (cf. notions analogues dans CHOUARD 1949), ou bien que les facteurs du type «gibbérelline» qu'il contient constituent un empêchement permanent à l'entrée en dormance, étant donné le rôle que peuvent jouer les gibbérellines dans les levées de dormance.

Des données si fragmentaires permettent-elles de conclure? La découverte du rôle des gibbérellines a renouvelé les problèmes de la physiologie des plantes volubiles; de nombreuses expériences ont permis d'envisager ces problèmes sous des aspects variés: développement, croissance, mouvements; les gibbérellines agissent sur tous ces phénomènes: il apparaît de plus en plus clairement qu'elles jouent un rôle essentiel dans la manifestation du volubilisme.

Bibliographie

ALLARD, H. A.: In: A. E. MURNEEK and R. O. WHYTE: Vernalization and photoperiodism. Waltham: Chronica Botanica; pp. 101—119 (1948). — ALLARD, R. W.: Hilgardia **22** (11), 383—389 (1953). — BAILLAUD, L.: Thèse Sciences Besançon 1957, Ann. sci. Univ. Besançon, sér. 2, Bot. **11** (1958 paru 1959), 1—238, premier tirage polycopié (1957); — Année biologique **34**, n° 1—2, 17—28 (1958); — Mouvements d'exploration et d'enroulement des organes volubiles. Chap. V du T. XVII/2 de RUHLAND: Handbuch der Pflanzenphysiologie. Berlin-Göttingen-Heidelberg: Springer (sous presse). — BORTHWICK H. A., and S. B. HENDRICKS: Science **132**, n° 3435, 1223—1228 (1960). — BOUILLENNE-WALRAND, M.: Bull. Soc. roy. Sc. Liège **27**, n° 9—10, 227—246(1958) et Arch. Inst. Bot.(Liège) **25**, n° 2 (1957—1958).— BRIAN, P. W.: Lettre personnelle (1960); — Les gibbérellines, un nouveau groupe d'hormones végétales. Bull. Soc. fr. Physiol. vég. (sous presse). — BRIAN, P. W., J. F. GROVE and J. MACMILLAN: Fortschr. Chem. org. Naturstoffe **18**, 350—433 (1960). — BRIAN, P. W., and H. G. HEMMING: Physiol. Plant. **8**, 669—681 (1955). —

Brian, P. W., H. G. Hemming and D. Lowe: Physiol. Plant 12, 15—29 (1959). — Chouard, P.: Bull. Soc. bot. France, Mém. 31, 106—146 (1949); — Remarques, à l'occasion de la soutenance de thèse de L. Baillaud (1957, non publié); — Rev. hort. (Paris) n° 2222, 1792—1803 (1958). — Clode, J. J.: Portug. Acta biol., série A, 6 (1), 75—76 (1959). — Cooper, J. P.: New Phytologist 57, 235—238 (1958). — Corcoran, M. R.: Ph. D. thesis, Univ. of California, Los Angeles (1959). — Feucht, J. R., and D. P. Watson: Am. J. Bot. 45, n° 7, 520—522 (1958). — Gradmann, H.: Jahrb. wiss. Bot. 68, 446—478 (1928). — Gray, R. A.: Am. J. Bot. 44, 674—682 (1957). — Greulach, V. A., and J. G. Haesloop: Am. J. Bot. 45, n° 7, 566—570 (1958). — Gundersen, K.: Acta Horti Gotoburgensis 22 (4), 87—110 (1958). — Humphries, E. C.: Nature 181, 1081 (1958). — Humphries, E. C., and A. W. Wheeler: J. exp. Bot. 11, n° 31, 81—85 (1960). — Kato, J.: Physiol. Plant. 11, n° 1, 10—15 (1958). — Kato, J., and M. Katsumi: Naturwissenschaften 45, n° 14, 344 (1958). — Klanke, H. W.: Diss. Gießen (1957). — León, A. de, y W. de Rafols: Anales Inst. nacion. Investig. agron. (Madrid) 8 (4), 807—845 (1959). — Lockhart, J. A.: Publ. n° 55 of the Am. Ass. for the Adv. of Science (R. B. Withrow: Photoperiodism and related phenomena in plants and animals), pp. 217—221 (1959). — Lona, F.: Publ. n° 34, sér. B, de l'U.I.S.B. (Colloque international sur le photopériodisme, Parma), 141—167 (1957 paru 1959). — Lona, F., A. Bocchi, R. Borghi e A. Peri: Nuov. Giorn. bot. ital. 63, n° 4, 496—506 (1956 paru 1957). — Mackie, W. W., and F. L. Smith: J. Am. Soc. Agron. 27, 903—909 (1935). — MacMillan, J., J. C. Seaton and P. J. Suter: Communication orale à l'Amer. chem. Soc., New York, 7 septembre (1960). — MacMillan, J., and P. J. Suter: Naturwissenschaften 45, 46 (1958). — Mendel, G.: Verh. Naturf. Ver. Brünn 4, 3—47 [trad. fr.: Ann. Ec. nat. sup. agron. (Toulouse) 2, 111—154 (1954)] (1866). — Mitchell, J. W., D. P. Skaggs and W. P. Anderson: Science 114, 159—161 (1951). — Murakami, Y.: Bot. Mag. Tokyo 72, n° 848, 36—43 (1959a); 72, 438—442 (1959b). — Nétien, G.: Bull. mens. Soc. linn. Lyon 28 (6), 197—199 (1959). — Nickell, L. G.: Science 128, n° 3315, 88—89 (1958). — Nitsch, J. P.: The regulation of plant growth and flowering through chemical substances. 15ème Congrès Intern. Hortic. Nice (1958 sous presse); — Lettre personnelle (1959). — Nitsch, J. P., et C. Nitsch: Bull. Soc. bot. France 102, 528—537 (1955); — Bull. Soc. fr. Physiol. vég. 5, n° 1, 20—23 (1959). — Noll, F.: Bot. Z. 43, 664—670 (1885). — Ogawa, Y., u. S. Imamura: Proc. Japan Acad. 34, n° 9, 631—632 (1958); — Bot. Mag. Tokyo 73, n° 862, 125—132 (1960). — Okuda, M.: Bot. Mag. Tokyo 72, 443—449 (1959). — Phinney, B. O., and P. M. Neely: Plant Physiol. 33, Suppl. p. XXXVIII (1958). — Phinney, B. O., and C. A. West: Annual Review Plant Physiol. 11, 411—436 (1960). — Pilet, P. E.: Lettre personnelle (1957a); — C. R. Acad. Sci. (Paris) 245, 1327—1328 (1957b). — Pilet, P. E., et L. Baillaud: C. R. Acad. Sci. (Paris) 244, 1530—1531 (1957). — Radley, M.: Ann. Bot. (London), N. S. 22, 297—307 (1958); — The occurence of gibberellin-like substances in higher plants. M. Sc. Thesis Univ. London (1960). — Ritzel, M. B.: Plant Physiol. 32, Suppl., p. XXXI—XXXII (1957). — Sălăgeanu, N.: Acad. roum. Bull. Sect. sci. 27, n° 3, 306—323 (1945); 28, n° 7, 487—500 (1946); 30, n° 10, 674—694 (1948). — Teodoresco, E. C.: Ann. sci. Univ. Jassy, 2ème sect. (Sc. nat.), 28 (1), 84—130 (1942). — Thurber, G. A., J. R. Douglas and A. W. Galston: Nature 181, 1082—1083 (1958). — Tronchet, A.: Bull. Soc. Hist. nat. Doubs 61, 67—80 (1957—1958 paru 1960) et Ann. sci. Univ. Besançon sér. 2, Bot. 14 (1960); 1er tirage polycopié (1958). — Tronchet, A., et J. Marchal: Action de la gibbérelline sur la croissance et les mouvements de Lactuca saligna L. Bull. Soc. Hist. nat. Doubs (sous presse). — Tronchet, J.: Bull. Soc. Hist. nat. Doubs 62 (3), 65—66 (1960); — Action de l'acide gibbérellique sur les rameaux rampants de Convolvulus sepium. Volubilisme et modifications du contenu biochimique. Etude par chromatographie sur papier. Bull. Soc. fr. Physiol. vég. (sous presse). — West, C. A., and K. H. Murashige: Plant Physiol. **33**, Suppl., p. XXXVIII (1958). — West, C. A., and B. O. Phinney: Plant Physiol. **32**, Suppl., p. XXXII (1957); — J. Amer. chem. Soc. 81, 2424—2427 (1959). — Zietz, H.: Biol. Zbl. **73**, n° 3—4, 129—155 (1954).

Action Particulière des Doses Elevées de Gibbérelline sur la Croissance des Entre-Noeuds de Pois (Pisum sativum)

Par

Anna Jouanneau-Skakoun

Laboratoire du Phytotron du C.N.R.S., Gif-sur-Yvette (S. O.) France

Parmi les nombreux travaux concernant l'action biologique de la gibbérelline, beaucoup portent sur la stimulation de la croissance [*1, 2, 3, 7*]. Nous nous sommes proposé d'analyser de plus près les mécanismes de cette croissance, et nous voulons attirer ici l'attention sur une particularité biométrique qui accompagne l'emploi des doses élevées de gibbérelline, et sur les déductions que l'on peut en tirer. Nous avons utilisé comme matériel une variété de Pois nain: *Pisum sativum* (variété «Annonay») en portant l'attention sur la marche de la croissance en longueur d'un entre-noeud déterminé.

Onze lots de 7 plantes sont traités par des doses croissantes d'acide gibbérellique (= GA_3) en solution alcoolique de 0,1 à 102,4 gammas (c'est-à-dire $2^{10} \cdot 0,1$ gamma) par plante. La solution de GA_3 est déposée en 1 ou 2 microgouttes sur une des folioles de la première vraie feuille insérée au noeud 3 (les noeuds sont numérotés à partir du nœud cotylédonaire appelé nœud 0). A partir du jour du traitement, la taille de chaque entrenœud est mesurée à intervalles réguliers.

L'étude portera principalement sur un entrenœud qui n'est pas encore développé au moment du traitement: l'entrenœud compris entre les nœuds 5 et 6 (en abrégé: e 5—6).

Les courbes de croissance de l'entrenœud 5—6 en fonction du temps chez les témoins comme chez les plantes traitées, sont des sigmoïdes (fig. 1). La durée de la croissance est la même dans tous les cas mais la vitesse de croissance est accrue chez les plantes traitées. Pour ces dernières, l'entrenœud examiné atteint une longueur finale plus grande en rapport avec la dose de GA_3 reçue. Ce rapport est bien illustré en inscrivant en ordonnée la taille finale et en abscisse le logarithme de la dose appliquée (fig. 2). En effet, cette figure 2 nous montre une relation approximativement proportionnelle (dans la limite des erreurs expérimentales), au logarithme de la dose, jusqu'à 6,4 gammas de gibbérelline par plante, puis un palier indiquant que la dose optimale de gibbérelline est atteinte, puis dépassée sans apparence de toxicité.

Pour l'analyse plus poussée de la marche de la croissance la représentation semi-logarithmique est plus expressive: ce sont les logarithmes des tailles atteintes à chaque instant qui sont portés en ordonnée le temps figurant en abscisse (fig. 3).

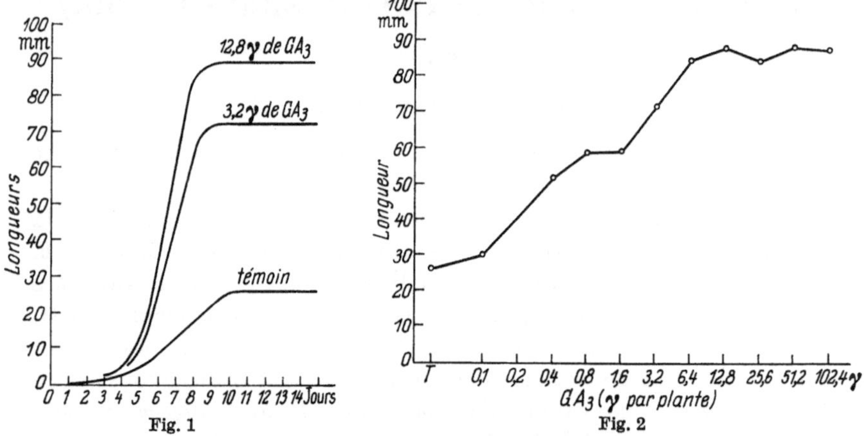

Fig. 1. Courbe de croissance de l'entrenœud 5—6 de plantes témoins et de plantes traitées par 3,2 gammas de GA₃ et 12,8 gammas de GA₃

Fig. 2. Courbe de la longueur atteinte en fin de croissance par l'entrenœud 5—6, en fonction des doses croissantes de GA₃ reçues

Ainsi la figure 3 concerne l'entrenœud 5—6 des plantes témoins. Elle permet de distinguer trois parties:

1°) Une partie initiale dite «exponentielle» (la ligne droite représente la première partie de la sigmoïde en coordonnées ordinaires, partie qui est assez exactement une exponentielle).

2°) Une partie dite «linéaire» (qui correspond à la seconde partie linéaire de la sigmoïde, celle où un phénomène freinateur fait apparaître un point d'inflexion et ralentit la croissance).

3°) Un palier qui indique la fin de la croissance de l'entrenœud.

Si nous considérons le même entrenœud 5—6, mais chez des plantes traitées par de petites doses de gibbérelline, par exemple par 3,2 gammas de GA₃, on observe le même type de courbe de croissance, mais la taille maximale atteint une longueur supérieure à celle du témoin (fig. 4). La droite représentant l'exponentielle possède une pente plus forte et l'allongement pendant la phase «linéaire» est plus important.

Ce fait se vérifie également pour des doses de 0,1 gamma, 0,4, 0,8 et 1,6 gammas de GA₃ (tableau 1). La longueur de l'entrenœud à la fin de l'exponentielle et son accroissement pendant la partie «linéaire» augmentent avec la dose de GA_3 reçue, mais les durées de ces deux phases restent identiques pour toutes ces doses. Jusque là, les résultats ici rapportés

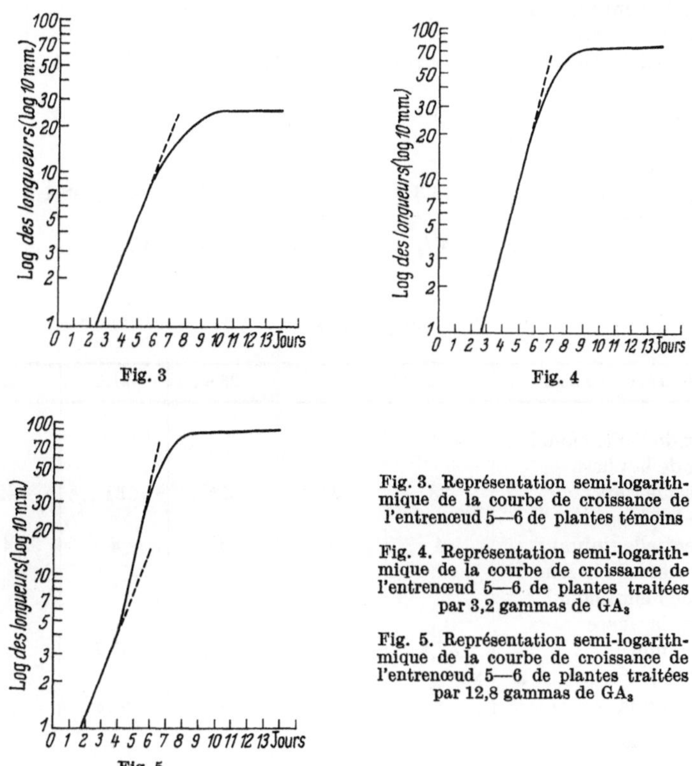

Fig. 3

Fig. 4

Fig. 5

Fig. 3. Représentation semi-logarithmique de la courbe de croissance de l'entrenœud 5—6 de plantes témoins

Fig. 4. Représentation semi-logarithmique de la courbe de croissance de l'entrenœud 5—6 de plantes traitées par 3,2 gammas de GA_3

Fig. 5. Représentation semi-logarithmique de la courbe de croissance de l'entrenœud 5—6 de plantes traitées par 12,8 gammas de GA_3

sont conformes aux données classiques de la croissance et précisent ce que l'on dit d'habitude sur l'effet de la gibbérelline sur l'élongation des entrenœuds.

Mais l'analyse de la croissance du même entrenœud 5—6 lors du traitement par des doses plus élevées (par exemple 12,8 gammas) (figure 5) montre un phénomène nouveau qui n'est bien apparent que dans la représentation semi-logarithmique ici adoptée: c'est une rupture de pente pendant la phase «exponentielle». Ceci se retrouve également pour tous les entrenœuds de plantes traitées par des doses égales ou supérieures à 6,4 gammas de GA_3. Les accroissements de longueur (tableau 2), au cours des phases «exponentielle» et «linéaire», ainsi que leurs durées, restent sensiblement constantes dans les limites de ces doses, mais la taille maximale atteinte après réception de 6,4 gammas de GA_3 n'est pas dépassée par les doses immédiatement plus élevées.

10*

Tableau 1

Doses de GA$_3$ (γ par plante)	0	0,1	0,4	0,8	1,6	3,2	6,4
Longueur de l'entrenœud à la fin de la phase exponentielle (mm). . .	9,2	10	12	17	20	24	28
Durée de la phase exponentielle (jours) . .	4	4	4	4	4	4	4
Acroissement de la longueur de l'entrœud pendant la phase linéaire (mm) . .	16,3	20	30	38	40,5	48,1	57,4
Durée de la phase linéaire (jours)	$4^1/_2$	$4^1/_2$	$4^1/_2$	4	$4^1/_2$	4	4

Tableau 2

Doses de GA$_3$ (γ par plante)	6,4	12,8	25,6	51,2	102,4
Longueur de l'entrenœud à la fin de la phase exponentielle (mm) . . .	28	27	32	31	29
Durée de la phase exponentielle (jours) .	4	4	4	4	4
Accroissement de la longueur de l'entrenœud pendant la phase linéaire (mm)	57,4	61,5	53,5	57,7	58,4
Durée de la phase linéaire (jours)	4	$4^1/_2$	4	$4^1/_2$	4

Par conséquent, l'analyse des courbes en échelle semi-logarithmique indique:

1°) que la gibbérelline augmente le taux de croissance de l'entrenœud quelle que soit la dose employée, au moins jusqu'à des doses très élevées;

2°) qu'à partir de 6 gammas de GA$_3$ par plante, une cassure de la droite représentant la phase initiale «exponentielle» marque une accélération supplémentaire de la croissance.

3°) Qu'il est remarquable, cependant, que la taille finale de l'entrenœud 5—6 reste identique pour toutes les quantités de GA$_3$ immédiatement supérieures à 6 gammas.

Que peut-on déduire de ces observations biométriques ?:

L'augmentation de la croissance provoquée par la gibbérelline est due à deux processus différents: stimulation de la multiplication ou de l'élongation.

WADA [8] observe que la gibbérelline n'affecte que l'élongation dans le cas des poils staminaux de *Tradescantia*. Cependant SACHS et LANG [7] montrent que la gibbérelline favorise la multiplication cellulaire, principalement dans la région subapicale de la tige de Jusquiame. Les recherches sur les entrenœuds de la tige de *Phaseolus vulgaris* [4, 5] montrent que le nombre de noyaux est plus élevé dans les tiges traitées alors que la taille des cellules varie peu par rapport aux témoins. Donc, la gibbérelline augmente dans ce cas la multiplication cellulaire, l'élongation intervient pour permettre aux cellules-filles de regagner la taille des cellules-mères. Ceci est confirmé par le travail de ROBERT [6] sur la région subapicale de Pois nain «Annonay». Il est donc probable que la gibbérelline favorise aussi dans le cas des entrenœuds de pois, d'une part la multiplication, et d'autre part l'élongation des cellules pour leur permettre d'atteindre une taille semblable à celle des cellules du témoin. Ceci se traduirait par l'augmentation de la pente de l'exponentielle et par l'accroissement de longueur constaté pendant la phase «linéaire». La cassure de l'exponentielle observée pour des doses supérieures à 6 gammas de GA_3, indiquerait soit l'accélération des processus physiologiques en cours, soit l'apparition d'un processus nouveau.

L'emploi de doses supérieures à 6 gammas de GA_3 apporte pourtant deux faits apparemment contradictoires: d'une part la taille finale de l'entrenœud qui ne varie plus, d'autre part la cassure de la partie exponentielle traduisant une accélération supplémentaire de la croissance qui devrait provoquer une élongation normalement plus grande, ce qui n'est pas. Il faudrait analyser systématiquement ce problème par l'étude cytologique minutieuse de l'entrenœud en fonction du temps et de diverses concentrations de gibbérelline.

Bibliographie

[1] BRIAN, P. W., and H. G. HEMMING: Physiol. Plant. 8, 669—681 (1955). — [2] BRIAN, P. W., H. G. HEMMING and D. LOWE: Physiol. Plant. 12, 15—29 (1959), — [3]. CHOUARD, P. Rev. hort. (Paris) 2222, 1792—1803 (1958). — [4] FEUCHT, J. R., and D. P. WATSON: Amer. J. Bot. 45, 520—522 (1958). — [5] GREULACH, V. A., and J. G. HAESLOOP: Amer. J. Bot. 45, 566—570 (1958). — [6] ROBERT, D.: Rev. cyt. et biol. vég. 22, 131—150 (1960). — [7] SACHS, R. M., and A. LANG: Science 125, 1144—1145 (1957). — [8] WADA, B.: Japan. J. Genetics, suppl. 2, 24—28 (1949).

Die Bedeutung des Blattalters
für die Gibberellinreaktion von Reben

Von

G. Alleweldt

Forschungsinstitut für Rebenzüchtung Geilweilerhof

Die Applikation von Gibberellinsäure auf ältere, ausgewachsene Blattspreiten führt bei den europäischen Kulturreben *(Vitis vinifera)* und bei einigen interspezifischen Kreuzungsstämmen zu einer signifikanten Wuchsförderung und zu charakteristischen Blattveränderungen. Bei den amerikanischen Wildarten wie *V. riparia* und bei den gebräuchlichsten Unterlagssorten im Weinbau bleiben unter den gleichen Bedingungen alle sichtbaren Gibberellinsymptome aus. Somit ist das Gibberellinreaktionsvermögen von Reben mit Beobachtungen an anderen Gattungen und Arten vergleichbar, wonach die Gibberellinsensibilität nahe verwandter Pflanzen sehr unterschiedlich sein kann. Die vorliegenden Ausführungen sollen daher einen Beitrag zu der Frage liefern, welches Prinzip für das Auftreten einer sortentypischen Gibberellinempfindlichkeit verantwortlich zu machen sei, zumal speziell bei Reben zwischen dem Gibberellinreaktionsvermögen einer Sorte und ihrem photoperiodischen Verhalten eine enge Beziehung festzustellen war (1960).

Material und Methoden

Als Versuchspflanzen dienten einjährige 2 Augen-Stecklinge, die in Tontöpfen mit einem oberen Durchmesser von 10 cm und einer Kompost-Sand-Torf-Mischung unter Beigabe eines anorganischen Volldüngers gepflanzt wurden. Bei den verwendeten Pfropfungen handelt es sich um einjährige Pflanzen. Alle Versuche wurden in einem nur bedingt wärmeregulierbaren Gewächshaus durchgeführt.

Die Applikation von Gibberellinsäure (GS) erfolgte in Abständen von 4 bis 8 Tagen durch Auftropfen wäßriger Lösungen auf die Blattoberseite mittels einer 1 ml-Pipette oder durch Eintauchen der Sproßspitze in verschiedene GS-Konzentrationen. Netz- oder Haftmittel wurden in der Regel nicht verwendet und die GS-Stammlösungen nie länger als 8—10 Tage in einem Kühlraum von $+ 5°$ C aufbewahrt. In den Untersuchungen über die Gibberellintranslokation wurde GS als Lanolingemisch (10 mg GS/1 g Lanolin) ringförmig auf das Sproßachsengewebe aufgetragen.

Als Gibberellin-Präparate standen Gibberellinsäure der Fa. Boehringer & Söhne, Mannheim-Waldhof, und K-Gibberellat (Gibrel) der Fa. Merck, Sharpe & Dohme, Holland, zur Verfügung. Den genannten Firmen bin ich für die freundliche Überlassung des Gibberellins zu besonderem Dank verpflichtet.

Ergebnisse

Bereits früher wurde vereinzelt bei den als gibberellinunempfindich angesprochenen Sorten eine schwache Gibberellinreaktion beobachtet, besonders in den ersten Testversuchen, in denen bei der Applikation von

GS auf die Blattoberseite das Blattalter nur eine geringe Beachtung erfuhr. Es wurde darum zwischen der Gibberellinsensibilität einer Sorte und dem Alter des mit GS behandelten Blattes eine enge Beziehung vermutet, was durch eingehende Experimente bestätigt werden konnte (Abb. 1). Grundsätzlich ist die Applikation von GS auf das Sproßmeristem — durch Eintauchen der Sproßspitze in wäßrige GS-Lösungen — bei allen Sorten bedeutend wirksamer als das Auftropfen einer gleich

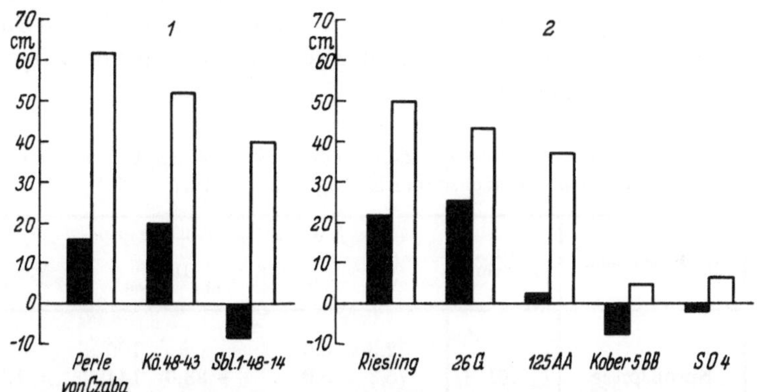

Abb. 1. Die Wuchslängenzunahme einiger Rebensorten nach Applikation von GS auf ältere Blätter (schwarze Säule) oder auf das Sproßmeristem (weiße Säule). Versuch 1: ältere Blätter: 500 mg/l GS (521 γ GS/Pflanze); Sproßmeristem: 100 mg/l GS (66 γ GS/Pflanze). Versuch 2: ältere Blätter: 1000 mg/l GS (1364 γ GS/Pflanze); Sproßmeristem: 500 mg/l GS (315 γ GS/Pflanze)

hohen GS-Dosis auf ältere Blätter, wobei selbst einige der bisher als gibberellinunempfindlich bezeichneten Sorten charakteristische Gibberellinsymptome zeigten. Auf Grund der in Abb. 1 dargelegten Befunde ist eine Einteilung der Rebensorten in drei Reaktionstypen möglich:

1. Hohes Gibberellin-Reaktionsvermögen nach Applikation von GS auf Sproßspitze und Blatt (Riesling, Perle von Czaba, Kö-48-43, 26 G).

2. Hohes Gibberellin-Reaktionsvermögen nach Applikation von GS auf die Sproßspitze, jedoch unempfindlich gegenüber dem Auftropfen von GS auf ältere Blätter (Sbl. 1-48-14, 125 AA).

3. Kein Gibberellin-Reaktionsvermögen nach Applikation von GS auf Sproßspitze oder Blatt (Kober 5 BB, SO 4).

Zahlreiche weitere Sorten verschiedenster Abstammung, die in der Folgezeit getestet wurden, ließen sich in eine der drei genannten Reaktionsgruppen einordnen.

Eine Verwendung von Benetzungsmitteln, beispielsweise Natriumlaurylsulfonat, oder das Eintauchen älterer Blätter in GS-Lösungen führte zu keiner Reaktionsverschiebung.

Die Gibberellinreaktion von Sorten der Gruppe 2 ist nach Eintauchen der Sproßspitze in GS-Lösungen konzentrationsabhängig, nicht aber nach Auftropfen von Gibberellin auf ältere Blätter (Tab. 1). Die optimale GS-Konzentration lag bei der hier untersuchten Sorte Riparia G 80 bei etwa 500 mg/l GS, doch war bereits durch eine Konzentration von 50 mg/l etwa 50—60% der maximal erreichbaren Wuchsförderung zu erzielen. Unter Kurztagbedingungen (Tageslänge 10 Std) waren die Reaktionen bei gleicher GS-Applikation schwächer, aber in ihrer Art unverändert. Bei den sehr gibberellinempfindlichen Sorten der 1. Reaktionsgruppe, die der Einfachheit halber als „*vinifera*-Reaktionstypen" bezeichnet werden sollen, traten GS-Schäden — wie Nachlassen der Wuchsförderung und Vergilben junger Blätter — schon nach Anwendung von Konzentrationen über 100 mg/l GS auf.

Tabelle 1. *Die Wachstumsreaktion von Riparia G 75 in Abhängigkeit von der GS-Konzentration* (Versuchsdauer 52 Tage, 23. 5.—14. 7. 1960)

GS mg/l	GS-Behandlung	GS γ/Pflanze	Wuchslängenzunahme in cm				
			x	$\pm m$	Diff. abs.	rel.	P %
0	—	—	52,3	5,0	—	100	—
50	Sproßspitze	61	75,3	5,0	+ 23,0	144	< 1,0
100	Sproßspitze	153	76,7	5,7	+ 24,4	146	< 1,0
500	Sproßspitze	603	92,4	5,1	+ 40,1	177	< 0,1
1000	Sproßspitze	1325	88,1	5,8	+ 35,8	168	< 0,1
1000	Blatt	1303	57,3	3,0	+ 5,0	110	—

Bei gleicher GS-Behandlung ist die mit der Wuchslängenförderung verbundene Erhöhung der Blatt- oder Nodienzahl bei den „*riperia*-ähnlichen" Reaktionstypen (Gruppe 2 und 3) deutlich schwächer, was wiederum eine einseitige Förderung des Internodiumwachstums zur Folge hat.

Wenn nun, wie die bisherigen Versuche zeigten, die Applikation von GS auf ausgewachsene Blattspreiten bei bestimmten Sorten keine Wuchsförderung auslöst, wohl aber das Eintauchen der Sproßspitze in GS-Lösungen, kann mit einem allmählichen Reaktionsübergang von den jungen Blättern der Sproßspitze bis zu den älteren Blättern gerechnet werden. Es wurde darum bei der Sorte Sbl. 1-48-14, die zur 2. Reaktionsgruppe gehört, GS auf verschieden alte Blätter aufgetropft. In Tab. 2 ist das Ergebnis dieses Versuches wiedergegeben. Die GS-Behandlung wurde unter Berücksichtigung der sich neu entfaltenden Blätter alle 4—5 Tage wiederholt (insgesamt 6 Applikationen). Ein Nachlassen des GS-Effektes mit zunehmendem Blattalter ist unverkennbar. Bereits die Wirkung einer GS-Behandlung des 5., nahezu vollständig ausgewachsenen Blattes ist statistisch nicht signifikant, womit das in Abb. 1 dargestellte Ergebnis bestätigt wird.

Tabelle 2. *Einfluß des Blattalters auf die GS-Reaktion von Sbl. 1-48-14* (Versuchsdauer 29 Tage, 4. 8.—2. 9. 1960, GS: 500 mg/l)

GS-Behandlung	GS γ/Pflanze	Wuchslängenzunahme in cm				
		x	$\pm$ m	Diff. abs.	rel.	P %
Unbehandelt. .	—	79,3	4,1	—	100	—
GS: 1. Blatt . .	290	108,7	3,4	+ 29,4	137	< 0,1
GS: 3. Blatt . .	356	97,8	4,2	+ 18,5	123	1,12
GS: 5. Blatt . .	384	92,5	5,0	+ 13,2	117	—
GS: 7. Blatt . .	381	83,1	4,8	+ 3,8	105	—

Das nunmehr vorliegende Phänomen darf mithin als recht eindeutig angesprochen werden. Auf der einen Seite haben wir Sorten vor uns, die sehr sensibel auf GS reagieren, wie beispielsweise die *vinifera*-Formen, auf der anderen Seite aber solche, die keinerlei äußerlich sichtbaren Gibberellinsymptome erkennen lassen, wenn diese Substanz auf ältere, ausgewachsene Blätter aufgetragen wird. Um ihre Bedeutung für das Auftreten von sortencharakteristischen GS-Reaktionen kennenzulernen, muß noch die Frage der Translokation von Gibberellin im Stengelgewebe der *riparia*-Typen beantwortet werden. Hierzu wurden zunächst gibberellinempfindliche *vinifera*-Sorten auf *riparia*-Unterlagen gepfropft und die blattlosen Unterlagen mit GS (als Gibberellin-Lanolin-Gemisch) behandelt, was zu einer beachtlichen Wuchsförderung des Hyperbionten führte (Abb. 2). Das auf die Unterlage (Kober 5 BB) etwa 10—15 cm

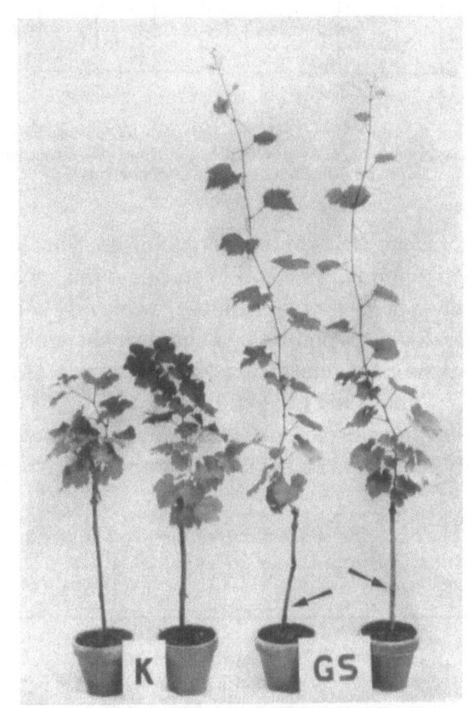

Abb. 2. Der Einfluß älterer Blätter auf die Wuchslängenzunahme von MG 101-14 nach Applikation von GS unter- oder oberhalb der Blätter. Alle Pflanzen auf 2 Blätter entblättert, GS: 10 mg/lg Lanolin (1639 γ GS/Pflanze)

unterhalb der Verwachsungsstelle applizierte Gibberellin muß demnach über Sproßachsengewebe und Verwachsungsstelle an den Pfropfpartner weitergeleitet worden sein. Wie aber sieht das Bild der GS-Translokation im Sproßachsengewebe der *riparia*-Typen aus, wenn zwischen Applikationsort und reaktionsfähigem Sproßmeristem ältere *riparia*-Blätter eingeschaltet werden? Zur Beantwortung dieser Frage wurden Sorten der 2. Reaktionsgruppe auf 2—3 ältere Blätter entblättert. Ober- und unterhalb dieser Blätter wurde GS auf die Sproßachse aufgetragen. Das Ergebnis (vgl. Abb. 3 und Tab. 3), welches mehrfach reproduziert wurde, ist eindeutig: Eine Wuchslängenförderung tritt fast ausschließlich nur nach Applikation von GS oberhalb älterer Blätter ein. Nur nach Anwendung sehr hoher GS-Gaben (je Pflanze etwa 2000 γ GS) war auch nach Applikation unterhalb der Blätter eine viel schwächere Wachstumsreaktion zu erkennen. Dieser Befund konnte auch unter Kurztagsbedingungen mit gleichem Resultat wiederholt werden.

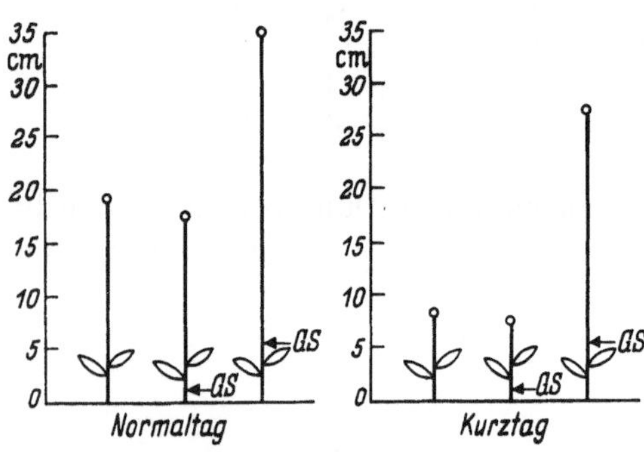

Abb. 3. Die Wuchslängenzunahme von Gf. 33-29-133 als Hyperbiont nach Applikation von GS auf die Unterlage Kober 5 BB. Pfeil: Applikationshöhe von GS

Eine GS-Applikation auf die Sproßachse vollbeblätterter Pflanzen war bei den *riparia*-Typen nur dann wirksam, wenn sie wenig unterhalb der Sproßspitze erfolgte, während bei *vinifera*-Sorten oder *vinifera*-Reaktionstypen das Längenwachstum auch durch eine Applikation auf basale Stengelareale gefördert wurde (Alleweldt 1959).

Somit darf festgestellt werden, daß ältere „*riparia*"-Blätter die Translokation der GS blockieren oder das auf sie applizierte Gibberellin nicht an das reaktionsfähige Gewebe der Sproßspitze weiterleiten. Um dem

Tabelle 3. *Die Wachstumsreaktion von Riparia G 80 nach unterschiedlicher GS-Applikation* (Versuchsdauer 36 Tage, 28. 4.—3. 6. 1960, GS: 10 mg/lg Lanolin, je Pflanze 1072 γ GS)

GS-Behandlung	Blattzahl	Wuchslängenzunahme in cm				
		$\bar{x}$	$\pm$ m	Diff. abs.	rel.	P %
Unbehandelt. .	beblättert	60,7	4,7		100	—
GS.	beblättert	64,4	4,0	+ 3,7	106	—
unbehandelt. .	3 Blätter	49,9	4,0		100	—
GS basal[1] . . .	3 Blätter	53,6	3,3	+ 3,7	108	—
GS apikal . . .	3 Blätter	70,6	3,8	+ 20,7	142	< 0,1

[1] Applikation von GS auf die Sproßachse unterhalb (basal) und direkt oberhalb (apikal) der 3 Blätter.

spezifischen Blatteffekt noch weiter nachzugehen, wurden abgeschnittene Blätter von Riesling und Kober 5 BB mit ihrem Blattstiel in kleine, mit GS (100 mg/l) gefüllte Reagenzgläser für die Dauer von 24—72 Std eingetaucht. Zugleich mit dem Transpirationsstrom nahmen sie eine meßbare Menge an GS auf. Die so behandelten Blattspreiten wurden homogenisiert und jeweils adäquate Mengen auf junge Blätter von *vinifera*-Testpflanzen aufgetragen. Die Kontrollpflanzen erhielten vergleichbare Mengen an nicht mit GS vorbehandeltem Blatthomogenisat. Schon nach wenigen Tagen waren Gibberellinsymptome an den Testpflanzen zu erkennen, die das mit Gibberellin vorbehandelte Riesling-Homogenisat erhalten hatten. Später folgte eine merkliche Wuchsförderung. Weder das mit Gibberellin vorbehandelte noch das unbehandelte Blatthomogenisat von Kober 5 BB löste irgendwelche Reaktionen — fördernd oder hemmend — bei den Testpflanzen aus. Diese Versuche, die wegen der sehr vorgeschrittenen Jahreszeit frühzeitig abgebrochen wurden und daher durch weitere Experimente bestätigt werden müssen, weisen auf eine sortentypische Festlegung oder Inaktivierung der aufgenommenen GS hin.

Diskussion

Für das Auftreten von zwei extremen GS-Reaktionsgruppen bei Reben (vgl. Abb. 1) kann ein in den Blättern lokalisiertes Prinzip verantwortlich gemacht werden, das vermutlich exogen zugeführte GS inaktiviert oder festlegt. Das Bestehen einer typischen Übergangsgruppe (Reaktionstyp 2), bei welcher zwar das Längenwachstum nach Applikation von GS auf die Sproßspitze gefördert wird, nicht aber nach Auftropfen von GS auf ältere Blattspreiten, und die Beobachtung an *vinifera*-Formen, daß die Applikation von GS auf ältere Blätter weniger wirksam ist als auf jüngere, spricht für das Vorhandensein des gleichen Prinzips mit unterschiedlicher Wirksamkeit in allen Rebensorten. Diese Vorstellung führt zwangsläufig dazu, die verschiedentlich in der Literatur erwähnten Beobachtungen über art- oder sortentypische GS-Reaktionen ebenso auf das Wirksamwerden eines sehr ähnlichen Prinzips zurückzuführen. Aus der Vielzahl von Beobachtungen seien in diesem Zusammenhang nur wenige Befunde an Holzpflanzen (BORDEAU 1958, BRIAN, PETTY und RICHMOND 1959, LOCKHART und BONNER 1957, MARTH, AUDIA und MITCHELL 1956, POWELL, CAIN und LAMP 1959) und an krautigen Gewächsen (KRUG und FISCHNICH 1958, NICKERSON 1959, SOOST 1959) erwähnt. Daß darüber hinaus noch weitere Ursachen für das Vorliegen von GS-Reaktionsunterschieden nahe verwandter Arten oder Sorten herangezogen werden können oder eine noch bedeutsamere Rolle spielen, wie beispielsweise das Wirksamwerden artspezifischer Gibberelline (WEST und PHINNEY 1959), das mögliche Vorhandensein eines sog. „3. Faktors" nach GALSTON und WARBURG (1959) oder der Gehalt an endogenem Wuchsstoff (BRIAN und HEMMING 1957), sei der Vollständigkeit halber erwähnt. Es bleibt nun Gegenstand weiterer Untersuchungen, das Prinzip der älteren Blätter näher kennenzulernen und seine Modifikabilität unter dem Einfluß wechselnder Umweltfaktoren festzustellen.

Für den Weinbau, speziell aber für die Rebenzüchtung ist das Auftreten verschiedener GS-Reaktionstypen insofern bedeutsam, als hiermit bestimmte physiologische Reaktionen gekoppelt zu sein scheinen. Bereits früher (1960) war es möglich, zwischen GS-Reaktionsvermögen und photoperiodischem Verhalten eine enge Beziehung festzustellen. Demnach sind sehr gibberellinempfindliche Sorten kurztagverträglicher als extrem gibberellinunempfindliche Formen. Da die *vinifera*-Sorten zur ersten, *riparia*-Sorten zur zweiten Gruppe gehören und die Resistenzzüchtung gegen *Phylloxera vastatrix* und *Plasmopera viticola* praktisch auf die Kreuzung dieser beiden Arten beruht, ist in Kreuzungspopulationen mit einer Aufspaltung in physiologische Reaktionsgruppen zu rechnen. Das bedeutet, daß das Auffinden dieser physiologischen Typen durch Behandlung mit Gibberellin möglich und somit als eine Methode der „Frühdiagnose" in der Züchtung zu bewerten ist.

Zusammenfassung

Das unterschiedliche Gibberellin-Reaktionsvermögen verschiedener Rebensorten war Gegenstand weiterer Untersuchungen. Die an ein- und zweijährigen Topfreben unter Gewächshausbedingungen durchgeführten Versuche erbrachten folgendes Resultat:

1. Nach Applikation von Gibberellinsäure (GS) auf das Sproßmeristem oder auf ältere Blätter treten 3 Reaktionsgruppen auf, nämlich

a) Sorten, bei denen die Behandlung von Sproßmeristem oder älteren Blattspreiten mit GS eine signifikante Wuchsförderung auslöst;

b) Sorten, die nur auf eine Gibberellinbehandlung des Sproßmeristems oder sehr junger Blätter reagieren und

c) Sorten, die keinerlei äußerlich sichtbare GS-Symptome nach Behandlung von Sproßmeristem oder älterem Blatt erkennen lassen.

2. Zur Reaktionsgruppe a) gehören *Vitis vinifera*-Sorten und einige Zuchtstämme aus interspezifischen Kreuzungen, zu den Reaktionsgruppen b) und c) neben verschiedenen Zuchtstämmen vornehmlich amerikanische Wildformen wie *V. riparia*, *V. rupestris* u. a.

3. Eine Gibberellin-Translokation im Sproßachsengewebe von *riparia*-Reaktionstypen war an Pfropfungen und an teilweise entblätterten Pflanzen nachzuweisen.

4. Die Weiterleitung der GS im Sproßachsengewebe von *riparia*-Typen wird durch ältere ausgewachsene *riparia*-Blätter blockiert.

5. Die aufgefundenen Reaktionsunterschiede werden auf das Vorhandensein eines in älteren Blättern lokalisierten Prinzips zurückgeführt, das zu einer Inaktivierung oder Festlegung von exogen zugeführter GS führt.

Literatur

Alleweldt, G.: Vitis **2**, 23—33 (1959); — Z. Pflanzenzücht. **43**, 63—84 (1960). — Bourdeau, P. F.: Nature (Lond.) **182**, 118 (1958). — Brian, P. W., and H. G. Hemming: Nature (Lond.) **179**, 417 (1957). — Brian, P. W., J. H. P. Petty and P. T. Richmond: Nature (Lond.) **183**, 58—59 (1959). — Galston, A. W., and H. Warburg: Plant Physiol. **34**, 16—22 (1959). — Krug, H., u. O. Fischnich: Angew. Bot. **23**, 207—221 (1959). — Lockhart, J. A., and J. Bonner: Plant Physiol. **32**, 492—494 (1957). — Marth, P. C., W. V. Audia and J. W. Mitchell: Bot. Gaz. **118**, 106—111 (1956). — Nickerson, N. H.: Ann. Missouri Bot. Garden **46**, 19—37 (1959). — Powell, L. C., J. E. Cain and R. C. Lamb: Proc. Amer. Soc. Hort. Sci. **74**, 82—86 (1959). — Soost, R. K.: Bot. Gaz. **121**, 114—118 (1959). — West, C. A., and B. O. Phinney: J. Amer. Chem. Soc. **81**, 2424—2427 (1959).

Über den Einfluß der Gibberellinsäure auf das Längenwachstum von Graupappelstecklingen, Aspen- und Roterlensämlingen

Von

G. H. Melchior

Institut für Forstgenetik und Forstpflanzenzüchtung, Zweigstelle Wächtersbach/Hessen, der Bundesforschungsanstalt für Forst- und Holzwirtschaft in Reinbek

Einleitung

Die Ausweitung der Gibberellinsäure-Forschung um die Mitte des vergangenen Jahrzehnts veranlaßte auch bald derartige Untersuchungen an holzigen Pflanzenarten. Jedoch waren Versuche an Waldbaumarten seither naturgemäß nur selten. Doch fallen erste Untersuchungen verschiedener Autoren in den gleichen Zeitraum.

Zunächst sei auf einige Untersuchungen anderer Autoren eingegangen, weil sie mir im Zusammenhang mit den eigenen Untersuchungen an Waldbäumen wichtig erscheinen. Es sind vor allem solche Arbeiten, die auf den Ersatz des Langtagbedürfnisses hinweisen oder die Sproßverlängerung behandeln, die entweder von einem buschigen Habitus zu einem einsprossigen führt (Brian u. Mitarb. 1954) oder bei einer einsprossigen Pflanze durch das Austreiben von Seitenknospen zu einer buschigen (Marth u. Mitarb. 1956).

Als erste behandelten meines Wissens Marth u. Mitarb. (1956) Wald-
baumsämlinge mit Gibberellinsäure und stellten bei einigen Arten eine
starke Verlängerung des Haupttriebes fest. Ihre Untersuchungen ergaben erhebliche Unterschiede zwischen Laub- und Nadelbaumarten.
Diese reagieren in geringerem Maße als Laubbäume. *Liriodendron tulipifera* erreicht beispielsweise Längenzuwachse von 200% mehr als die
Kontrollen, während bei *Pinus virginiana*, der am stärksten reagierenden
Conifere, der Zuwachs 70% mehr als an den Kontrollen betrug. Zu ähnlichen Ergebnissen kam Nelson (1957) bei verschiedenen Arten des süd-
lichen Nordamerika. Er behandelte größtenteils einjährige Sämlinge mit
Gibberellinsäure in Lanolinpaste. Auch an *Pinus taeda*-Sämlingen wurde
ein Zuwachs von über 70% gegenüber den Kontrollen festgestellt, sofern
die Applikation über die Wurzel erfolgte (Bilan und Kemp 1960). Ebenso
ergab die Zwergconifere *Thuja occidentalis* f. *hoveyi* einen geringen, jedoch
signifikanten Zuwachs (McVey und Wittwer 1958). Dagegen verhielten
sich *Cupressus arizonica* (Nelson 1957), *Picea engelmannii*, *Tsuga
heterophylla* (Knight 1958), *Larix decidua*, *Pinus silvestris* und *Picea
sitchensis* (Melchior unveröffentlicht) wie die Kontrollpflanzen. *Pseudotsuga taxifolia* (Schoedle 1958) und *Taxus cuspidata* hingegen (McVey
und Wittwer 1958) reagierten durch eine Zuwachsminderung. Westing
folgerte hieraus und aus anderen Gründen 1959, daß die Wirkung der
Gibberellinsäure auf Coniferen im allgemeinen negativ sei.

Bei gewissen krautigen Arten kann das für das Blühen notwendige
Langtagbedürfnis durch Gibberellinsäure gedeckt werden. Da viele un-
serer Waldbäume unter Langtagbedingungen zu einem kontinuierlichen
Wachstum angeregt werden können (Wareing 1956, Nitsch 1957),
wurde deshalb auch schon früh die Frage geprüft, ob der für das vegetative Wachstum vieler Waldbäume benötigte Langtag ebenfalls durch
Gibberellinsäure ersetzt werden kann. Als typische Langtagreaktionen an
Waldbäumen können die Wiederaufnahme des Wachstums nach der
Knospenruhe, die Verzögerung der Blattverfärbung und des Blattfalls
angesehen werden. So stellten Lona und Borghi (1957) fest, daß durch
Gibberellinsäurebehandlung Winterknospen von *Fagus silvatica*, die
unter Kurztagbedingungen gehalten wurden, zum Austreiben gebracht
werden konnten. Dieselbe Reaktion, doch nur im Kurztag, konnte
Bourdeau 1958 an *Pinus elliottii* nachweisen, und auch bei *Acer plata-
noides* beschleunigte eine Gibberellinsäurebehandlung das Öffnen der
Knospen unter Kurztagbedingungen eher als unter Langtagbedingungen.
Brian u. Mitarb. (1959) brachten *Acer pseudoplatanus*, *Betula verrucosa*
und *Liriodendron tulipifera*, nachdem sie bereits das Wachstum abgeschlossen hatten, durch Gibberellinsäurebehandlung erneut zum Austreiben. Das gelang jedoch nicht an den langtagbedürftigen Arten *Pinus
coulteri* und *Pseudotsuga macrocarpa* (Lockhart und Bonner 1957).

Eine Verzögerung der Blattverfärbung im Herbst und ein Hinauszögern des Blattfalles konnten durch Gibberellinsäure an *Acer pseudoplatanus* und *Betula verrucosa* hervorgerufen werden. *Fagus silvatica* und *Quercus robur* reagierten hingegen nicht; an *Taxodium distichum* trat sogar eine Beschleunigung des Blattfalles ein (BRIAN u. Mitarb. 1959). Es scheint demnach so, als ob beim Ersatz des Langtagbedürfnisses durch Gibberellinsäure bei Waldbäumen ähnliche Verhältnisse vorliegen wie bei Pflanzen, die zum Blühen Langtag benötigen, der nur bei einigen durch Gibberellinsäure ersetzt werden kann, bei anderen jedoch anscheinend völlig unwirksam ist (vgl. LONA 1956).

Unsere Versuche mit Gibberellinsäure hatten zum Ziele, den Längenzuwachs an einigen Nadel- und Laubholzarten unter dem Einfluß der Gibberellinsäure zu prüfen und festzustellen, ob durch Gibberellinsäure die eine oder andere der genannten Langtagreaktionen ausgelöst werden kann.

Versuche mit Graupappel

Wir haben zu diesem Zwecke einjährige Holzstecklinge der Graupappel (Herkunft Ingolstadt 11) in Tontöpfen unter Freilandbedingungen behandelt, und zwar mit 0, 10, 20 und 30 γ Gibberellinsäure unter Zusatz von Texapon als Netzmittel. Die Stecklinge hatten zu Beginn des Versuches zwischen 4 und 8 neue Blätter ausgebildet. Dabei wurde die Säure zwischen dem 3. und 25. 7. an 19 Tagen durch Auftropfen auf die jüngsten Blätter und den Vegetationspunkt appliziert.

Bereits eine Woche nach der ersten Behandlung zeigte sich die erste Wirkung. Die Blattspreiten schlugen sich leicht nach der Blattrippe hin ein, und die Blattstiele krümmten sich teilweise seitlich und nach unten. Drei Wochen später zeigten die zuletzt gebildeten Internodien an den behandelten Pflanzen offensichtlich bereits stärkeres Wachstum als an den Kontrollpflanzen, ganz gleich, welche Konzentration aufgetropft war. Die Bildung neuer Nodien, schließlich mit winzigen Blättchen, hielt besonders bei den Stecklingen, die mit einer hohen Gibberellinsäurekonzentration behandelt worden waren solange an, daß sogar bis zum Eintritt der ersten Fröste noch keine Ruheknospen ausgebildet waren. Demgemäß froren alle nichtverholzten Teile zurück. Andererseits trat bereits gegen Ende Juni neben den charakteristischen Merkmalen einer Gibberellinsäurebehandlung (wie Streckung des Stämmchens, die Aufhellung des Chlorophylls und die Verschmälerung der Blattspreiten) eine Braunverfärbung der jüngsten Blätter und des Vegetationspunktes ein, der schließlich das Absterben ungefähr eines Drittels des behandelten Triebes folgte. Am auffälligsten war jedoch an allen Pflanzen ein enormes Längenwachstum des behandelten Triebes. Weiterhin fiel auf, daß in keinem einzigen Fall Seitenzweige auf die Behandlung des Gipfeltriebes durch verstärktes Längenwachstum reagierten.

Tabelle 1. *Längenzuwachs des Hauptsprosses, Internodienlängen und Anzahl der Internodien pro Steckling im Mittel und in Prozent der Kontrollen* (weitere Erläuterungen s. Text)

a) *Populus canescens*

Behandlung	n	Längenzuwachs pro Steckling		Internodienlänge pro Steckling		Anzahl der Internodien pro Steckling	
		$\bar{x}$	in % der K	$\bar{x}$	in % der K	$\bar{x}$	in % der K
K	5	26,6	100	1,4	100	18,2	100
10 γ	3	90,0^{++}	338,3	3,8^{+}	266,2	23,0	126,4
20 γ	3	78,7^{++}	295,9	3,9^{+}	268,5	20,3^{+}	111,5

b) *Alnus glutinosa*

Behandlung	n	Längenzuwachs pro Steckling		Internodienlänge pro Steckling		Anzahl der Internodien pro Steckling	
K	7	19,4	100	1,6	100	11,1	100
10 γ	9	60,7^{++}	314,6	3,9^{++}	237,3	15,2^{++}	137,1
20 γ	9	50,1^{++}	259,8	2,9^{++}	177,9	16,4^{++}	148,1
30 γ	7	50,3^{++}	260,7	3,3^{++}	203,5	14,4^{+}	130,0

Aus den oben angegebenen Gründen (Zurückfrieren durch Frühfröste und Absterben aus unbekannter Ursache) konnten von 15 insgesamt behandelten Stecklingen dieses Versuches nur 6 ausgemessen und mit den Kontrollen verglichen werden. Trotz der geringen Pflanzenanzahl dürften die Messungen jedoch als Hinweise für weitere Versuche genügen. In Tab. 1a sind die Mittelwerte der Längenzuwachse, der Internodienlängen und Internodienanzahl pro Steckling zusammengestellt. Es ergibt sich, daß die behandelten Pflanzen durchschnittlich das Dreifache größer sind als die unbehandelten. Diese erhöhte Stammverlängerung kann auf eine signifikante Vergrößerung der Internodienlängen zurückgeführt werden (F-Test, Weber 1957) und wohl auch auf eine Erhöhung der Internodienanzahl, die zwar schon nach einer Behandlung mit 10 γ Gibberellinsäure über die der Kontrollen steigt, aber erst bei den mit 20 γ Gibberellinsäure behandelten Pflanzen gegenüber den Kontrollen gesichert ist (hierzu auch Wittwer und Bukovac 1958).

Dieselbe Methode haben wir dann im folgenden Jahre an je 20 Stecklingen eines anderen Klones der Ingolstädter Graupappel angewandt. Allerdings wurde diesmal bereits Ende Mai mit der Behandlung begonnen, nachdem sich 1—3 junge Blätter entwickelt hatten. Nach unseren Erfahrungen im Vorjahre wurde dabei nur die geringste Konzentration, und zwar diesmal nur an 5 Tagen zwischen dem 22. und 29. Mai angewandt. Etwa Mitte Juli zeigten jedoch alle behandelten Pflanzen an den jüngsten Triebteilen Nekroseerscheinungen. Es bleibt zu prüfen, welche Ursachen der Abgang dieser Pflanzen hat. Man könnte dabei vielleicht an eine unterschiedliche Sensibilität verschiedener Klone gegen Gibberellinsäure denken, also an Individualunterschiede oder an eine jahreszeitlich bedingte Sensibilität der Graupappel, die mit vorschreitender Vegetationsperiode geringer wird oder es könnten vielleicht beide Ursachen zusammenwirken.

Versuche mit Aspe

Zur gleichen Sektion *Leuce*, zu der die Graupappel gerechnet wird, gehört auch die Aspe. Daher kann erwartet werden, daß diese Art sich ähnlich der Graupappel verhält. Wir haben zu diesem Zwecke eingetopfte Sämlinge der Aspe in der ersten Vegetationsperiode, und zwar nach Ausbildung der Ruheknospen zu Anfang September, durch 5 seclanges Eintauchen in eine Gibberellinsäurelösung von 0, 5, 10 und 20 mg/l behandelt und in einem ungeheizten Gewächshaus aufgestellt. Zwei Wochen später streckten sich daraufhin an 12 mit 5 mg/l behandelten Sämlingen, die Terminalknospen oder trieben besonders an den mit 10 und 20 mg/l Gibberellinsäure behandelten Pflanzen wiederum aus. Sie bildeten drei bis acht neue Blätter, die sich bei den mit 5 und 10 mg/l Gibberellinsäure behandelten Sämlingen weder in der Blattform noch in der Blattfarbe von den Kontrollen unterschieden. Nur nach einer Behandlung mit 20 mg/l Gibberellinsäure zeigten sie eine leichte Aufhellung. Tabelle 2 gibt einen Auszug dieses Versuchsprotokolls wieder. Durch „+" und „−"-Zeichen ist darin unter dem 21. 9. zum Ausdruck gebracht, ob die Terminalknospen wieder austrieben, und unter dem 7. 11. ist die Gesamtlänge in Zentimetern angegeben, welche behandelte Triebe erreichten. Es geht hieraus hervor, daß deren Länge mit der Zunahme der Konzentration der Gibberellinsäurelösung ebenfalls ansteigt. Der Blattfall („+") der unbehandelten Pflanzen begann bereits gegen Mitte Oktober und war um die Mitte des Monats November abgeschlossen. Bei den behandelten Pflanzen fand er, je nach der verwendeten Konzentration, drei bis elf Tage später statt. Alle behandelten Pflanzen bildeten Endknospen aus.

Versuche mit Roterle

Wir untersuchten ferner die Frage, wie sich die ebenfalls langtagbedürftige Roterle verhält. Hierzu wählten wir eingetopfte Sämlinge in der zweiten Vegetationsperiode und behandelten sie auf die gleiche Weise wie die Graupappel, also durch Auftropfen des Wirkstoffes auf die jüngsten Blätter und den Vegetationspunkt. Wir begannen damit Anfang Juli. Verglichen mit der Graupappel reagiert die Roterle weniger schnell auf Gibberellinsäure, denn hier konnten wir erst drei Wochen nach der ersten Applikation eine Aufhellung des Chlorophylls der jüngsten Blätter und eine Verschmälerung der Blattspreite feststellen. Gleichzeitig hatten sich im Gegensatz zur Graupappel aber hier die Internodien bereits stark gestreckt. Da auch hier die Gibberellinsäurebehandlung das

162   G. H. Melchior:

Tabelle 2. *Knospenstreckung (a, „+"), Zuwachs in Zentimeter (b) und Blattfall (c, „+") an Aspensämlingen unter Einfluß von Gibberellinsäure nach Ausbildung einer Terminalknospe am Ende der ersten Vegetationsperiode* (x = Terminalknospe abgestorben, 10+ = bei Beginn der Behandlung noch keine Terminalknospe ausgebildet)

0 mg			5 mg/l			10 mg/l				20 mg/l			
a	b	c	a	b	c	a	b	c	c	a	b	c	c
21. 9.	7. 11.	18. 11.	21. 9.	7. 11.	18. 11.	21. 9.	7. 11.	18. 11.	21. 11.	21. 9.	7. 11.	18. 11.	21. 11.
—	0	+	+	0,5	+	+	2,5	—	—	+	4,0	—	+
—	0	+	+	0,5	+	+	0,5	+	+	+	2,0	—	+
—	0	+	+	1,0	+	+	3,5	+	+	+	2,0	+	+
—	0	+	+	0,5	+	+	1,5	—	+	+	2,0	+	+
—	0	+	—	0	—	+	2,0	—	+	+	3,5	—	+
—	0	+	+	1,0	+	+	0,5	—	+	+	2,5	—	+
—	0	+	—	0	+	+	0,5	—	—	+	1,0	+	+
—	0	+	—	0	+	+	0,5	—	+	+	0,5	+	+
—	0	+	+	2,0	+	+	2,5	—	+	+	9,0	—	—
—	0	+	+	0,5	+	+	0,5	—	+	+	4,0	—	—
—	0	+	+	1,5	—	+	2,0	+	+	+	6,5	—	—
+	<0,5	+	+	1,0	—	+	+x	+	+	+	5,0	—	—
—	0	+	+	0,5	+	+	1,5	—	+	+	8,0	—	—
—	0	+	+	0,5	—	+	2,0	—	+	+	7,0	—	—
—	0	+	+	<0,5	—	+	1,5	—	+		10,0+	—	—
1	<0,5	15	12	9,5	10	15	21,5	4	13	14	57,0	4	8
n			15			14				14			
Zuwachs pro Sämling			0,63			1,54				4,07			

Längenwachstum der unbehandelten Seitenzweige und das Austreiben der Seitenknospen nicht beeinflußte (hierzu auch Marth u. Mitarb. 1956), entstand wiederum ein dünnes Stämmchen, dessen nichtverholzte Teile besonders an einigen mit hohen Gibberellinsäurekonzentrationen behandelten Sämlingen zurückfroren. Weil diesmal auch bei den Kontrollpflanzen aus unbekannter Ursache drei Sämlinge abgestorben waren, wurden mindestens sieben Sämlinge jeder Gruppe, die Ruheknospen ausgebildet hatten, ausgewertet. Die Mittelwerte der Jahreszuwachse der Internodienlängen und Internodienzahlen pro Sämling sind in der Tab. 1b zusammengefaßt. Es wurden Zuwachse von 200—300% erreicht. Zwischen den einzelnen Behandlungsweisen sind jedoch keine gesicherten Unterschiede vorhanden. Zwischen den behandelten Serien und den Kontrollen gab es in jedem Fall solche Unterschiede, auch in der Internodienanzahl (F-Test, s. Weber 1957), ganz im Gegensatz zur Wirkung der Gibberellinsäure bei anderen Objekten, bei denen die Verlängerung des Stengels allein auf die Verlängerung der Internodien zurückgeführt werden muß. 1958 berichteten jedoch auch Wittwer und

BUKOVAC über eine Zunahme der Internodienanzahl nach Gibberellinsäurebehandlung bei anderen holzigen Gewächsen wie Forsythie, Evonymus und Liguster (hierzu auch McVEY und WITTWER 1958).

Bei Erle und Graupappel hatten wir festgestellt, daß das Längenwachstum unbehandelter Seitenzweige offensichtlich durch die Gibberellinsäure nicht beeinflußt wird. Es interessierte uns deshalb die Frage, ob die Gibberellinsäurebehandlung auch ohne Einfluß auf die Bildung neuer Seitenzweige bleibt. WITTWER und BUKOVAC stellten 1958 beispielsweise fest, daß das Wachstum der Achselknospen von *Berberis thunbergii* stimuliert wird (s. auch MARTH u. Mitarb. 1956). Wir haben deshalb die Zahl der Seitenzweige am behandelten Haupttrieb am vorjährigen Schaft mit der am diesjährigen bei den Kontrollen und den behandelten Pflanzen der Roterle verglichen. Das Ergebnis dieses Vergleiches ist in Tab. 3 zusammengefaßt. Sie gibt die Zahl der Seitenzweige an den betreffenden Jahrestrieben pro Erle wieder. Eine Varianzanalyse ergibt, daß zwischen der Zahl der Seitenzweige der Kontrollpflanzen 1956 und 1957 und an behandelten Pflanzen ein Jahr vor der Behandlung kein gesicherter Unterschied besteht. Ebenso verhält es sich bei den mit 10 γ Gibberellinsäure behandelten Pflanzen, obwohl die Zahl der Seitentriebe hier gegenüber der an den Kontrollen bereits abnimmt. Die Zahl der Seitentriebe an den Sämlingen, die mit 20 und 30 γ Gibberellinsäure behandelt wurden, ist jedoch signifikant niedriger als ihre Zahl an unbehandelten Sämlingen und an den mit 10 γ Gibberellinsäure behandelten Pflanzen. Mit steigenden Gibberellinsäuregaben nimmt die Zahl der Seitentriebe also ab, wie BILAN und KEMP 1960 auch an *Pinus taeda* festgestellt haben.

Tabelle 3. *Zahl der Seitenzweige pro Sämling an Kontroll- und behandelten Pflanzen der Roterle*

K		10 γ		20 γ		30 γ	
1956	1957	1956	1957	1956	1957	1956	1957
4,1	3,6	3,1	1,9	3,2	$0{,}2^{++}_{+}$	3,3	0^{++}_{+}

$^{++}$ oben = gut gesichert gegenüber den Kontrollen; $_+$ unten = gesichert gegenüber den mit 10 γ Gibberellinsäure behandelten Sämlingen.

Zusammenfassung

Auf Gibberellinsäurebehandlung reagieren *Populus canescens* und *Alnus glutinosa* durch erhöhtes, länger andauerndes Sproßwachstum. Die teilweise 300% der Kontrollen betragende Verlängerung des behandelten Hauptsprosses muß bei beiden Arten auf eine Verlängerung der Internodien und auf eine Erhöhung der Internodienanzahl zurückgeführt werden. In beiden Fällen und auch für *Populus tremula* ist anzunehmen, daß das für verschiedene Reaktionen benötigte Langtagbedürfnis zu ersetzen ist, weil die Blattverfärbung, der Blattfall und die Ausbildung von Winterknospen verzögert werden können, bzw. eine Wiederaufnahme des Wachstums aus bereits angelegten Winterknospen erfolgt. In keinem Fall wurde durch die Behandlung das Wachstum unbehandelter Seitenzweige gefördert. Bei Erle wurde sogar eine gesicherte Verminderung der Zahl der Seitenzweige konstatiert. Zwischen den einzelnen Klonen und in der jahreszeitlichen Sensibilität scheinen bei *Populus canescens* Unterschiede zu bestehen.

Mit Unterstützung der Deutschen Forschungsgemeinschaft.

Literatur

Bilan, M. V., and A. K. Kemp: J. Forestry 58, 35—38 (1960). — Bourdeau, P. F.: Nature (Lond.) 182, 118 (1958). — Brian, P. W., G. W. Elson, H. G. Hemming and M. Radley: J. Sci. Food. Agr. 5, 602—612 (1954). — Brian, P. W., J. H. P. Petty and P. T. Richmond: Nature (Lond.) 183, 58—59 (1959). — Knight, H. A. W.: Brit. Columbia For. Serv., For. Res. Rev. p. 35—37 (1958). Zit. bei Bilan, V., and A. K. Kemp (1960). — Lockhart, J. A., and J. Bonner: Pl. Phys. 32, 492—494 (1957). — Lona, F.: Ateneo parmense 27, 867—875 (1956). — Lona, F., A. Bocchi e R. Borghi: Ateneo parmense 28, 116—118 (1957). — Marth, P. C., W. V. Audia and J. W. Mitchell: Bot. Gaz. 118, 107—111 (1956). — McVey, G. R., and S. H. Wittwer: Quart. Bull. Mich. Agr. Exp. St. Mich. St. Univ. 40, 679—697 (1958). — Nelson, T. C.: J. Forestry 55, 518—520 (1957). — Nitsch, J. P.: Proc. Amer. Soc. Hort. Sci. 70, 526—544 (1957). — Schoedle, M.: Brit. Columbia For. Serv., For. Res. Rev. for the year ended March, p. 35 (1958). Zit. bei Bilan, V., and A. K. Kemp (1960). — Wareing. P.: Ann. Rev. Plant. Physiol. 7, 191—214 (1956). — Weber, E.: Grundriß der biologischen Statistik, S. 229—231, 3. Aufl. Jena: Fischer 1957. — Westing, A. H.: J. Forestry 57, 120—122 (1959). — Wittwer, S. H., and M. J. Bukovac: Econ. Bot. 12, 213—255 (1958).

Organische Wirkstoffe als Wachstumsfaktoren

Von

E. v. Boguslawski

Institut für Pflanzenbau und Pflanzenzüchtung der Universität Gießen

1. Einleitende Betrachtung

In diesem Symposium über die Gibberelline befassen wir uns mit der pflanzenphysiologischen Wirkung einer organischen Verbindung oder Stoffgruppe, welche wir den organischen Wirkstoffen zuordnen können. Hierfür ist vornehmlich die große Wirkung kleinster Dosen bzw. Konzentrationen und Mengen kennzeichnend. Wahrscheinlich können wir die

Gibberelline zu den sog. „Wuchsstoffen" im weiteren Sinne rechnen, wobei in neuerer Zeit für eine Reihe von Pflanzenarten ihr essentieller Charakter nachgewiesen zu sein scheint. Bei dieser Betrachtung vom Standpunkt des Pflanzenbaues gehe ich bewußt von der Behandlung der organischen Wirk- und Wuchsstoffe im allgemeinen Sinne der Begriffe aus, zumal sich auf diesem Wege einige spezielle Probleme der Gibberellinwirkung — gerade auch in Ermangelung an ausreichenden exakten Daten — besser entwickeln lassen. In der Literatur fehlt es dabei nicht an ausdrücklichen Feststellungen, daß die Wirkung der Gibberelline nicht identisch sei mit derjenigen anderer Wirkstoffe wie der β-Indolessigsäure (IES) (siehe R. KNAPP [5, 6] u. S. H. WITTWER [10]). Indessen fehlt es nicht an übereinstimmenden und „ähnlichen" Wirkungen. Eine exakte Differenzierung der genannten Stoffe ist bezüglich ihrer Wirkung vorläufig überhaupt schwierig, da sehr verschiedene chemische Zusammensetzungen oft gleiche Wirkungen auf die lebenden Zellen und ihren Stoffwechsel ausüben.

Über die pflanzenphysiologische Wirkung der Gibberelline liegen auch für Kulturpflanzen bereits vielseitige und zusammenfassende Darstellungen vor (siehe vor allem S. H. WITTWER und M. J. BUKOVAC [10, 11], ferner R. KNAPP [6] sowie J. JUNG und C. PFAFF [3]). Die formativen Wirkungen auf das Wachstum stehen im Vordergrund und können den Phänotyp der Pflanzen erheblich beeinflussen. Auch die „Entwicklung" der Pflanzen kann beachtlich verändert werden, wobei gewisse Wechselwirkungen mit den Langtag- und Temperatureffekten beobachtet werden. Es kann auch Wachstum ausgelöst werden, indem die Keimruhe durch Gibberelline unterbrochen wird (O. FISCHNICH, CH. PÄTZOLD und H. KRUG [2]). Bei den meisten Effekten ist leider die Frage der „Induktion" nicht exakt geklärt worden.

Uns interessiert hier die Frage, ob die Gibberelline und andere organische Wirkstoffe als echte Wachstumsfaktoren zu betrachten sind. Dies würde bedeuten, daß sie für das Wachstum entweder unentbehrlich sind oder daß sie unabhängig hiervon einen Einfluß auf die Produktion an Trockensubstanz, d. h. auf den Ertrag ausüben. Damit sind indirekte Wirkungen einbezogen. Ausschließlich negative Wirkungen werden dagegen nicht zur Kennzeichnung des Wachstumsfaktors ausreichen. Bei der Definition des Ertrages ist die jeweilige Nutzungsrichtung zu berücksichtigen.

Es ist bemerkenswert, daß auf der Basis der soeben gegebenen Definitionen wenig eindeutige experimentelle Aussagen über die Beeinflussung der pflanzlichen Produktivität durch Gibberelline vorliegen. Häufiger wird über „vorübergehende" Beeinflussung der Substanzbildung berichtet. Dies ist für uns bereits wichtig, da die Ertragsbildung im Verlaufe der Vegetation eine Zeitfunktion ist. Oft sind aber experimentelle Tatbestände die Ursache für die nicht eindeutigen Ergebnisse. So werden die Versuche häufig nicht bis zur Feststellung des Ertrages durchgeführt. Ferner fehlen oft Angaben über die gebildete Trockensubstanz. Man begnügt sich mit einfachen Beobachtungen und Messungen über das Höhenwachstum usw.; bestenfalls wird die Frischsubstanz gewogen, die aber für die Beantwortung unserer Frage nicht ausreicht. In zahlreichen Fällen werden wirkende Mengen und Konzentrationen verwechselt; schließlich werden die Untersuchungen gewöhnlich mit einer oder so wenig Stufen durchgeführt, daß eine funktionelle Betrachtung nicht möglich ist.

2. Alte Versuche mit Heteroauxin bzw. Belvitan

Am hiesigen Institut hat U. Nicolai 1949/50 [8] erste Experimente mit Heteroauxin durchgeführt. In Abb. 1 wird das Ergebnis einer Versuchsreihe mit Sonnenblumen im Gefäßversuch wiedergegeben. Auf der

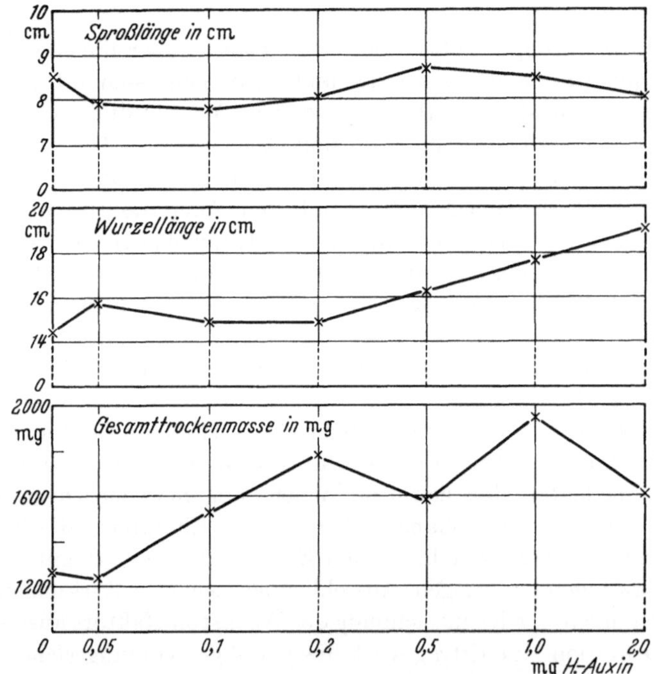

Abb. 1. Gefäßversuch mit Heteroauxin zu Sonnenblumen (Rauisch-Holzhausen 1950)

X-Achse sind die applizierten mg Heteroauxin angegeben. Während die Sproßlänge nicht eindeutig beeinflußt wurde, ist dies bei der Wurzellänge erwartungsgemäß der Fall. Entscheidend ist aber nun, daß die gebildete Trockenmasse eine Ertragskurve mit allmählichem Anstieg und angedeutetem Abfall erkennen läßt. Daß die Kurve nicht im Nullpunkt beginnt, ist verständlich, denn es handelt sich um einen „echten Wuchsstoff". Offenbar ist diese Tatsache auch für den flachen Verlauf der Kurve verantwortlich, im Vergleich zur Wirkung der Hauptnährstoffe wäre eine steilere Ertragskurve zu erwarten.

Es liegt außerdem die Frage nahe, inwieweit die übrigen Wachstumsbedingungen ein Wirksamwerden der Wirkstoffe ermöglichen. Eine 1949 mit „Belvitan" zu Kartoffeln durchgeführte Feldversuchsreihe macht uns

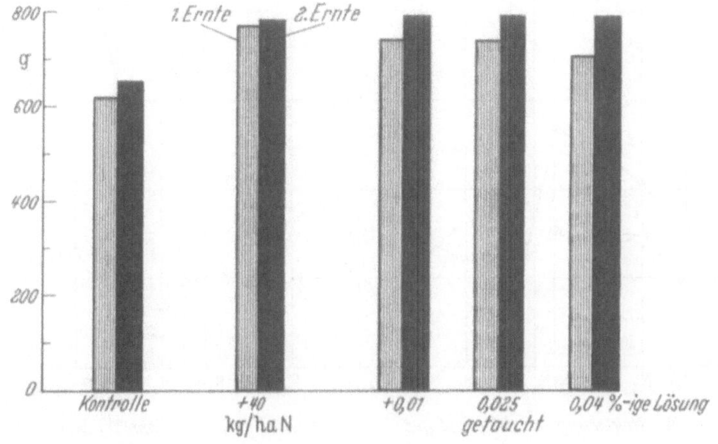

Abb. 2. Wuchsstoffversuch mit Belvitan zu Kartoffeln (Rauisch-Holzhausen 1949, Frischgewichte/Staude)

auf diesen Sachverhalt aufmerksam. Wie aus Abb. 2 ersichtlich ist, wurde die gleiche Wirkung mit Belvitan und 40 kg N/ha erreicht, wobei letztere zusätzlich zur Grunddüngung verabfolgt wurde wie Belvitan. Bei der ersten Ernte der Frühkartoffeln war die Wirkung der N-Düngung besser. In anderen Versuchsreihen konnten wir die Wechselwirkung zwischen Stickstoffdüngung und Belvitan nachweisen. Im Feldversuch erwies sich außerdem die Stickstoffdüngung als sicherer in der Wirkung [8]. In einer gemeinsamen Feldversuchsreihe zu Sommergerste konnten E. SAALBACH und wir feststellen [1], daß der von W. FLAIG entwickelte Wirkstoff SC_{12} (Thymochinon) in seinem Effekt nicht nur von der N-Düngung, sondern auch von einer bestimmten Konstellation der klimatischen Wachstumsfaktoren abhängt.

Damit entsteht die Frage nach der indirekten Wirkung. Diese wurde von uns bei der Kartoffel untersucht, bei welcher Pflanze die Beeinflussung der Konstitution über die Einflußnahme auf die Vermehrung der Viruskrankheiten in Betracht kommt. Ohne daß sie physiologisch ganz aufgeklärt werden konnten, kamen wir zu recht interessanten Ergebnissen. Abb. 3 gibt ein Beispiel aus der Arbeit von A. KERCHER [4] wieder. Nicht nur im Anbaujahr 1954, sondern auch im Nachbaujahr 1955, und zwar sowohl als echte Nachwirkung als auch nach wiederholter Be-

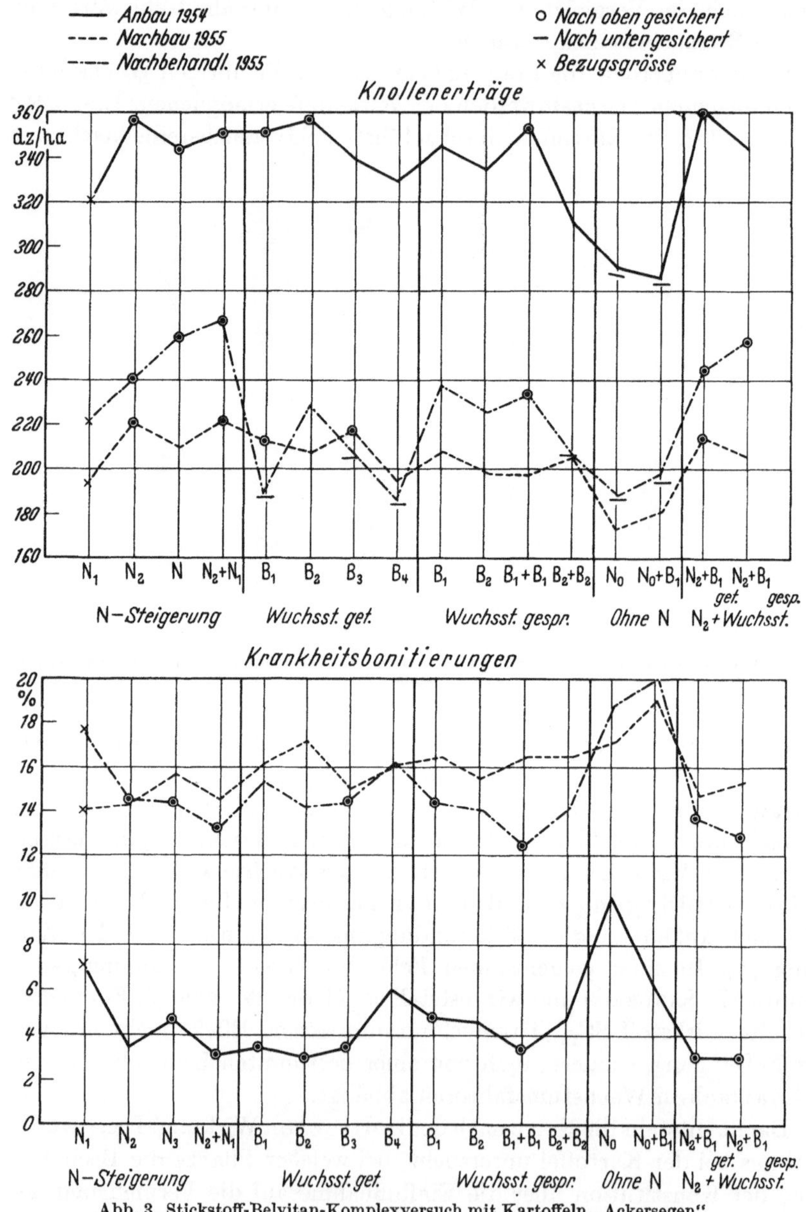

Abb. 3. Stickstoff-Belvitan-Komplexversuch mit Kartoffeln „Ackersegen"

handlung waren gesicherte Ertragsausschläge durch Wuchsstoff-behandlung, wie durch N-Düngung nachzuweisen. „Ohne N" und zu starke Behandlung nach der Tauchmethode führte teilweise zu Mindererträgen. Bei den **Krankheitsbonitierungen** ergab sich weitgehend das Spiegelbild der Ertragsausschläge. Damit kann nicht behauptet werden, daß die Ertragsergebnisse restlos über die Beeinflussung der Virusvermehrung erklärt werden können.

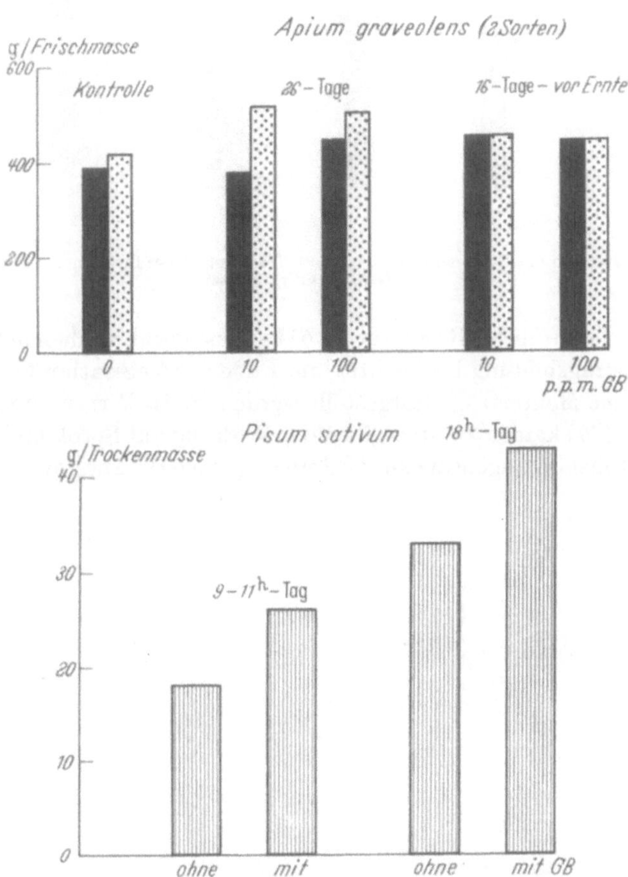

Abb. 4. Wirkung von Gibberellin-Behandlung in Abhängigkeit vom Zeitpunkt der Anwendung (oben) und der Länge der Photoperiode (unten) (nach S. H. WITTWER u. Mitarb.)

3. Die Wirkung der Gibberelline auf den Ertrag

Es erscheint mir sinnvoll, mit ähnlichen Überlegungen an die Ertragswirkung der Gibberelline heranzugehen. Wahrscheinlich sind widersprechende in der Literatur bekanntgewordene Ergebnisse dann leichter verständlich. So haben D. G. MORGAN und G. C. MEES [7] in England schon frühzeitig erhöhte Graserträge auf Grünland festgestellt. Während der 1. Schnitt positive Wirkungen von Gibberellinen zeigte, war dies beim

2. Schnitt nicht der Fall bzw. umgekehrt. J. Jung und C. Pfaff [3] kamen in Gefäßversuchen zu weitgehend negativen Schlußfolgerungen. Ähnliches gilt für eine Versuchsreihe mit Hanf, welche F. Paskovic [9]

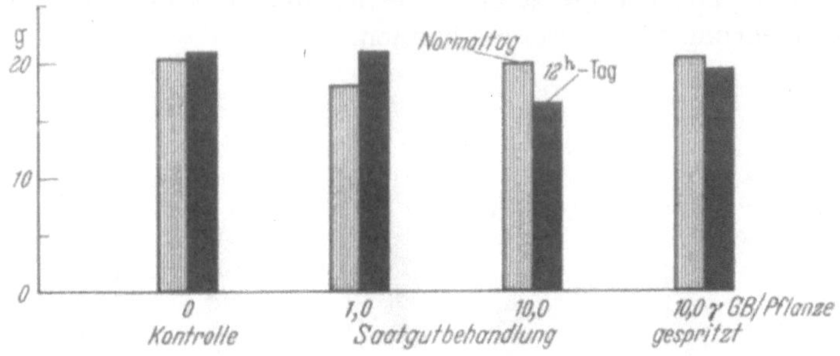

Abb. 5. Gefäßversuch mit Gibberellin (Gießen 1958). TM-Sproßerträge in Gramm je Gefäß. Versuch mit *Lathyrus sativus* (Hesa)

in Zagreb durchführte. R. Knapp [5, 6] hat eine vorübergehende Wirkung auf die Ertragsbildung beobachtet, am Ende der Vegetation konnten indessen keine Mehrerträge festgestellt werden. S. H. Wittwer und M. J. Bukovac [10] kamen zu divergierender Wirkung auf Sproß und Wurzelsystem, wobei im Gegensatz zur IES eine negative Wirkung auf die Wurzel

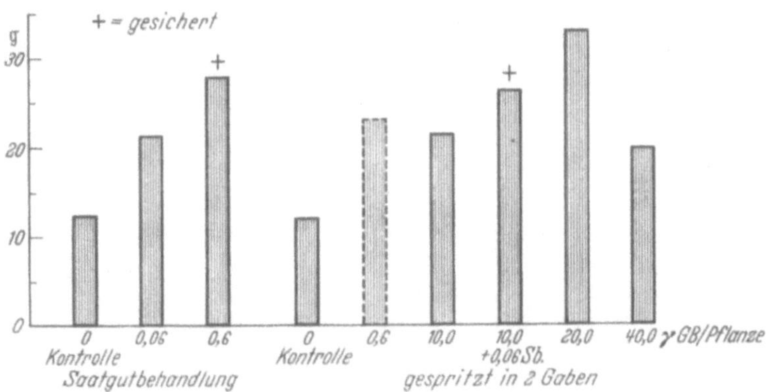

Abb. 6. Gefäßversuch mit Gibberellin (Gießen 1958). TM-Sproßerträge in Gramm je Gefäß. Versuch mit Sommerweizen (Heines Peko)

festzustellen ist. Aus den zahlreichen Experimenten dieser Autoren können für die Beeinflussung der Ertragsbildung die beiden in Abb. 4 wiedergegebenen Beispiele entnommen werden. Bei Apium hängt die Wirkung vom Zeitpunkt der Anwendung ab, bei rechtzeitiger Anwendung ist zudem ein unterschiedliches Verhalten der Sorten zu beobachten. Bei der sog. Langtagpflanze Pisum ist der Effekt im Langtag größer.

Im Jahre 1958 führten wir mit der genannten quantitativen Fragestellung eine erste Versuchsreihe am hiesigen Institut zu *Lathyrus sativus* durch. Abb. 5 läßt erkennen, daß auch hier eine Korrelation zur Tageslänge angedeutet ist, daß im übrigen aber die Ergebnisse keine eindeutige

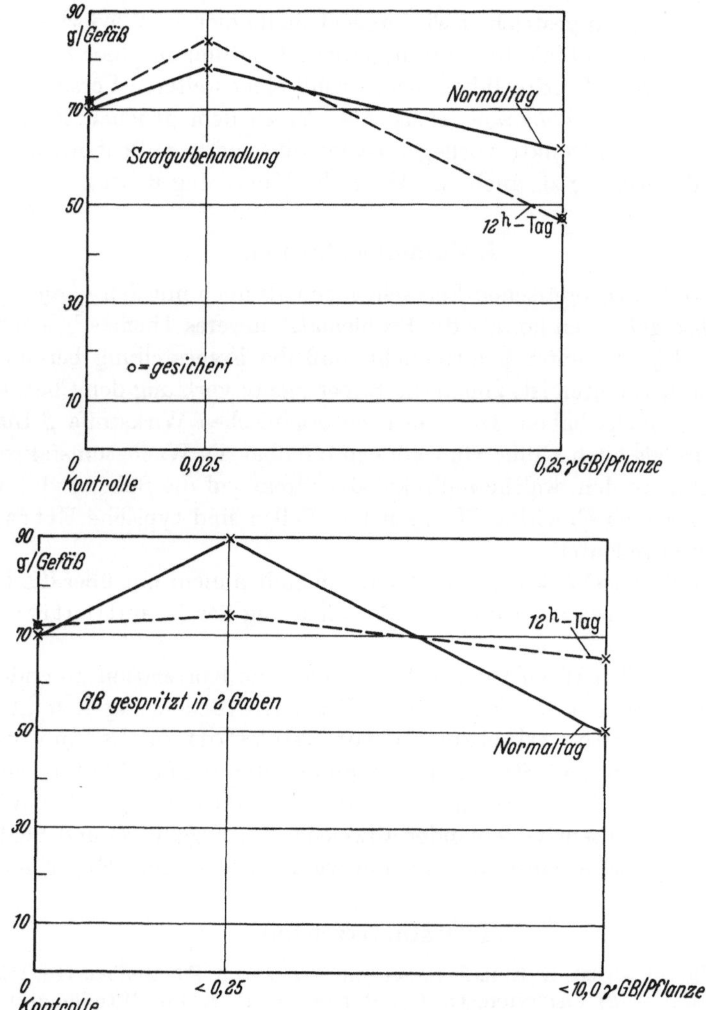

Abb. 7. Gefäßversuch mit Gibberellin. TM-Sproßerträge. Versuch mit Alexandriner-Klee *(Trifolium alexandrinum)*

bzw. gesicherte Wirkung zeigen. Da auch nach früheren Erfahrungen die Methode der Anwendung von Gibberellin eine oft wichtige Rolle spielt, haben wir die in Abb. 6 wiedergegebenen Resultate mit Sommerweizen (Peko) nebeneinander bei Saatgutbehandlung und bei zweimaligem

Spritzen sowie in einem Falle bei Kombination beider Methoden gewonnen. Es kann eindeutig ein Ertragsanstieg festgestellt werden, der in zwei Fällen gesichert ist (siehe +). Entscheidend für unsere Betrachtung ist, daß im Spritzversuch eine Optimalkurve gefunden wurde, da mit 40 γ Gibberellin/Pflanze offensichtlich eine Depression eintritt. Der 0,6 γ-Wert ist nur gestrichelt wiedergegeben, da hier die Wiederholungen ausfielen. Die kombinierte Saatgut-Spritzbehandlung hat hier zusätzlich positiv gewirkt. Prinzipiell kommen wir mit einer weiteren Versuchsreihe zu *Trifolium alexandrinum* (siehe Abb. 7) zu dem gleichen Ergebnis. Obwohl nur drei Punkte vorliegen (Kontrolle und zwei Stufen), werden sowohl der Anstieg als auch der Abfall der Kurve angedeutet.

4. Zusammenfassung

Sowohl in theoretischen Betrachtungen als auch mit den vorgelegten Versuchsergebnissen konnte die Problematik unseres Themas beleuchtet werden. Dies bedeutet jedoch nicht, daß die Fragestellung bereits als gelöst zu betrachten ist, zumal die Experimente vorläufig den Charakter der Vorversuche haben. Die geprüften organischen Wirkstoffe β-Indolessigsäure als auch Gibberellin können offenbar als Wachstumsfaktoren betrachtet werden, welche indirekt oder direkt auf die Substanzbildung und den Ertrag einwirken. In manchen Fällen sind typische Ertragskurven angedeutet.

Die indirekte Wirkung erfolgt wahrscheinlich nicht nur über die Entwicklung, sondern auch über die Beeinflussung der Konstitution der Pflanze.

Wie bei allen Wachstumsfaktoren, spielt die Korrelation zu anderen Faktoren eine entscheidende Rolle. Besondere Bedeutung kommt der Wechselwirkung mit dem Faktor Stickstoff zu. Es muß daran gedacht werden, daß Stickstoff auch an der Bildung der Phytohormone beteiligt ist. In der Mitwirkung aller übrigen Faktoren liegt offenbar die Ursache für die sehr voneinander abweichenden Ergebnisse und Schlußfolgerungen der verschiedenen Autoren wie auch der eigenen Experimente.

Literaturverzeichnis

[1] Boguslawski, E. v., u. E. Saalbach: Z. Acker- u. Pflanzenbau 110, 153 bis 162 (1960). — [2] Fischnich, O., Ch. Pätzold u. H. Krug: Mitteilungsbl. der Forschungsanstalt für Landwirtschaft Braunschweig-Völkenrode, H. 1, 12—14 (1959). — [3] Jung, J., u. C. Pfaff: Z. f. Pflanzenernähr. Düng. u. Bodenk. 81 (126), 133—141 (1958). — [4] Kercher, A.: Der Einfluß von Wuchsstoffbehandlung und Stickstoffdüngung auf Ertrag und Gesundheitszustand von Kartoffeln. Diss. Gießen 1956. — [5] Knapp, R.: Z. Naturforsch. 11 b, 698—704 (1956). — [6] Knapp, R.: Naturwissenschaften 45, 408—413 (1958). — [7] Morgan, D. G., and G. C. Mees: Nature 178, 1356—1357 (1956); — J. Agr. Sci. 50, 49—59 (1958). — [8] Nicolai, U.: Untersuchungen über die Beeinflussung der Jugendentwicklung und Ertragsbildung

landwirtschaftlicher Kulturpflanzen durch Behandlung mit verschiedenen Wuchsstoffen. Diss. Gießen 1951. — [9] Paskovic, F.: Poseban otisak iz casopisa „Tekstil" (Zagreb) 7, 105—125 (1958). — [10] Wittwer, S. H., and M. J. Bukovac: Econ. Botany 12, 213—255 (1958). — [11] Wittwer, S. H., M. J. Bukovac, G. R. McVey and J. C. Ballard: Naturwissenschaften 46, 117—118 (1959).

Der Einfluß von Gibberellin auf die Frosthärte von Gerste und Weizen

Von

F. Müller

Institut für Pflanzenzüchtung der Martin-Luther-Universität Halle-Wittenberg in Hohenthurm bei Halle/Saale

A. Einleitung

Die Frostresistenz des Getreides wird sehr weitgehend von Vernalisationsprozessen beeinflußt. Werden Getreidepflanzen, die aus vernalisierten Samen aufgezogen wurden, zusammen mit nichtvernalisierten, wachstumsmäßig aber gleichen Pflanzen einer stärkeren Frostbelastung ausgesetzt, so zeigen die vernalisierten Pflanzen je nach Dauer der vorhergehenden Behandlung gegenüber den nichtvernalisierten eine mehr oder weniger stark herabgesetzte Frosthärte. Diese Erscheinung ist seit Vasiljev (1934) von sehr vielen Autoren festgestellt und bestätigt worden. Sie wurde allgemein damit erklärt, daß durch die zunehmende Blüh- bzw. Schoßbereitschaft die Frostresistenz verlorengeht. Nach dieser Erklärung bestünde eine einfache Beziehung zwischen Vernalisation und Frosthärte.

In jüngster Zeit ist nun diese Beziehung Gegenstand einer Diskussion geworden, insbesondere deshalb, weil auch Formen ohne meßbaren Vernalisationsbedarf (Sommer- und Wechseltypen) eine zum Teil sehr beachtliche Verminderung ihrer Frostwiderstandsfähigkeit nach einer Vernalisation zeigen. Es liegt daher die Vermutung nahe, daß nicht die veränderte Entwicklungsbereitschaft nach der Vernalisation für die Verminderung der Frosthärte verantwortlich ist, sondern von der Vernalisation unabhängige Prozesse. Hänsel (1959) glaubt, u. a. bereits in dem durch die niedrigen Vernalisationstemperaturen veränderten Stoffwechsel eine Ursache zu sehen, und nimmt an, daß ein „Kältemetabolismus" zu einer Verminderung der Frosthärte führt.

Mit dem Bekanntwerden der entwicklungsfördernden Wirkung der Gibberelline sahen wir eine Möglichkeit, eventuell tiefere Einblicke in die Beziehung Entwicklungsbereitschaft durch Vernalisation und Frosthärte bei Getreide zu gewinnen. Ist durch die Applikation von Gibberellin eine

Entwicklungsförderung festzustellen, so könnte eine Gibberellinbehandlung ähnlich wie ein Vernalisationsprozeß ebenfalls eine Verminderung der Frosthärte verursachen.

In eigenen orientierenden Vorversuchen wurde festgestellt, daß Gibberellin nicht in der Lage ist, die Vernalisation zu ersetzen. In neuesten Arbeiten wurde jedoch bekannt, daß Gibberellin die Vernalisationswirkung verstärken kann (Ishihara 1958 und Weibel 1960 bei Weizen; Caso, Highkin und Koller 1960 und Purvis 1960 bei Roggen). Ein gewisser die Vernalisation fördernder Effekt konnte auch am hiesigen Institut von Schmalz (1961) bei Weizen ermittelt werden. Purvis (1960) sieht in der Gibberellinwirkung allerdings keinen direkten Effekt auf die Blühinduktion, sondern nur einen stimulierenden Einfluß auf die nachinduktiven Vorgänge.

B. Material und Methoden

Zu den Untersuchungen wurde ein kleines Sortiment von Gerste und Weizen mit bekannter Winterfestigkeit und definierter entwicklungsphysiologischer Veranlagung (Tab. 1 und 2) in Holzkästen (36 × 36 × 12 cm) in jeweils zwei Versuchsserien angebaut. Die Gerste wurde am 2. 10. 1959 in sechsfacher Wiederholung mit je 20 vorgequollenen Samen ausgesät, der Weizen am 12. 10. 1959 in fünffacher Wiederholung mit je 24 vorgequollenen Samen.

Tabelle 1. *Charakteristik der untersuchten Gerstensorten*

Sorten	Entwicklungstyp	Vernalisationsbedarf	Winterfestigkeit
Mahndorfer. . . .	Wechselform[1]	nicht feststellbar[2]	mittel
Albert	Wechselform	nicht feststellbar	gut — sehr gut
Carstens zweizeilige	Winterform	mittel — hoch	gering
Friedrichswerther Berg.	Winterform	hoch	gut — sehr gut
Stamm 190_{37} . . .	Winterform	hoch	sehr gut
Stamm 2695_{49}. . .	Winterform	hoch	sehr gut

[1] Nach neueren eigenen Feststellungen besteht die Sorte „Mahndorfer" aus zwei Linien, einer Wechselform und einer Winterform. Die alte Charakterisierung kann daher nicht uneingeschränkt aufrechterhalten werden.

[2] Nur für die Wechselform zutreffend.

Die Anwendung des Gibberellins erfolgte bei der Gerste durch 24-stündiges Vorquellen der Samen in einer Lösung von 50 ppm und ein einmaliges Besprühen zu Beginn des Zweiblattstadiums mit einer Gibberellinlösung von 100 ppm. Die Kontrollen wurden im Wasser vorgequollen. Bei Weizen wurde das Gibberellin durch achtmaliges Besprühen der Pflanzen im Einblattstadium mit einer Lösung von 100 ppm appliziert. Verwendet wurde das Versuchspräparat Gi 10 der Firma E. Merck[1], Darmstadt.

[1] Der Firma E. Merck danke ich verbindlichst für die freundliche Überlassung der Gibberellinpräparate.

Tabelle 2. *Charakteristik der untersuchten Weizensorten*

Sorten	Entwicklungstyp	Vernalisationsbedarf	Winterfestigkeit
Strubes roter Schlanstedter . .	Sommerform	sehr gering	sehr gering
Tassilo.	Winterform	gering	gering
Hadmerslebener II (Heine II) . . .	Winterform	gering	gering
Ridit	Winterform	gering	gut — mittel
Turkey	Winterform	gering	sehr gut
Minhardi.	Winterform	mittel	sehr gut
Carstens Dick-kopf V	Winterform	hoch	mittel—gering
Ebersbacher weiß .	Winterform	hoch	mittel—gering
Sagnitzer.	Winterform	hoch	gut
Zmudka Golka . .	Winterform	hoch	gut

Die Prüfung der Frostresistenz erfolgte bei beiden Getreidearten in der ersten Serie in Tiefkühlräumen in der Zeit von Anfang bis Mitte Dezember (s. Tab. 3 und 5). Nach der künstlichen Kältebelastung bei Temperaturen von $-19°$ C (Gerste) und $-18,5°$ C (Weizen) standen die Pflanzen zum Auftauen einige Stunden im Freien und anschließend zur Regeneration im Gewächshaus bei Temperaturen zwischen $+14°$ C und $+22°$ C. Die Pflanzen der zweiten Serie wurden im Freiland durch Gazebedeckung schneefrei gehalten und waren so besonders stark dem Kälteeinbruch im Januar 1960 ausgesetzt, der Minimumtemperaturen von $-19,5°$ C brachte. Am 20. 1. 1960 wurden diese Pflanzen ins Gewächshaus zur Regeneration und Ermittlung der Frostschäden gebracht. Die Feststellung der Frosthärte erfolgte durch mehrmaliges Auszählen der überlebenden Pflanzen während der Regenerationszeit im Gewächshaus.

Die fehlerstatistische Beurteilung der Versuchsergebnisse erfolgte mit Hilfe der Varianzanalyse. Dazu wurden vorher die nach den Auszählungen errechneten Prozentzahlen der überlebenden Pflanzen nach der Winkeltransformation (arc sin $\sqrt{\text{Prozent}}$) transformiert (Tab. 16.8, Seite 449 bei SNEDECOR 1950).

Die Ergebnisse sind in Tabellen zusammengestellt. Angegeben sind die Mittelwerte der Prozentzahlen überlebender Pflanzen und die Signifikanz nach dem F-Test für die Gibberellinwirkung, für die Sortenunterschiede und für die Wechselwirkung Sorten $\times$ Gibberellinbehandlung. Ferner sind die rücktransformierten Grenzdifferenzen für eine Irrtumswahrscheinlichkeit (p) von 5; 1 und 0,1% vermerkt.

C. Ergebnisse

I. Gerste

Bei der Gerste verminderte die Gibberellinbehandlung in beiden Versuchsserien eindeutig die Frosthärte (Tab. 3 und 4). In allen Auszählungen ist die Gibberellinwirkung hoch signifikant. Während in der ersten Serie (Tab. 3) auch innerhalb der Kontrollen eine Sortendifferenzierung feststellbar ist, ist sie in der zweiten Serie (Tab. 4) nur bei der mit Gibberellin behandelten Variante schwach angedeutet. Die signifikante Wechselwirkung der 1. Auszählung der zweiten Serie (Tab. 4) muß auf die

Tabelle 3. *Prozentsatz überlebender Pflanzen der ersten Gersten-Versuchsserie nach dem Gefrierversuch vom 12.—14. 12. 1960* (Mittelwerte aus 6 Wiederholungen)

Sorten	1. Auszählung am 22. 12. 1959 nach 8 Tagen		2. Auszählung am 5. 1. 1960 nach 22 Tagen		3. Auszählung am 15. 2. 1960 nach 63 Tagen	
	Gi	K	Gi	K	Gi	K
Mahndorfer.	43,2	83,3	5,0	9,5	0,0	2,5
Albert	85,8	96,7	30,3	35,0	6,2	29,2
Carstens zweizeilige . . .	43,0	93,5	6,7	16,7	1,0	2,7
Friedrichswerther Berg. .	49,7	85,8	21,0	39,7	7,8	27,0
Stamm 190_{37}	58,7	94,2	31,7	43,7	22,5	32,2
Stamm 2695_{49}	67,3	90,8	41,2	47,8	20,7	29,2
Sortenmittel	57,9	90,7	22,6	32,0	9,7	20,5

	Signifikanz nach dem F-Test			Grenzdifferenzen		
	Gibberellin-wirkung	Sorten-unterschiede	Wechsel-wirkung Sorten × Gibberellin	$p = 5\%$	$p = 1\%$	$p = 0,1\%$
1. Auszählung .	+++	+++	—	4,1	7,2	11,0
2. Auszählung .	+++	+++	—	3,0	5,2	8,7
3. Auszählung .	+++	+++	+	2,5	4,3	7,2

Zeichenerklärung: Signifikanz bei p 5% $= +$ — $=$ keine Signifikanz
                       p 1% $= ++$
                       p 0,1% $= +++$

Tabelle 4. *Prozentsatz überlebender Pflanzen der zweiten Gersten-Versuchsserie nach dem Kälteeinbruch Mitte Januar 1960. Einbringen der Pflanzen ins Gewächshaus am 20. 1. 1960* (Mittelwerte aus 6 Wiederholungen)

Sorten	1. Auszählung am 26. 1. 1960 nach 6 Tagen		2. Auszählung am 15. 2. 1960 nach 26 Tagen		3. Auszählung am 8. 3. 1960 nach 48 Tagen	
	Gi	K	Gi	K	Gi	K
Mahndorfer.	72,6	96,7	64,0	87,2	61,8	83,0
Albert	80,8	99,2	76,0	95,0	67,3	90,8
Carstens zweizeilige . . .	84,0	97,5	60,7	86,6	51,3	79,2
Friedrichswerther Berg. .	78,5	96,7	71,3	89,2	62,5	80,0
Stamm 190_{37}	90,5	100,0	79,2	90,8	71,2	86,7
Stamm 2695_{49}	92,3	99,2	82,5	89,0	74,0	86,5
Sortenmittel	83,1	98,2	72,3	89,6	64,7	84,4

	Signifikanz nach dem F-Test			Grenzdifferenzen		
	Gibberellin-wirkung	Sorten-unterschiede	Wechsel-wirkung Sorten × Gibberellin	$p = 5\%$	$p = 1\%$	$p = 0,1\%$
1. Auszählung .	+++	++	++	2,2	3,9	6,4
2. Auszählung .	+++	—	—	5,5	9,6	15,9
3. Auszählung .	+++	—	—	5,0	8,7	16,2

Zeichenerklärung siehe Tab. 3.

zu geringe Frostbelastung zurückgeführt werden, die nur in der Behandlungsvariante zu einer Sortendifferenzierung führte und somit eine Wechselwirkung vortäuscht. Bei der 3. Auszählung der ersten Serie ist aber eine echte Wechselwirkung angedeutet. Besonders hervorzuheben ist, daß die zwei Wechselgersten „Mahndorfer" und „Albert" ebenfalls eine Resistenzverminderung zeigen.

II. Weizen

Die Versuchsergebnisse vom Weizen sind in Tab. 5 und 6 dargestellt. Die Gibberellinwirkung ist eindeutig zu erkennen, wenn sie auch nicht so

Tabelle 5. *Prozentsatz überlebender Pflanzen der ersten Weizen-Versuchsserie nach dem Gefrierversuch vom 3.—5. 12. 1959* (Mittelwerte aus 5 Wiederholungen)

Sorten	2. Auszählung am 21. 12. 1959 nach 16 Tagen		3. Auszählung am 5. 1. 1960 nach 31 Tagen		4. Auszählung am 22. 1. 1960 nach 48 Tagen	
	Gi	K	Gi	K	Gi	K
Strubes roter Schlanstedter	5,0	3,4	2,6	0,8	2,6	0,0
Tassilo	5,8	12,4	5,0	1,6	0,0	0,0
Hadmerslebener II (Heine II)	9,8	9,0	0,8	1,6	0,0	0,8
Ridit	12,6	24,6	0,0	17,6	0,0	11,4
Turkey	66,4	88,4	65,4	69,4	56,0	57,4
Minhardi	59,6	88,4	57,8	78,2	37,2	63,2
Carstens Dickkopf V	50,2	21,0	5,8	9,0	0,0	0,8
Ebersbacher weiß	11,6	6,2	3,2	5,0	0,8	0,8
Sagnitzer	25,8	58,8	14,6	50,2	8,2	25,4
Zmudka Golka	72,0	95,8	70,4	90,0	56,6	75,0
Sortenmittel	31,9	40,9	22,6	32,3	16,1	23,5

	Signifikanz nach dem F-Test			Grenzdifferenzen		
	Gibberellin-wirkung	Sorten-unterschiede	Wechsel-wirkung Sorten × Gibberellin	$p = 5\%$	$p = 1\%$	$p = 0,1\%$
2. Auszählung	+++	+++	—	7,0	12,2	19,9
3. Auszählung	+++	+++	+	5,2	9,1	15,0
4. Auszählung	+	+++	+++	1,8	3,1	5,1

Zeichenerklärung siehe Tab. 3.

stark wie bei der Gerste und in der zweiten Serie bei einigen Sorten nicht feststellbar ist. Dies kann auf die andersartige Applikation zurückzuführen sein. Die Wirkung ist dennoch hoch signifikant, wird aber in den letzten Auszählungen in beiden Versuchsserien infolge des zahlenmäßig sehr starken Absterbens der Pflanzen bei den wenig resistenten Sorten etwas undeutlich. Sortenunterschiede sind im Gegensatz zur Gerste in

Tabelle 6. *Prozentsatz überlebender Pflanzen der zweiten Weizen-Versuchsserie nach dem Kälteeinbruch Mitte Januar 1960. Einbringen der Pflanzen ins Gewächshaus am 20. 1. 1960* (Mittelwerte aus 5 Wiederholungen)

Sorten	1. Auszählung am 26. 1. 1960 nach 6 Tagen		2. Auszählung am 15. 1. 1960 nach 26 Tagen		3. Auszählung am 8. 3. 1960 nach 48 Tagen	
	Gi	K	Gi	K	Gi	K
Strubes roter Schlanstedter	3,2	6,6	3,2	4,0	0,8	2,4
Tassilo.	5,2	25,2	0,0	6,8	0,0	3,4
Hadmerslebener II (Heine II)	1,0	40,0	0,0	17,4	0,0	6,0
Ridit	33,6	18,0	4,2	4,4	1,6	3,6
Turkey	95,2	94,2	84,0	86,8	73,4	67,4
Minhardi.	98,4	89,4	83,0	83,6	65,4	72,4
Carstens Dickkopf V . . .	56,2	71,4	25,4	41,4	11,2	26,0
Ebersbacher weiß	33,0	58,4	27,0	33,2	10,0	19,0
Sagnitzer.	55,4	83,8	46,2	66,4	29,8	49,0
Zmudka Golka	95,0	94,0	90,0	85,6	81,4	74,2
Sortenmittel	47,6	58,1	36,3	43,0	27,4	32,4

	Signifikanz nach dem F-Test			Grenzdifferenzen		
	Gibberellin-wirkung	Sorten-unterschiede	Wechsel-wirkung Sorten × Gibberellin	$p = 5\%$	$p = 1\%$	$p = 0,1\%$
1. Auszählung .	++	+++	+	10,9	18,8	30,3
2. Auszählung .	++	+++	—	7,5	13,0	21,3
3. Auszählung .	+	+++	—	6,4	11,0	18,1

Zeichenerklärung siehe Tab. 5.

der gibberellinbehandelten Variante wie in der Kontrolle deutlich erkennbar und zum Teil hoch signifikant (siehe Grenzdifferenzen). Eine Beziehung der Gibberellinwirkung zum Vernalisationsbedarf der Sorten ist nicht festzustellen. Die hoch signifikante Wechselwirkung der 4. Auszählung der ersten Serie deutet darauf hin, daß die Sorten nicht in gleicher Stärke mit einer Resistenzverminderung nach der Gibberellinbehandlung reagieren. Da aber in den anderen Auszählungen und in der zweiten Serie keine bzw. nur eine schwach signifikante Wechselwirkung ermittelt wurde, müssen noch weitere Versuchsergebnisse abgewartet werden, um endgültige Schlüsse ziehen zu können.

Bei der ersten Weizenversuchsserie wurde eine 1. Auszählung bereits zwei Tage nach dem Gefrierversuch vorgenommen. Da es aber nicht möglich ist, so unmittelbar nach einer Frostbelastung die Lebensfähigkeit einer Pflanze einwandfrei zu ermitteln, wurde auf die Darstellung dieser Auszählung verzichtet.

D. Diskussion

Die Ergebnisse zeigen eindeutig eine Frostresistenzverminderung der Pflanzen nach der Gibberellinbehandlung. Dies wurde von CORNS (1959) ebenfalls festgestellt. Auf die praktische Anwendungsmöglichkeit von Gibberellin, die sich aus diesen Versuchen besonders für die Pflanzenzüchtung zur Prüfung von Zuchtmaterial auf Winterfestigkeit ergibt, wurde bereits an anderer Stelle (MÜLLER 1960) hingewiesen. Es sei hier nur noch einmal erwähnt, daß es mit Hilfe der Herbst-Vorsaat-Vernalisation zwar möglich ist, auch in milden Wintern zur Erkennung von Resistenzunterschieden in bezug auf Winterfestigkeit zu gelangen, daß jedoch deren technische Durchführung häufig auf Schwierigkeiten stößt. Möglicherweise kann die leichter zu handhabende Gibberellinbehandlung hier einen wirkungsvollen Ersatz darstellen.

Zur Beantwortung der in der Einleitung gestellten Frage, ob durch die Anwendung von Gibberellin tiefere Erkenntnisse über die Beziehungen zwischen Entwicklungsbereitschaft durch Vernalisation und Frosthärte gewonnen werden können, müssen zunächst folgende Feststellungen getroffen werden:

1. Eine Vernalisation ist bei Wintergetreide allgemein die Voraussetzung für das Schossen bzw. für die Blütenbildung. Sie führt andererseits zu einer Verminderung der Frosthärte unabhängig davon, ob ein Vernalisationsbedarf vorliegt oder nicht.

2. Gibberellin zeigt bei Getreide hinsichtlich der Vernalisation eine gewisse fördernde Wirkung. Es führt andererseits zu einer Verminderung der Frosthärte ebenfalls unabhängig von dem jeweiligen Vernalisationsbedarf der behandelten Sorte.

Nach diesen Feststellungen ist zu fragen, ob die Verminderung der Frosthärte in beiden Fällen auf gleiche physiologische Ursachen zurückgeführt werden kann. Dies wäre die Voraussetzung zur weiteren Klärung des erwähnten Problems mit Hilfe von Gibberellin. Über die zellphysiologischen Ursachen der Resistenzminderung können aber zur Zeit noch keine Angaben gemacht werden. Festgestellt wurden bisher nur morphologische Unterschiede, die zwischen den gibberellinbehandelten und den vernalisierten Pflanzen bestehen. Die vernalisierten Pflanzen zeigen einen mehr gestauchten Wuchstyp und haben breite, dunkelgrüne Blätter. Die gibberellinbehandelten weisen dagegen einen langgestreckten Wuchs auf, haben schmale, etwas hellere Blätter und sehen vergeilten Pflanzen ähnlich. Diese Unterschiede machen eine gemeinsame Ursache der Resistenzverminderung nur schwer vorstellbar.

Im Zusammenhang mit der Gibberellinwirkung auf die Frosthärte wurde im Vortrag eine Hypothese über die Beziehungen zwischen Vernalisation und Frosthärte geäußert. Die Besprechung des entworfenen

Schemas macht aber eine eingehende Diskussion des von Hänsel (1959) postulierten „Kältemetabolismus" erforderlich, die weit über den Rahmen dieser Ausführung hinausgehen würde. Es ist beabsichtigt, diese Hypothese an anderer Stelle mit der hierfür notwendigen Ausführlichkeit zu besprechen.

E. Zusammenfassung

Eine Gibberellinbehandlung vermindert bei Gerste und Weizen die Frostresistenz. Es wird auf die Anwendungsmöglichkeit des Gibberellins in der Pflanzenzüchtung bei der Prüfung von Zuchtmaterial auf Winterfestigkeit hingewiesen. Eine Aussage über die physiologischen Ursachen der Frostresistenzverminderung kann noch nicht gemacht werden. Zwar ist die Wirkung des Gibberellins auf Frosthärte ähnlich der einer Vernalisation, doch zeigen die behandelten Pflanzen starke morphologische Veränderungen, die gemeinsame physiologische Ursachen schwer vorstellbar machen.

F. Literatur

Caso, O. H., H. R. Highkin and D. Koller: Nature (Lond.) 185, 477—479 (1960). — Corns, W. G.: Canad. J. Plant Sci. 39, 293—296 (1959). — Hänsel, H.: Z. Pflanzenzücht. 41, 47—64 (1959). — Ishihara, A.: Proc. Crop Sci. Soc. Japan 27, 285—288 (1958). — Müller, F.: Der Einfluß von Gibberellin auf die Frosthärte von Gerste und Weizen. Vortrag gehalten auf der Frühjahrstagung der Arbeitsgruppe III „Physiologische Resistenz" der Arbeitsgemeinschaft für Krankheitsbekämpfung und Resistenzzüchtung in Weihenstephan am 28. 4. 1960. — Purvis, O. N.: Nature (Lond.) 185, 479 (1960). — Schmalz, H.: Der Einfluß von Gibberellinsäure auf Wachstum, Entwicklung, Morphologie und Fertilität bei Winter- und Sommerweizen und Sommergerste. Im Druck. — Snedecor, G. W.: Statistical Methods. Iowa: Ames 1950. — Weibel, R. O.: Agron. J. 52, 122—123 (1960).

Der Einfluß von Gibberellinsäure auf Wachstum, Entwicklung, Morphologie und Fertilität bei Winter- und Sommerweizen und Sommergerste

Von

H. Schmalz

Institut für Pflanzenzüchtung der Martin-Luther-Universität Halle-Wittenberg in Hohenthurm bei Halle (Saale)

A. Einleitung

Im Rahmen züchterischer Arbeiten, insbesondere dann, wenn Rückkreuzungen durchgeführt werden, sind Maßnahmen zur Entwicklungsbeschleunigung von großer Bedeutung, da es mit ihrer Hilfe möglich ist, zu einer Beschleunigung der Generationsfolge zu kommen. Züchtungsarbeiten dieser Art sind dadurch gekennzeichnet, daß der Umfang der Zuchtarbeiten, d. h. die notwendigen Pflanzenzahlen, nicht annähernd so groß sind, wie bei einer reinen Kombinationszüchtung. Dadurch werden besondere Maßnahmen zur Beschleunigung der Generationsfolge möglich. Eine Gibberellinbehandlung könnte eine solche darstellen, da aus Versuchen mit anderen Objekten bekannt ist, daß durch die Gibberelline unter bestimmten Voraussetzungen die generative Entwicklung sehr stark beschleunigt werden kann.

Da unsere umfangreichen Versuchsergebnisse, insbesondere die mit Gerste gewonnenen, hier nicht in allen Einzelheiten zur Darstellung gelangen können, und deshalb eine detaillierte Veröffentlichung an anderer Stelle erfolgen wird, soll auf eine eingehende Besprechung der bereits in der Literatur niedergelegten Untersuchungsbefunde, die unsere Fragestellung berühren, verzichtet werden.

B. Material und Methoden

Die folgenden Sorten, Stämme bzw. Mutanten von Weizen und Gerste wurden in die Untersuchungen einbezogen:

Sommerweizen:

a) Sorte „Peko“,
b) „Stamm 14949/56“,
c) Entwicklungsgestörte „Mutante aus Stamm 14949/56“.

Winterweizen: Sorte „Derenburger Silber“.

Sommergerste:
a) Sorte „Haisa“ (Nutans-Form),
b) „‚Knotenlose‘ Mutante MS 1196“ aus „Haisa“ (Beschreibung bei SCHMALZ 1960).
c) „Zeocrithum-Mutante MS 733“ aus „Haisa“ (extrem dichtährig).

Die Konzentration der Gibberellinlösungen betrug, wenn nicht anders angegeben, 100 p.p.m. Es wurde (abgesehen vom Winterweizen) eine Sprühapplikation (kein Netzmittelzusatz, Wasserkontrolle vorhanden) angewandt. Beim Winterweizen sind die Karyopsen in verschieden konzentrierten Gibberellinlösungen (0, 50 und 250 p.p.m.) eingequollen und dann einer Vernalisation unterworfen, bzw. als Kontrollpflanzen im angekeimten Zustand ausgesät worden.

In den Sommerweizenversuchen verwandten wir das Gibberellinsäurepräparat der Firma Eli Lilly and Company, Indianapolis, USA; in den übrigen Versuchen das der Cyanamid Company, New York, USA. Beiden Firmen danken wir auch an dieser Stelle verbindlichst für die Überlassung der Präparate.

C. Versuchsergebnisse und Diskussion

1. Sommerweizen-Versuche

a) „Peko" und „Stamm 14949/56"

Das Längenwachstum der gibberellinbehandelten Pflanzen war bei beiden Formen in allen Stadien der Entwicklung erheblich beschleunigt. Auch zum Zeitpunkt des Ährenschiebens war dieser Längenunterschied noch vorhanden. Die genaue Untersuchung der ausgereiften Pflanzen (Tab. 1) ergab eine leichte, aber nicht signifikante Erhöhung der Ährenzahl je Pflanze. Die Haupthalme waren bei beiden Formen sehr signifikant verlängert, die Nebenhalme nur bei der Sorte „Peko". Die Länge der Haupt- und Nebenähren war in den meisten Fällen ebenfalls vergrößert (jedoch nicht signifikant). Nicht signifikant verändert erwies sich auch die Zahl der Ährchen je Ähre. Die Anzahl reduzierter, steriler Ährchen an der Ährenbasis war dagegen nach Gibberellinbehandlung bei beiden Formen signifikant bzw. sehr signifikant erhöht. Nicht signifikant verändert waren weiterhin das Korngewicht, die Kornzahl je Pflanze, der Kornertrag je Pflanze, der Pollendurchmesser und der Anteil degenerierten Pollens. Nur die „Peko"-Pflanzen reagierten mit einer Vorverlegung des Ährenschiebens um drei Tage (sehr signifikant). Auch von Krekule und Martinovska (1958) wurde bei Sommerweizen hierbei nur ein schwacher Gibberellineffekt festgestellt. Die beiden Sommerweizenformen reagierten auch noch in anderer Weise unterschiedlich. Bei den „Peko"-Pflanzen stellten wir in fast allen Ähren (zumindest allen Hauptähren) eine Doppelährchenbildung, insbesondere im unteren Ährenteil, fest, während die Ähren des „Stammes 14949/56" solche Anomalien nur ganz vereinzelt erkennen ließen. Beim Vergleich der beiden Sommerweizenformen fällt auch bei anderen Merkmalen auf, daß die Sorte „Peko" ganz allgemein stärker auf die Gibberellinbehandlung reagierte, als der „Stamm 14949/56". Diese Ährenanomalien stehen in einer auffallenden Parallele zu den von Caso et al. (1960) und Purvis (1960) bei vernalisationsbedürftigem Roggen beobachteten ganz ähnlichen Anomalien der unteren Ährenteile, die besonders nach einer Gibberellinbehandlung im frühesten Jugendstadium auftraten. In unseren Versuchen wurde mit der Behandlung ebenfalls in einem sehr frühen Stadium (kurz nach dem Aufgange) begonnen. Offensichtlich reagieren, wie der „Stamm 14949/56" zeigt, nicht alle Sommerweizenformen in der gleichen Weise. Eine Erklärung für dieses unterschiedliche Verhalten können wir noch nicht geben. Ein Vernalisationsbedürfnis besitzen beide nicht, auch in ihrem photoperiodischen Verhalten sind sie sich sehr ähnlich. Beide haben weiterhin eine ähnliche pyramidale Ährenform.

Tabelle 1. *Sommerweizen-Gibberellin-Versuch 1959* (Aufgang: 28. 2. 1959; vom 15. 3. bis 20. 4. 1959 16 mal in etwa gleichen Abständen gesprüht; je Variante 20 Pflanzen)

Merkmale	Peko				Stamm 14949/56			
	Kon-trolle	Gibbe-rellin	Diffe-renz	Signi-fikanz	Kon-trolle	Gibbe-rellin	Diffe-renz	Signi-fikanz
Ähren je Pflanze. .	3,6	4,0	+ 0,4	—	2,6	2,9	+ 0,3	—
Halmlänge mm (Haupthalm) . .	1076,0	1192,0	+116,0	***	940,0	1080,0	+140,0	***
Halmlänge mm (Nebenhalme). .	885,0	969,0	+ 84,0	**	724,0	773,0	+ 49,0	—
Ährenlänge mm (Haupthalm) . .	133,3	138,5	+ 5,2	—	121,5	122,4	+ 0,9	—
Ährenlänge mm (Nebenhalme). .	109,0	114,2	+ 5,2	—	96,6	92,0	— 4,6	—
Ährchenzahl insges. (Haupthalm) . .	25,1	24,4	— 0,7	—	20,5	21,1	+ 0,6	—
Ährchenzahl insges. (Nebenhalme). .	23,0	23,6	+ 0,6	—	19,4	19,8	+ 0,4	—
Ährchenzahl reduz. (Haupthalm) . .	1,3	3,0	+ 1,7	***	0,0	0,3	+ 0,3	*
Ährchenzahl reduz. (Nebenhalme). .	3,7	5,5	+ 1,8	***	3,4	4,6	+ 1,2	*
Tausendkornmasse (g)	50,1	48,2	— 1,9	—	36,1	35,7	— 0,4	—
Kornzahl je Pflanze	117,2	119,2	+ 2,0	—	91,2	107,7	+ 16,5	—
Kornertrag je Pflanze (g) . . .	5,9	5,8	— 0,1	—	3,3	3,9	+ 0,6	—
Pollendurchmesser (Okularstriche) .	8,9	8,6	— 0,3	—	8,7	8,8	+ 0,1	—
Degenerierter Pollen (%) . . .	2,1	1,4	— 0,7	—	0,6	1,1	+ 0,5	—
Tage bis zum Ährenschieben .	79,4	76,4	— 3,0	***	78,2	78,4	+ 0,2	—

Signifikanzzeichen: * = $P < 5\%$; ** = $P < 1\%$; *** = $P < 0,1\%$.

b) Entwicklungsgestörte „Mutante aus Stamm 14949/56"

Die Pflanzen der entwicklungsgestörten Mutante unterscheiden sich von denen der Normalform in den folgenden Merkmalen bzw. Verhaltensweisen:

Sie entwickeln sich im Jugendstadium sehr zögernd und kommen erst zum Ährenschieben, wenn die unter gleichen Bedingungen angebauten Normalpflanzen bereits vollständig abgereift sind. Während ihrer Jugendentwicklung weisen die Mutantenpflanzen ein vom Normal-Sommerweizen völlig abweichendes Ähren/Halm-Wachstums-Verhältnis auf. Das Ährenlängenwachstum bleibt bei der Mutante zunächst sehr stark hinter dem

Halmlängenwachstum zurück, so daß sich zeitweise Ähren/Halm-Längen-verhältnisse von etwa 1:70 gegenüber 1:5 bis-1:10 bei normalem Sommer-weizen einstellen. Die Ährenlänge der Mutantenpflanzen beim und nach dem Ährenschieben ist wesentlich größer als die der Normalpflanzen. Im unteren Ährenteil sind die Spindelstufenabstände sehr groß (bis über 50 mm), im oberen Ährenteil dagegen etwa normal. Während die Ährchen im unteren Ährenteil mehr oder weniger stark reduziert und mißbildet sind, sind sie im oberen Ährenteil vielblütig (bis etwa 10 Blütchen). Die Narben der gutentwickelten Blüten scheinen normal ausgebildet zu sein. Die Antheren sind etwas kleiner als bei der Normalform, der Pollen ist aber trotzdem, nach mikroskopischen Untersuchungen zu urteilen, offen-sichtlich normal (Bestäubungsversuche zur Untersuchung der Funktions-tüchtigkeit des Pollens konnten noch nicht vorgenommen werden). Obwohl an Narben und Pollen keine Abnormitäten festgestellt werden konnten, sind die Mutantenpflanzen unter Freilandverhältnissen doch völlig steril und bringen nur unter Gewächshausbedingungen nach einer sehr langen Wachstumszeit relativ wenige schlecht entwickelte, aber zum Teil keimfähige Körner hervor. Den Ursachen dieser Sterilitätserschei-nungen wird in künftigen Versuchen nachgegangen werden. Die Pflanzen für die Gibberellinversuche sind aus den vorher genannten Mutanten-körnern hervorgegangen. Die Mutantenpflanzen reifen nicht normal ab, sondern bleichen aus. Die Blätter der Mutantenpflanzen sind wesentlich breiter und kräftiger als die der Normalpflanzen. Die Abb. 1 läßt die außerordentlich großen Unterschiede, die in morphologischer- und ent-wicklungsphysiologischer Hinsicht zwischen der Mutante und der Aus-gangsform in der Ährenbeschaffenheit bestehen, erkennen.

Genetische Untersuchungen an über 20 000 Pflanzen in den Jahren 1957—1960 bestätigen die Vermutung, daß es sich um eine spontan auf-getretene monofaktoriell recessiv vererbende Mutante handelt. Über die genetischen Untersuchungen werden wir an anderer Stelle eingehend be-richten.

Weder eine Vernalisation noch eine photoperiodische Induktion (KT, LT und Dauertag) waren in der Lage, den Entwicklungsrhythmus und die morphologischen Veränderungen der Mutantenpflanzen zu modifi-zieren oder gar zu normalisieren.

Durch die Gibberellinbehandlung, die bei den Behandlungspflanzen vom Zweiblattstadium an jeden 2.—3. Tag bis zu einem Zeitpunkt durch-geführt wurde, zu dem die unbehandelten Mutantenpflanzen die Ähren zu schieben begannen, wurde das Streckungswachstum zunächst be-schleunigt, dann aber trat wieder eine Hemmung ein. Die Pflanzen wurden nicht normalisiert, sondern im Gegenteil in ihrer Ährenregion vollständig deformiert (Abb. 1). Die Ähren der gibberellinbehandelten Mutantenpflanzen befanden sich entwicklungsmäßig im gleichen Zustand wie die unbehandelten Pflanzen, waren in sich aber vollständig verdreht und kamen nicht mehr zum Ährenschieben, sondern blieben in der Blattscheide stecken.

Durch dieses Ergebnis deutet sich an, daß die Gibberelline bei der Mutante anscheinend, obwohl sie nicht normalisierend zu wirken vermögen, doch in einem gewissen Zusammenhang mit den dem Mutationsschritt zugrunde liegenden biochemischen Veränderungen stehen. Es sind weitere Versuche zur Klärung dieser Beziehungen vorgesehen.

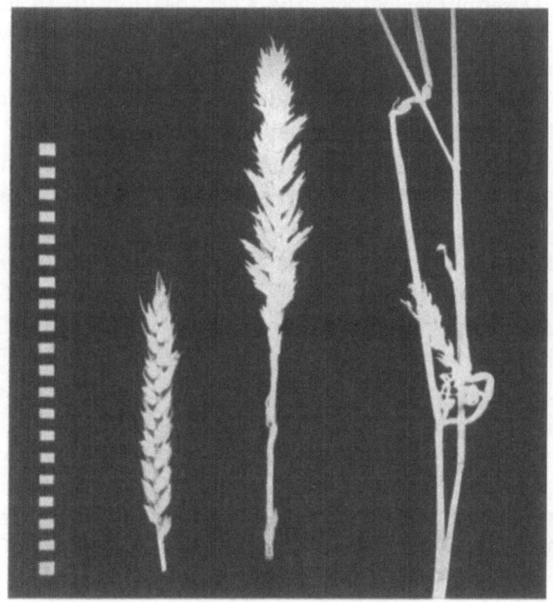

Abb. 1. Ähren der entwicklungsgestörten „Mutante aus Stamm 14 949/56". Links: Normalähre. Mitte: Mutantenähre (ohne Gibberellin). Rechts: Mutantenähre (mit Gibberellin) (eine Maßstabeinheit = 5 mm)

Die Mutante stellt einen völlig neuartigen Entwicklungstypus dar. Da es sich um eine Einfaktor-Mutante handelt, eröffnen sich auch günstige Möglichkeiten für genphysiologische Untersuchungen. Zunächst wurde der verantwortliche Faktor in ein anderes Genmilieu eingelagert. Darüber hinaus ist vorgesehen, durch biochemische Untersuchungen verschiedener Art nähere Einblicke in den Chemismus der Mutante zu erhalten. Da alle entwicklungsphysiologischen Veränderungen einen Einfluß auf die Winterfestigkeit des Getreides ausüben (SCHMALZ 1957) und bei der Mutante die Entwicklungsgeschwindigkeit wesentlich herabgesetzt ist, wird es interessant sein, den Einfluß des mutierten Faktors auf die Winterfestigkeit der Mutantenpflanzen kennenzulernen.

2. Winterweizen-Versuche

Verschiedene in der Literatur niedergelegte Befunde, z. B. Ishihara (1958) und Weibel (1960), zeigen, daß die Gibberelline anscheinend in der Lage sind, auch bei Winterweizen eine gewisse Entwicklungsförderung zu bewirken. Alle bisher bekannt gewordenen Versuche wurden so durchgeführt, daß aus verschieden stark vernalisierten Keimlingen erwachsene Pflanzen mit Gibberellin-Lösungen behandelt wurden. Wir gingen 1960 in einem Versuch, dessen Ergebnisse wir jedoch nur als vorläufig betrachten, einen anderen Weg. Dabei wurde bei Keimlingen der Winterweizensorte „Derenburger Silber" die Vernalisation (0, 15 und 30 Tage bei 0 bis $+1°$ C) nach einer Vorkeimung der Karyopsen in verschieden stark dosierten Gibberellinsäure-Lösungen (0, 50 und 250 p.p.m.) vorgenommen. Auf gleiche Keimzustände bei Beginn der Vernalisation in den verschiedenen Gibberellin-Varianten wurde geachtet (alle Karyopsen waren sichtbar gekeimt). Die Aussaat erfolgte relativ spät am 7. 5. 1960. Die Pflanzen der 0- und 15 Tage-Vernalisationsvarianten kamen deshalb nur zu einem kleinen Teile zu einer gewissen makroskopisch sichtbaren generativen Entwicklung. Innerhalb der stärker entwickelten 30 Tage-Vernalisationsvariante kamen jedoch die in verschiedenen Gibberellin-Konzentrationen vorgekeimten Pflanzen zu einer unterschiedlich starken generativen Entwicklung. Die Förderungseffekte durch die Einquellung in Gibberellin-Lösungen waren gegenüber der Kontrollvariante zwar nicht groß, aber doch signifikant. Die Versuche wurden 1961 fortgesetzt. Dabei blieb jedoch eine Entwicklungsförderung aus. Es sind deshalb noch weitere Versuche zur Entscheidung dieser Frage notwendig.

Bei allen derartigen Versuchen erhebt sich stets die Frage, ob die Gibberelline einen spezifischen Einfluß ausüben oder die Gibberellinwirkung sich auf die Stimulation nachinduktiver Vorgänge, wie es von Purvis (1960) vermutet wird, beschränkt. Bei unserer Versuchsmethodik kann noch am ehesten an einen spezifischen Einfluß gedacht werden, da die Karyopsen in Gibberellin-Lösungen vorgekeimt wurden, wobei allerdings noch die Möglichkeit besteht, daß gewisse Unterschiede im Keimzustand, die die Vernalisationswirkung beeinflussen können, doch vorhanden sind, wenn sie auch visuell nicht feststellbar sind. Wieviel Zurückhaltung bei allen Schlußfolgerungen angebracht ist, zeigen Versuchsergebnisse, die von Tan (1959) publiziert wurden. Dabei hatte sich ergeben, daß eine Einquellung von Weizen-Karyopsen in Lösungen verschiedener Chemikalien, u. a. Malon- und Bernsteinsäure, die Wirkung suboptimaler Vernalisationsbehandlungen zu verstärken vermochten.

3. Sommergersten-Versuche

Die Tab. 2 enthält die Ergebnisse eines Versuches mit der Sorte „Haisa" (häufige Gibberellinbehandlung). Die Ährenzahl je Pflanze

Tabelle 2. *Sommergersten-Gibberellin-Versuch 1960 mit der Sorte „Haisa"* (Aufgang: 2. 4. 1960; vom 6. 4.—17. 5. 1960 täglich mit 100 p. p. m. Gibberellinlösung gesprüht; je Variante 30 Pflanzen)

Merkmale	Kontrolle	Gibberellin	Differenz	Signifikanz
Ähren je Pflanze	3,5	6,2	+ 2,7	***
Pflanzenlänge I (cm) nach 34 Tagen[1]	57,3	71,7	+ 14,4	***
Pflanzenlänge II (cm) nach 34 Tagen[2]	20,7	31,8	+ 11,1	***
Pflanzenlänge beim Ährenschieben(cm)	86,4	92,6	+ 6,2	*
Ährenlänge beim Ährenschieben (cm)	9,1	11,3	+ 2,2	***
Spindelstufenzahl (Hauptähre) . . .	29,2	24,3	— 4,9	***
Kornzahl 1. Ähre	23,4	3,2	— 20,2	***
Kornzahl 2. Ähre	19,8	2,2	— 17,6	***
Kornzahl der übrigen Ähren	13,8	5,4	— 8,4	***
Tage bis zum Ährenschieben	62,0	58,0	— 4,0	**

[1] Pflanzenlänge I = Gesamtlänge bis zur Blattspitze.
[2] Pflanzenlänge II = Länge bis zur Ligula des zweitjüngsten Blattes.
Signifikanzzeichen: Bei Tabelle 1.

wurde dabei sehr signifikant erhöht, ebenso die Pflanzen- und die Ährenlänge. Die Spindelstufenzahl und die Bekörnung waren dagegen sehr stark herabgesetzt. Pollenuntersuchungen ließen einen hohen Anteil offensichtlich funktionsunfähigen Pollens erkennen; die Antheren waren zu einem großen Teil geschrumpft. Andere Ährenteile zeigten nur in Ausnahmefällen Abnormalitäten (Abb. 2). Der verminderte Kornbesatz ist zweifellos nur zu einem kleinen Teil durch die Verringerung der Spindelstufenzahl bedingt. In erster Linie handelt es sich mit Sicherheit um eine echte Verminderung der Fertilität, insbesondere der Pollenfertilität. Ob auch im weiblichen Geschlecht eine Beeinträchtigung der Fertilität vorliegt, konnte noch nicht mit Sicherheit entschieden werden. Eine Handbestäubung mit funktionsfähigem Pollen ergab auf den gibberellinbehandelten Pflanzen nur eine leichte Erhöhung des Kornansatzes. Aus dieser nur teilweise verbesserten Fertilität nach einer solchen Bestäubung kann noch nicht auf eine auch im weiblichen Geschlecht verminderte Fertilität geschlossen werden, da einmal der Kornansatz nach einer künstlichen Bestäubung niemals ganz normal ist und auch die Möglichkeit besteht, daß durch die lockere Ähre der gibberellinbehandelten Pflanzen (Abb. 2) eine stärkere Austrocknungsgefahr bestand. Die Jugendentwicklung der gibberellinbehandelten Pflanzen war zwar stark beschleunigt, kurz vor dem Ährenschieben und während des Ährenschiebens trat aber wieder eine Verlangsamung der Entwicklung ein, so daß bei den behandelten Pflanzen nur eine Verfrühung des Ährenschiebens um vier Tage eintrat. Durch eine Gibberellinbehandlung in verschiedenen Entwicklungsstadien konnte beobachtet werden, daß es im Verlaufe der ontogenetischen Entwicklung der Sommergerste ein besonders sensibles

Stadium gibt; das gilt sowohl für das Merkmal „Ährenzahl je Pflanze"
wie auch für die Fertilität. Die Pflanzen waren bei Versuchsbeginn sechs
Tage alt. In allen Entwicklungsstadien wurde durch die Gibberellin-
behandlung die Bekörnung reduziert, besonders stark aber bei einer Behandlung im Alter von 5—6 Wochen. Ein ähnliches, allerdings gegensätz-
liches Verhalten zeigte das Merkmal „Ähren je Pflanze". Damit gut

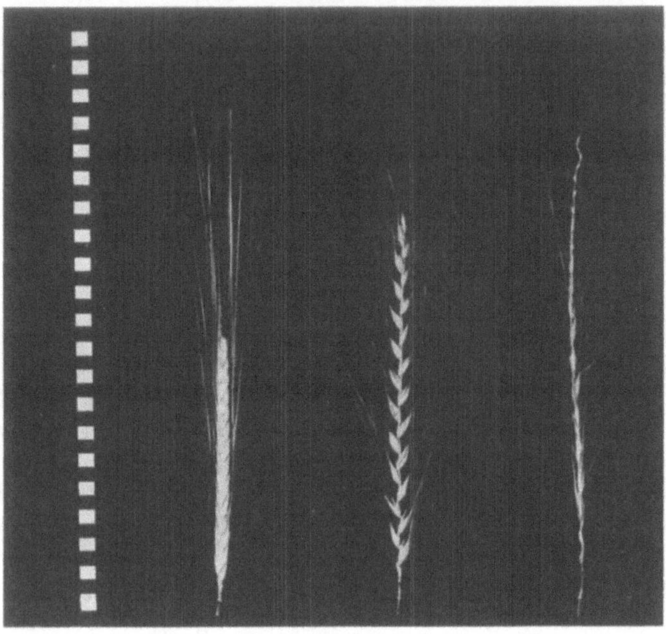

Abb. 2. Ähren der Sommergerstensorte „Haisa". Links: Ähre einer unbehandelten Pflanze. Mitte und
rechts: Ähren gibberellinbehandelter Pflanzen (die rechte Ähre zeigt die in Ausnahmefällen aufgetre-
tene Reduktion von ganzen Blütenteilen). (Eine Maßstabeinheit = 5 mm)

übereinstimmende Ergebnisse erhielten wir auch mit der „Mutante
MS 1196" (weiter unten).

In den verschiedenen Längenmerkmalen reagierte die „Zeocrithum-
Mutante MS 733" aus „Haisa" auf die Gibberellinbehandlung weniger
stark als die Ausgangssorte „Haisa". Alle Veränderungen lagen jedoch
in der gleichen Richtung wie bei „Haisa". Die Bekörnung wurde ebenfalls sehr stark vermindert (Abb. 3). Im Gegensatz zu „Haisa" ist bei der
Mutante das Ährenschieben relativ stark beschleunigt worden (11 Tage).
Die weniger starke Reaktion der Mutante in den Längenmerkmalen ist
eventuell auf ihren Zeocrithum-Charakter zurückzuführen. Von Stoy
und Hagberg (1958) ist bei Erectoidesmutanten bereits eine verschieden
starke Reaktionsweise beobachtet worden.

Bei der ,,,knotenlosen' Mutante MS 1196'' aus ,,Haisa'' ist von uns bereits in früheren Versuchen (SCHMALZ 1960) festgestellt worden, daß eine Gibberellinbehandlung starke morphologische Veränderungen und Fertilitätsminderungen bewirkt. Mit dem Ziele, ein für eine Gibberellinbehandlung eventuell vorhandenes sensibles Stadium festzustellen, wurden weitere Versuche durchgeführt.

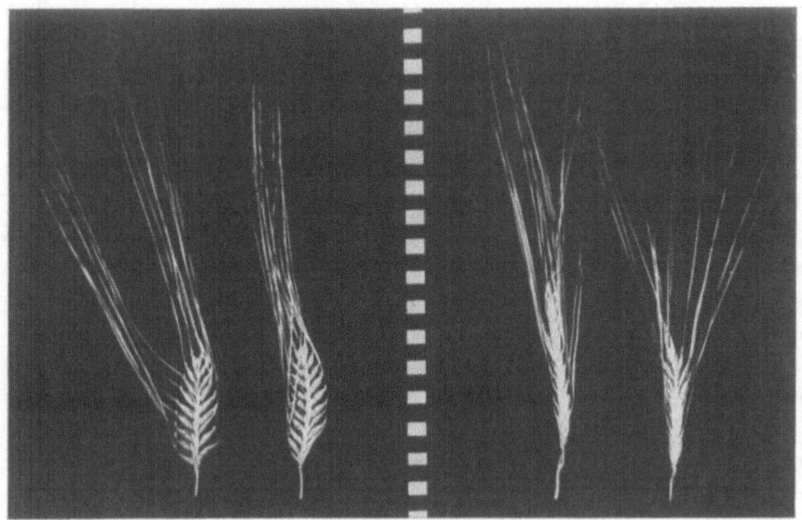

Abb. 3. Ähren der ,,Zeocrithum-Mutante MS 733'' aus ,,Haisa''. Links: Zwei Ähren unbehandelter Pflanzen. Rechts: Zwei Ähren gibberellinbehandelter Pflanzen. (Eine Maßstabeinheit = 5 mm)

Neben einer unbehandelten Kontrollvariante (Wasserkontrolle) sind neun Versuchsvarianten mit einer jeweils eine Woche lang täglich vorgenommenen Gibberellinbehandlung (1., 2., . . ., 9. Wachstumswoche nach Versuchsbeginn, Versuchsbeginn im Zweiblattstadium, sechs Tage alte Pflanzen) und eine Variante mit ständiger Gibberellinbehandlung bis zur neunten Wachstumswoche eingerichtet worden. Jede Variante umfaßte 25 Pflanzen. Der Pflanzenzustand während der jeweiligen Behandlungswochen konnte noch nicht durch besondere Untersuchungen, insbesondere solche cytologischer Art, präzisiert werden.

Wie in den früheren Versuchen (SCHMALZ 1960) war es nicht möglich, den Halmaufbau der Mutante (Anhäufung der Knoten unmittelbar am Wurzelhals) in irgendeiner Weise zu verändern. Die ,,Mutante MS 1196'' verhält sich damit anders als bestimmte genetische Mais- oder *Lolium*-Zwerge [PHINNEY (1956), COOPER (1958)].

Das Ährenschieben wurde durch eine Gibberellinbehandlung in allen Entwicklungsstadien beschleunigt, am stärksten reagierten jedoch

4—7 Wochen alte Pflanzen. Bei dem Merkmal Ährenlänge war eine Behandlung im Alter von 4—8 Wochen (Maximum: 6. und 7. Woche) am wirkungsvollsten (Verlängerung). Die Spindelstufenzahl je Ähre wurde bei 5 und 6 Wochen alten Pflanzen am stärksten vermindert. Der Einfluß des Gibberellins auf die Fertilität war, wie bei der Sorte „Haisa" und der „Zeocrithum-Mutante MS 733", sehr stark, wobei die Verminderung der Fertilität bei einer Behandlung 7 Wochen alter Pflanzen am stärksten war. Sie hatte in diesem Stadium den gleichen Effekt wie eine ständige Behandlung. Fertilitätsminderungen nach Gibberellinbehandlung sind bei Sommergerste bereits von Paleg und Aspinall (1958) und bei Wintergerste von James und Lund (1960) festgestellt worden. Die Ährenzahl je Pflanze wurde wie bei der Sorte „Haisa" zum Teil sehr stark erhöht, am stärksten bei einer Behandlung 6 Wochen alter Pflanzen (sehr viele Nachschosser).

Das außerordentlich gegensätzliche Verhalten von Sommergerste und Sommerweizen nach einer Gibberellinbehandlung, insbesondere in den Merkmalen Ährenlänge, Beährung und Fertilität ist überraschend, da in anderer Beziehung, z. B. im Hinblick auf eine photoperiodische Beeinflussung diese beiden Sommergetreidearten nur quantitative Unterschiede aufweisen.

Die Sterilitätserscheinungen, die wir bei Sommergerste festgestellt haben, bedürfen noch weiterer kausalanalytischer Untersuchungen, insbesondere wird es notwendig sein, cytologische Untersuchungen durchzuführen. Die Existenz eines in die ontogenetische Entwicklung eingeschlossenen sensiblen Stadiums läßt darauf schließen, daß die Gibberelline auf ganz bestimmte Entwicklungsvorgänge Einfluß nehmen. Sehr spezifisch sind diese Wirkungen jedoch offensichtlich nicht, da das sensible Stadium für alle untersuchten Merkmale etwa im gleichen Pflanzenalter lag.

D. Zusammenfassung

1. Bei Sommerweizen („Peko" und „Stamm 14 949/56") bewirkte eine Gibberellinbehandlung eine Pflanzenverlängerung, eine Erhöhung des Anteils reduzierter Ährchen an der Ährenbasis und eine Vorverlegung des Ährenschiebens (letzteres nur bei „Peko"). Alle anderen Merkmale, wie Beährung, Ährenlänge, Ährchenzahl, Korngewicht, Kornzahl je Pflanze, Kornertrag, Pollendurchmesser und Anteil degenerierten Pollens waren nicht signifikant beeinflußt. Bei „Peko" bewirkte die Gibberellinbehandlung die Bildung von zahlreichen Doppelährchen im unteren Ährenteil.

2. Die Pflanzen einer entwicklungsgestörten Sommerweizenmutante, wurden durch eine Gibberellinbehandlung in der Ährenregion vollständig deformiert. Die der mutativen Veränderung (monofaktoriell recessiv) zugrunde liegenden genphysiologischen Veränderungen sind demnach einer Gibberellinwirkung zugänglich.

3. Durch eine Vorkeimung in Gibberellinsäure-Lösungen konnte bei der Winterweizensorte „Derenburger Silber" eine nachfolgende suboptimale Vernalisation wirkungsmäßig verstärkt werden. Die daraus resultierende Förderung der generativen Entwicklung war zwar signifikant, aber nicht sehr stark. Sie konnte in einem Wiederholungsversuch nicht bestätigt werden.

4. Versuche mit Sommergerste [Sorte „Haisa" und zwei Mutanten („,knotenlose' Mutante MS 1196" und „Zeocrithum-Mutante MS 733") aus dieser Sorte] ergaben nach Gibberellinbehandlung eine höhere Beährung bei „Haisa" und „MS 1196", eine erheblichePflanzenverlängerung bei „Haisa" und bei allen drei untersuchten Formen eine Ährenverlängerung, eine Verminderung der Spindelstufenzahl und der Bekörnung, sowie eine Vorverlegung des Ährenschiebens. Unter dem Einfluß einer Gibberellinbehandlung degenerierte der Pollen und die Antheren schrumpften.

5. Bei „Haisa" und „MS 1196", die bisher allein daraufhin untersucht wurden, waren Pflanzen im Alter von etwa sechs Wochen, wenn man alle geprüften Merkmale berücksichtigt, für eine Gibberellinbehandlung am empfindlichsten.

6. Alle Versuche, außer die unter 3., wurden im Gewächshaus durchgeführt.

E. Literatur

Caso, O. H., H. R. Highkin and D. Koller: Nature (Lond.) 185, 477—479 (1960). — Cooper, J. P.: New Phytologist 57, 235—238 (1958). — Ishihara, A.: Proc. Crop Sci. Soc. Japan 27, 285—288 (1958). — James, N. I., and S. Lund: Agron. J. 52, 508—510 (1960). — Krekule J., and A. Martincvska: Bot. Ž. 43, 953—958 (1958) (Russ. m. engl. Summary); Referat: Ber. wiss. Biol. 133, 56 (1959). — Paleg, L., and D. Aspinall: Nature (Lond.) 181, 1743—1744 (1958). — Phinney, B. O.: Proc. Nat. Acad. Sci. U. S. 42, 185—189 (1956). — Purvis, O. N.: Nature (Lond.) 185, 479 (1960). — Schmalz, H.: Z. Pflanzenzücht. 38, 147—180 (1957); — Züchter 30, 81—83 (1960). — Stoy, V., and A. Hagberg: Hereditas 44, 516—522 (1958). — Tan, Ke-wei: Bot. Ž. 44, 1437—1444 (1959) (Russ. m. engl. Summary). Referat: Ber. wiss. Biol. 149, 56 (1960). — Weibel, R. O.: Agron. J. 52, 122—123 (1960).

New Japanese Work on the Physiological Effects of Gibberellins on Plants

By

Y. Sumiki

The University of Tokyo, Department of Agricultural Chemistry

In recent years it has been reported by many researchers that gibberellin affects many phenomena of higher plant physiology. I present some investigations which were reported by Japanese workers in 1959 and 1960.

Hashimoto and Yamaki [1] investigated the comparative effectiveness of gibberellins A_1, A_2, A_3 and A_4 in promoting the elongation of rice seedlings, in accelerating the expansion of green radish leaf disks and of etiolated bean leaf disks, and in inducing the dark germination of tobacco seeds. These four gibberellins were all active in every investigated phenomenon, but different in comparative activity. In the leaf expansion and the tobacco seed germination, unlike in the elongation of rice seedlings, A_4 was especially active and new orders of activity such as

$$A_4 \gg A_3 > A_1 > A_2 \quad \text{or} \quad A_4 \gg A_1 > A_3 > A_2$$

were observed. It appears that gibberellins show different effectiveness with different physiological phenomena.

Hirono et al. [2] proposed a new quantitative bioassay method of gibberellins. "Kidachi", a dwarf mutant of *Pharbitis nil*, has very sharp response to gibberellin, and, by the use of this plant, 0.0005 μg of gibberellin can be detected. The order of activity of gibberellins by this assay method is $A_3 > A_1 > A_4 > A_2$.

The growth effect of auxin involves an increase in the plastic and, to some extent, the elastic extensibility of the cell wall. Kato [3], on the other hand, has suggested that the essential effect of gibberellin is different from that of auxin. In relation to this result, Yoda and Ashida [4] observed the effects of gibberellin and auxin on the extensibility of the cell wall. Excised pieces of etiolated Alaska pea stem were pulled longitudinally or transversely, and elongation or bending was measured. Pieces treated with indole-3-acetic acid (IAA) were stretched conspicuously when longitudinal force was applied, and continued elongating under the force at approximately the same rate as without it. Control pieces behaved in a similar way, but on a small scale. Pieces treated with gibberellin scarcely elongated under the force, but elongated without it. IAA-treated stem pieces were bent by transverse force more easily, and gibberellin-treated ones less easily than controls. Gibberellin appears to differ from auxin in the action mechanism.

Galston [5] and Pilet [6, 7] postulate that the growth promoting effect of gibberellin rests on its effect of increasing the auxin content of the tissue. Against this possibility, Brian and Hemming [8] found that gibberellic acid had no effect on the activity of IAA-oxidase. The same result was independently obtained by Kato and Katsumi [9].

Gibberellin has been shown to replace the requirements for long-day plants and for low temperature in biennials. In short-day plants, however, it seems that gibberellin does not give a definite influence. When gibberellin was applied to *Xanthium* and morning glory, the flowering was promoted under certain conditions. Cathey and Stuart [10] treated *Chrysanthemum* with gibberellin at various stages of the bud development and found the flowering to be promoted according to the times of application. On the contrary, HARDER and BÜNSOW [11] have demonstrated a significant decrease in the number of flowers in *Kalanchoe* treated with gibberellin with short-day condition. FUJIHARA [12] performed to study the flowering of christmas cactus, a short-day plant, following gibberellin application. The results obtained are illustrated as follows. (1) Gibberellin applied as an aqueous solution at the beginning of short-day caused delaying of the flowering. This delaying effect of gibberellin decreased when applied 7 or 10 days after the start of short-day. (2) When gibberellin had been applied before the start of short-day, the delaying effect on flowering decreased as the number of days prior to short-day was increased. (3) Gibberellin applied 20 or more days or even 14 days after the start of short-day caused the acceleration of the flowering.

ISHIHARA [13] investigated the effect of gibberellin on the vernalization of wheat. Repeated spraying of gibberellin solution promoted in initiation of spikelet primordia in cold requiring wheats under the condition of higher temperature which was unfavorable for the progress of vernalization. It proves that gibberellin can replace the vernalization by low temperature. In such cases, primordium differentiation in shoot apex was stimulated by the chemical before the initiation of spikes. These were, moreover, some indications that the spikelet production in a young ear might be enhanced. No discernible elongation of internodes was seen before spikelet initiation in all gibberellin-treated plants.

The effect of gibberellin on the vernalization of growing radish plants was observed by TSUKAMOTO and KONISHI [14]. Gibberellin applied in 25 ppm at the beginning of chilling for vernalization on the flowering in radish accelerated the bolting but not the flowering, regardless of the day-length given during the chilling period. In 100 ppm concentration, it promoted the budding when applied at the beginning of the chilling; the promoting effect was more marked under long-days than under short-days. Gibberellin was able to promote bolting as well as flowering when applied immediately after the chilling, but had no effect when applied during the chilling period.

Previously, OGAWARA and ONO [15] reported that gibberellin induced the germination of tobacco seeds without exposure to light. HASHIMOTO [16], extending this investigation, found this effect is largely intensified by N-compounds. As shown in the following table, gibberellin induces the germination of tobacco seeds without light exposure, and this effect of gibberellin is intensified to a large extent by the addition of potassium nitrate and ammonium nitrate.

The photoperiodic behaviour of *Begonia* seeds in germination is similar to that of typical long-day plants in flowering. NAGAO et al. [17] observed that the germination of the seeds of *B. evansiana* ANDR. was

Percentage of germination of tobacco seeds

	Water	Gibberellin	KNO₃	Gibberellin + KNO₃	NH₄NO₃	Gibberellin + NH₄NO₃
expt. 1	0	8,5	3,2	55	4,5	53
expt. 2	0	13	1,6	56	7,6	43

Concn. of gibberellin = 30 ppm, Concn. of N-compounds = 0,02 M.

induced under long-day conditions and the critical day length was about 8 hours. Exposure to at least 2 or 3 days of long-days was necessary for germination. The application of gibberellin brought about no germination in complete darkness, but markedly reduced the critical day length for germination, even 1-minute photoperiod being inductive. The germination under continuous light was also favoured by gibberellin application. The action of gibberellin in germination of *Begonia* seeds may be to intensify the light action or to substitute for a part of it.

Tsukamoto et al. [*18*] reported the effect of photoperiod and foliar spray of gibberellin on breaking dormancy of potato tubers. The tubers grown under short-days sprouted earlier than those grown under long-days, and gibberellin application accelerates this trend. Foliar spray of gibberellin promoted breaking dormancy of the tubers. Soaking in 50 ppm gibberellin solution was effective in breaking dormancy of the tubers which were pretreated with a foliar spray of maleic hydrazide; a 5 ppm solution was not as effective.

On the contrary, Nagao and Mitsui [*19*], examining the effect of gibberellin on the dormancy of the aerial tubers of *Begonia evansiana* Andr., observed rather an unexpected effect of gibberellin, the dormancy seeming to be induced or prolonged by gibberellin treatments. Gibberellin treatments at concentrations of 10 and 100 ppm inhibited the sprouting of aerial tubers and this effect is greater in more dormant tubers. Moreover, it is very interesting that the gibberellin-induced dormancy appears to be broken by low-temperature treatments just like natural dormancy, although more unequivocal proof for this fact may be desirable. The present results suggest the similarity between gibberellin-induced dormancy and natural dormancy in the aerial tubers of *B. evansiana*.

References

[*1*] Hashimoto, T., and T. Yamaki: Bot Mag. Tokyo **73**, 64 (1960). — [*2*] Hirono, T., Y. Ogawa and S. Imamura: Plant & Cell Physiol **1**, 81 (1960). — [*3*] Kato, J.: Physiol. Plantarum **11**, 10 (1958). — [*4*] Yoda, S., and J. Ashida: Plant & Cell Physiol. **1**, 99 (1960). — [*5*] Galston, A. W.: Plant Physiol. **32**, Suppl. 21 (1957). — [*6*] Pilet, P. E.: C. R. Acad. Sci. (Paris) **245**, 1327 (1957). — [*7*] Pilet, P. E., et W. Würgler: B. Schwz. Bot. G. **68**, 54 (1958). — [*8*] Brian, P. W., and H. G. Hemming: Ann. Bot. **22**, 1 (1958). — [*9*] Kato, J., and M. Katsumi:

Mem. Coll. Sci. Univ. Kyoto, Series B **26**, 53 (1959). — [*10*] Cathey, H. M., and N. W. Stuart: Proc. Amer. Soc. Hort. Sci. **71**, 547 (1958). — [*11*] Harder, R., u. R. Bünsow: Planta **51**, 201 (1958). — [*12*] Fujihara, K.: J. Hort. Assoc. Japan **28**, 200 (1959). — [*13*] Ishihara, A.: Proc. Crop Sci. Soc. Japan **27**, 285 (1958). — [*14*] Tsukamoto, Y., and K. Konishi: Mem. Res. Inst. Food Sci. Kyoto Univ. **18**, 48 (1959). — [*15*] Ogawara, K., and K. Ono: Jap. Gibb. Res. Ass. Abstr. M. **1** (1957). — [*16*] Hashimoto, T.: Bot. Mag. Tokyo **71**, 430 (1958). — [*17*] Nagao, M., Y. Esashi, T. Tanaka, T. Kumagai and S. Fukumoto: Plant & Cell Physiol. **1**, 39 (1959). — [*18*] Tsukamoto, Y., et al.: Mem. R. Inst. Food Sci. Kyoto Univ. **19**, 43 (1959). — [*19*] Nagao, M., and E. Mitsui: Sci. Rep. Tohoku Univ., 4th Series, Biol., **25**, 199 (1959).

Möglichkeiten der Keimungsbeschleunigung bei perennierenden Gräserarten durch Gibberellinsäure

Von

S. Behrendt

Institut für Grünlandwirtschaft und Futterbau der Justus Liebig-Universität Gießen (Direktor: Professor Dr. A. Stählin)

Nach verschiedenen Untersuchungen ist bekannt, daß die Gibberellinsäure befähigt ist, die meist obligatorische Keimruhe der verschiedensten unterirdischen Speicherungsorgane und von Samen aufzuheben. Schnellere Keimung ist ebenfalls bei den Gräsern *Festuca rubra* und *Hordeum vulgare* nachgewiesen (Button, 1959). In Mälzereien ist die Anwendung von Gibberellin auf Grund der Feststellung, daß der Keimprozeß bei Gerste um 48 Std verkürzt werden kann, bereits aus dem Stadium des Großversuches herausgetreten (Munekata und Kato, 1957). Kleber und Lindemann (1960) haben dabei eine Verringerung des Mälzungsschwundes um 1% erhalten, der für die Kostenkalkulation im Braugewerbe von nicht unerheblicher Bedeutung sein dürfte.

Bei der Anlage von landwirtschaftlich genutztem Dauergrünland, Parkrasen und Sportplätzen, wo ein großer Teil Gräser mit verschieden langer Keimzeit und unterschiedlicher Jugendentwicklung verwendet wird, sind die sich langsamer entwickelnden Arten oft durch die Konkurrenz der anderen angesäten Arten und von Unkräutern gefährdet. Daher ist es wichtig, diesen an sich wertvollen Arten, wie *Poa pratensis*, *Festuca rubra* usw., eine schnellere Anfangsentwicklung zu ermöglichen. Auch bei stärkerem Prozentsatz dieser Arten in Ansaatmischungen auf leicht zur Verschlämmung neigenden Böden kann ein beschleunigter Aufgang sehr nützlich sein. Aus diesen Gründen wurde mit der vorliegenden Arbeit begonnen.

Material und Methode

Für unsere Untersuchungen diente Saatgut von deutschen Zuchtsorten mehrjähriger Futtergräser, wobei je 50 Körner in Petrischalen bei 5—6 Wiederholungen auf 3 Lagen Filtrierpapier zur Keimung kamen. Zur Anfeuchtung des Keimbettes auf etwa 80—90% der wasserhaltenden Kraft wurden die jeweiligen Gibberellinsäurelösungen je nach Bedarf (bis 70—80% der Wasserkapazität) während der Versuchsdauer für alle Versuchsglieder gleichmäßig zugesetzt. Für die Keimung kamen Zimmertemperaturen (16—18° C) und Wechseltemperaturen (6 Std = 30° C und 18 Std = 20° C) zur Anwendung. Als Gibberellinsäure (GS) wurde ein Präparat der Firma E. Merck, Darmstadt, verwendet.

Ergebnisse

In der Abb. 1 ist der Kurvenverlauf der Summe der bis zu den betreffenden Tagen (Abszisse) durchschnittlich gekeimten Körner (Ordinate) von *Poa pratensis* wiedergegeben, wobei die GS-Konzentrationen 50, 100 und 200 p.p.m. verwendet wurden. Es ist deutlich erkennbar, daß die unterbrochenen Linien, die den Keimverlauf nach den verschiedenen GS-Behandlungen darstellen, einen steileren Anstieg aufweisen als die ausgezogene Linie, die die mit Aqua dest. angefeuchtete Kontrolle darstellt; die mit GS behandelten Körner zeigten also eine schnellere Keimung. Dabei ergibt sich für den Wirkungsverlauf als typisches Bild

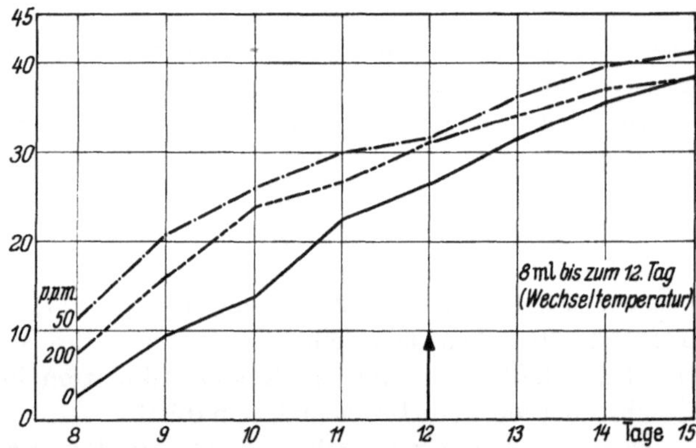

Abb. 1. Keimung von *Poa pratensis* in Gibberellinsäure-Lösungen von verschiedenen Konzentrationen

— und dies ist bei allen geprüften Arten anzutreffen —, daß die GS-Behandlungen der Kontrolle zunächst vorauseilen, um sich dann im Laufe der Versuchszeit ihr wieder zu nähern. Somit scheint die 50 p.p.m. GS-Lösung für *Poa pratensis* die optimale Konzentration zu sein. Die anderen dargestellten Kurven (100 und 200 p.p.m.) liegen etwas darunter, aber noch innerhalb der berechneten Signifikantsgrenzen, so daß ihre Abweichung als zufällig betrachtet werden kann. Als Stichtag für die varianzanalytische Verrechnung wurde hier der 12. Tag nach Versuchsbeginn gewählt, da bis zu diesem Zeitpunkt gemäß dem Kurvenverlauf signifikante Differenzen zu erwarten sind. Als signifikant verschieden bis zu diesem Zeitpunkt erwiesen sich die Keimzahlen zwischen der Kontrolle und den 50 und 200 p.p.m. Konzentrationen. Die Differenz zwischen den Keimzahlen der 100 p.p.m. Konzentration und der Kontrolle war dagegen nicht signifikant, lag aber sehr nahe an der berechneten Grenzdifferenz.

Bei *Trisetum flavescens* (Abb. 2), wo mit den GS-Konzentrationen 10, 50, 100, 200, 300 und 400 p.p.m. gearbeitet wurde, waren ebenfalls Keimungsbeschleunigungen zu verzeichnen. Die Ansatzpunkte der Kurven am 5. Tage nach Versuchsbeginn stiegen jeweils mit der Stärke der GS-Lösungen, nur die 400 p.p.m. Konzentration zeigt einen geringeren Effekt. Möglicherweise ist bei dieser verhältnismäßig hohen Konzentration das Optimum schon überschritten. Am 8. Tage, als dem Stichtag der statistischen Verrechnung, waren die Differenzen der jeweiligen Keimzahlen der 100 und 200 p.p.m. GS-Lösungen signifikant größer gegenüber der Kontrolle. Eine gut signifikante Differenz erwies sich zwischen der 300 p.p.m. Konzentration und der unbehandelten Serie, dagegen ergaben

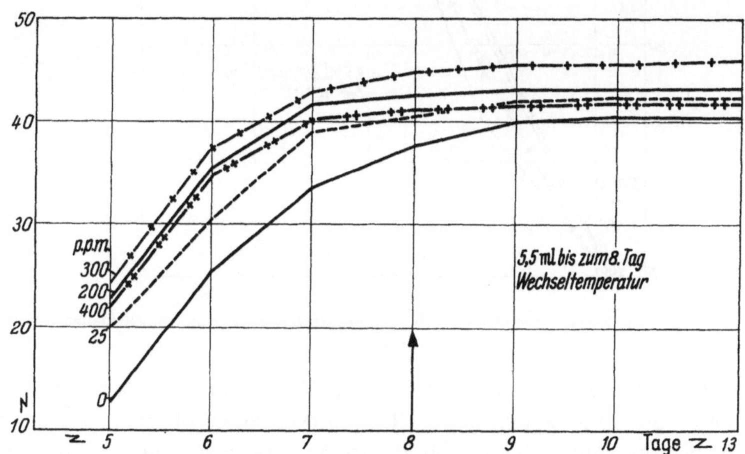

Abb. 2. Keimung von *Trisetum flavescens* in Gibberellinsäure-Lösungen von verschiedenen Konzentrationen

sich keine statistisch gesicherten Unterschiede zwischen der Anzahl der durchschnittlich gekeimten Körner von Unbehandelt und denen, die 10 und 400 p.p.m. GS-Lösungen als anfeuchtende Agentia besaßen.

Angesichts dieser Ergebnisse war es von Interesse, auch die verhältnismäßig schnell keimenden Arten in unsere Untersuchungen einzubeziehen. Als Beispiel für eine solche sei der Keimungsverlauf von *Lolium perenne* dargestellt (Abb. 3). Auch hier ist für die mit GS behandelten Körner das typische Auseinanderlaufen der Kurven zu erkennen, nur ist bei den schneller keimenden Arten der Zeitraum der

Näherung an die Kontrolle kürzer. Bis zum 5. Tage waren signifikante bis hochsignifikante Differenzen zwischen den Konzentrationen und der Kontrolle vorhanden. Wiederum lag die mit 400 p.p.m. behandelte Serie innerhalb der Signifikantsgrenzen zur Kontrolle. Höchstwahrscheinlich liegt auch diese Konzentration bereits im Depressionsbereich; denn die Differenz der Anzahl der gekeimten Körner innerhalb der 150 und 400 p.p.m. Konzentrationen erwies sich als signifikant verschieden.

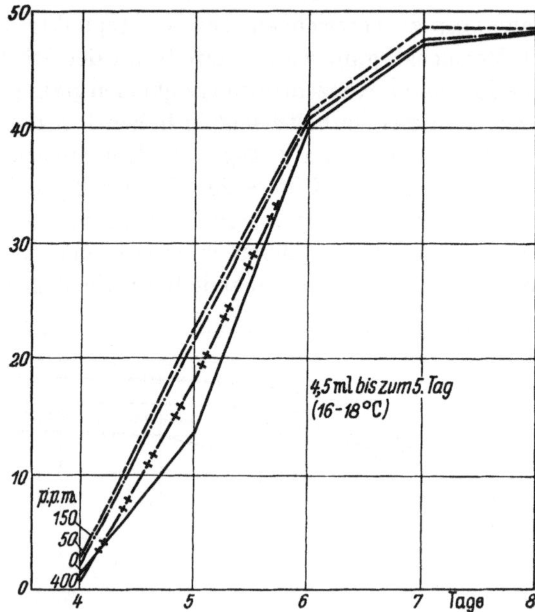

Abb. 3. Keimung von *Lolium perenne* in Gibberellinsäure-Lösungen von verschiedenen Konzentrationen

Auf Grund der soeben dargestellten GS-Reaktionen während des Keimvorganges erschien es wertvoll zu untersuchen, ob der vorhandene Wachstumsvorsprung, der durch die schnellere Keimung gegeben ist, auch im weiteren Wachstumsverlauf beibehalten wird. Zu diesem Zweck wurde Saatgut von *Poa pratensis* 20 Std in GS-Lösungen (0, 25, 100, 150 und 200 p.p.m.) eingequollen und dann in Keimkästen bei Gewächshaustemperaturen von 18—24° C zum Keimen gebracht. Nachdem die Pflanzen das zweite Blattstadium erreicht hatten, wurden Blattlängenmessungen durchgeführt, die bei den einzelnen Konzentrationen folgende Durchschnittswerte ergaben:

0	25	100	150	200 p.p.m.
4,9	6,5	$8,0^{++}$	$8,2^{++}$	$8,6^{+++}$ cm

$++: P = 1\%; \quad +++: P = 0,1\%.$

Bei allen behandelten Körnern war je nach Stärke der Lösung eine Zunahme der durchschnittlichen Blattlänge festzustellen, wobei gut signifikante (100 und 200 p.p.m.) und hochsignifikante Differenzen (200 p.p.m.) zwischen den Meßwerten der Behandlungen und der Kontrolle auftraten.

Diskussion

Ähnliche Keimförderungen wie mit den hier behandelten Arten waren auch bei anderen, wie *Arrhenatherum elatius*, *Phleum pratense*, *Festuca pratensis*, *Festuca rubra* und *Dactylis glomerata* vorhanden. Dabei scheint sich sowohl im Reaktionsverlauf, wie er in dem Vergleich zwischen *Poa pratensis* und *Lolium perenne* angedeutet worden ist, als auch im Wirkungsverlauf der GS-Konzentrationen ein artspezifisches Verhalten auszudrücken.

Während bei den schnell keimenden Arten eine Beschleunigung der Jugendentwicklung durch Behandlungen der Karyopsen mit GS nicht zu erwarten ist, wie es nach Untersuchungen bei *Lolium perenne* anzunehmen ist (Plant Protection 1957), erscheint es bei langsam keimenden Arten wie *Poa pratensis* möglich. Möglicherweise kommt diesem positiven Einfluß die sehr zögernde Anfangsentwicklung dieser Art entgegen, so daß eine Stimulanz des Wachstums eher erreicht werden kann. Wieweit sich die Keimbeschleunigung und die Förderung des Anfangswachstums in Feldbeständen bestätigen, muß weiteren Untersuchungen überlassen bleiben. Dabei könnte durch ein beschleunigtes Wachstum bei Arten *(Poa)* mit langsamer Jugendentwicklung auch an eine Stärkung der Konkurrenzkraft in Grasgemischen gedacht werden. Andererseits könnten solche Arten auf erosionsgefährdeten Hängen (hydraulic ferti-seeding) in klimatisch weniger günstigen Lagen zur schnelleren Keimung veranlaßt werden, um möglichst bald den gewünschten Schutz unter einer geschlossenen Pflanzendecke zu bieten.

Zusammenfassung

1. Sowohl bei langsam- als auch bei schnellkeimenden Gräserarten waren Keimbeschleunigungen durch die GS vorhanden.

2. Eine optimale Reaktion wird wahrscheinlich durch artspezifische Gibberellinsäuremengen bewirkt.

3. Der aus der schnelleren Keimung resultierende Wachstumsvorsprung im Blattlängenwachstum konnte bei der langsam keimenden Art *Poa pratensis* mit statistischer Sicherheit nachgewiesen werden.

Literatur

BUTTON, E. F.: Agron. J. **51**, 60—61 (1959). — KLEBER, W., u. M. LINDEMANN: Brauwelt **30/31**, 542—547 (1960). — MUNEKATA, H., and S. KATO: Bull. Brewing Sci. **3**, 1—10 (1957). — Plant Protection Ltd.: Gibberellic acid. London 1957.

Action de l'Acide Gibbérellique sur le Développement des Plantules de Bulbine annua (Liliacées)

Par

MLLE Y. Courtot

Institut Botanique, Université de Besançon

Nous avons étudié le développement des plantules de *Bulbine annua* cultivées dès le semis dans des conditions sensiblement constantes (température, humidité, éclairement). Deux lots de semis ont été réalisés: les uns ont reçu tous les deux jours une goutte d'une solution d'acide gibbérellique à 1/10000, les autres qui serviront de témoins ont été cultivés dans des conditions analogues, mais sans traitement par l'acide gibbérellique.

Les plantules de *Bulbina annua* sont du type hypogé (le cotylédon, qui forme une courte gaine autour de la gemmule, demeure fixé à la graine par son extrémité morphologiquement supérieure). Au début de la germination, la solution d'acide gibbérellique a été appliquée sur la première feuille assimilatrice, près de la gaine cotylédonaire; plus tard, après le développement de la 2ème feuille, l'application a été faite entre les deux feuilles de manière que l'acide gibbérellique atteigne la gemmule.

Chez les plantules traitées, l'apparition de la deuxième feuille assimilatrice précède de plusieurs jours (de 2 à 4 jours) la formation du même élément chez les témoins de même âge. Un décalage semblable a été observé pour les troisième, quatrième, cinquième et sixième feuilles.

Les plantules gibbérellinisées paraissent moins vigoureuses, plus chlorotiques que les témoins. Leurs feuilles présentent souvent dès les premiers stades du développement des phénomènes de torsion, comparables à ceux signalés par Goebel [2] chez certaines Monocotylédones n'ayant subi aucun traitement (elles paraissent s'enrouler dans le sens négatif, c'est à dire dans le «sens du tire-bouchon»); chez les témoins, cette particularité n'a été observé que rarement.

L'acide gibbérellique semble avoir une action stimulante sur le développement des ébauches foliaires du *Bulbine annua*, ce qui paraît général chez les Monocotylédones [1] et il favorise la torsion des feuilles.

Bibliographie

[1] Galston, A. W., and W. K. Purves: Ann. Rev. Plant Physiol. 11, 239—276 (1960). — [2] Goebel, K.: Die Entfaltungsbewegungen der Pflanzen und deren teleologische Deutung. Ergänzungsband zur „Organographie der Pflanzen". 2. Aufl. X + 565 p. Jena: Fischer 1924.

Gibberelline und gegenseitige Beeinflussung der Pflanzen

Von

R. Knapp

Botanisches Institut der Universität Gießen

Die gegenseitige Beeinflussung ist für die Entwicklung von Pflanzen in Beständen und in Vergesellschaftung mit anderen Arten, also unter den in der Regel in der Natur gegebenen Wachstumsverhältnissen, von größter Bedeutung. Die gegenseitige Beeinflussung kann vor allem durch Veränderung des Mikroklimas oder des Gehaltes des Bodens an Nährstoffen und Spurenelementen durch Nachbarpflanzen erfolgen. Sie kann aber auch durch Ausscheidung und Auswaschung von in kleinsten Mengen wirksamen organischen Verbindungen aus Blättern und Wurzeln stattfinden, wie Untersuchungen in neuerer Zeit immer mehr deutlich machen (Knapp 1954, 1960b; Grümmer 1955, Rademacher 1959, Börner 1960). Beispiele für in dieser Art wirksame organische Verbindungen sind Trans-Zimtsäure (Bonner 1946), 3-Acetyl-6-Methoxy-Benzaldehyd (Gray und Bonner 1948), Cumarin (Knapp und Furthmann 1954), Scopoletin (Eberhardt 1954, Martin 1956) und Juglon (Bode 1958). Andere derartig wirkende Substanzen sind in Blatt- und Wurzelrückständen vorhanden (Börner 1960). Alle diese Verbindungen haben auf die Entwicklung der Nachbarpflanzen einen hemmenden Effekt.

Nun zeigen Untersuchungen am natürlichen Wuchsort, daß durch Beeinflussung seitens vergesellschafteter Pflanzen auch fördernde Effekte auftreten können, daß also die Entwicklung bestimmter Individuen oder Arten durch mit ihnen wachsende Pflanzen günstig beeinflußt wird. Es fehlte aber bisher weitgehend an der Kenntnis von Substanzen, die einerseits derartige fördernde Effekte bewirken können und die andererseits nachweislich aus Wurzeln oder Blättern in den Lebensbereich anderer Arten gelangen.

Die Gibberelline besitzen wesentliche Voraussetzungen für eine Wirksamkeit in dieser Hinsicht. Sie sind in höheren Pflanzen enthalten. Sie wirken in kleinsten Mengen. Sie sind relativ stabil. Selbst im Boden sind sie verhältnismäßig gut haltbar. Da sie leicht nach Besprühen oder Auftropfen in das Blattinnere eindringen, ist anzunehmen, daß sie auch ohne Schwierigkeiten aus Pflanzenorganen ausgewaschen oder ausgeschieden werden können.

Es wurde versucht, diese zuletzt genannte Möglichkeit durch Experimente mit Erbse (*Pisum sativum*, ‚Kl. Rheinld.') nachzuweisen (Knapp

1960a). Hierfür wurden je 2 Erbsenpflanzen in einem Versuchsgefäß (Glas) zusammenkultiviert (auf sehr stark humosem, nährstoffreichem, sandigem Lehm, 25 cm³ Boden in einem Versuchsgefäß). Bei einer von diesen Pflanzen erfolgte im Alter von 11—37 Tagen eine 11malige Gabe von je 4 μg Gibberellinsäure (= Gibberellin A$_3$) (wäßrige Lösung auf Blätter, insgesamt 44 μg). Die andere Pflanze blieb unbehandelt. Als Kontrollen wurden zur selben Zeit je 2 unbehandelte *Pisum*-Pflanzen in einem Versuchsgefäß unter gleichen Bedingungen kultiviert (12fache Wiederholung). Nach bestimmter Zeit zeigte sich bei den unbehandelten Pflanzen, die mit den Individuen zusammenwuchsen, auf deren Blätter Gibberellinsäure-Lösungen gegeben wurden, im Vergleich zu den Kontrollen ein gewisser Gibberellin-Effekt (Abb. 1). Insbesondere zeigte sich ein verstärktes Streckungswachstum bestimmter Internodien und Blattstiele. Die Effekte könnten dadurch entstehen, daß durch die Wurzeln der behandelten

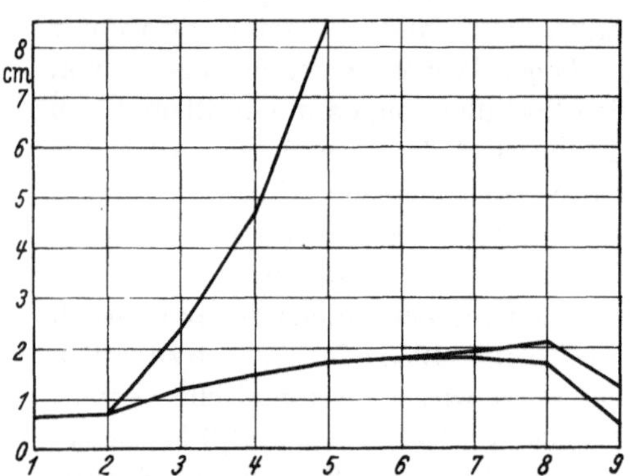

Abb. 1. Länge der Internodien (cm) der Pflanzen von *Pisum*. Obere Kurve = mit Gibberellinsäure behandelte Pflanzen. Mittlere Kurve = mit diesen zusammenwachsende, unbehandelte Pflanzen. Untere Kurve = unbehandelte Kontrollpflanzen. 1 unterstes, 9 oberstes bzw. zuletzt gebildetes Internodium

ten Pflanzen Gibberellin in die Böden gelangt. Dieses könnte dann durch die Wurzeln der Nachbarpflanzen aufgenommen worden sein. Bei diesen würde es dann die Gibberellin-Effekte hervorgerufen haben. Besondere Maßnahmen machten es bei den Versuchen unmöglich, daß Gibberellinsäure-Lösung oder Flüssigkeit von den Blättern bei der Behandlung oder der Ergänzung der Wasservorräte auf den Boden gelangte. Es erscheint wesentlich, daß die Effekte auf einem Substrat beobachtet werden konnten, das natürlichen Bodenverhältnissen entspricht.

Die Wirkung von in höheren Pflanzen **endogenen** Gibberellinen wurde durch andere Versuchsserien wahrscheinlich gemacht. Bohnen (*Phaseolus vulgaris* var. *communis* ‚Phänomen‘) wurden zusammen mit *Tagetes patula* (‚Ehrenkreuz‘) ausgesät (Knapp 1959). Die Versuchsserien wurden viermal zu verschiedenen Jahreszeiten wiederholt. Sie wurden in Petrischalen auf Filtrierpapier und auf Boden ausgeführt. Samen der Gattung *Phaseolus* sind relativ reich an Gibberellinen (Radley 1958, Mac Millan und Suter 1958). Bei den Hypokotylen von *Tagetes* zeigten sich Effekte, die denen gleichen, die bei einer Behandlung mit Gibberellinsäure auftreten (Tab. 1). Diese Effekte könnten durch Gibberelline, die aus den keimenden *Phaseolus*-Samen in das Substrat gelangten, bedingt sein (hierzu auch Clode 1959). Auch bei diesen Versuchen zeigte sich, daß dieser Effekt noch auf Böden in Erscheinung tritt. Das beschleunigte Wachstum kann als ein fördernder Effekt durch eine vergesellschaftete Pflanze, im Fall dieses Versuches durch die keimenden Bohnen, angesehen werden. In Vergesellschaftung mit anderen Individuen und Arten ist ein beschleunigtes Wachstum und ein rasches Erreichen größerer Höhen von besonderer Bedeutung für die Lebens- und Ausbreitungsfähigkeit von Pflanzen (Knapp 1954).

Tabelle 1. *Längen des Hypokotyls von Tagetes patula. Relative Zahlen (Tagetes-Reinsaat = 100). Ferner sind die mittleren Fehler angegeben*

	Befeuchtet mit	Auf Filtrierpapier	Auf Boden
Tagetes-Reinsaat . . .	dest. Wasser	100	100
Tagetes und *Phaseolus*.	dest. Wasser	123,0 $\pm$ 4,6	116,4 $\pm$ 4,5
Tagetes-Reinsaat . . .	Gibberellin-säure-Lösung	122,5 $\pm$ 1,6	—

Gibberellinsäure-Lösung: Je 2 μg GA_3 in 10 cm³ dest. Wasser. In einer Petrischale (9 cm Durchmesser) je 20 Körner (Achänen) von *Tagetes*. In Mischsaaten hierzu 20 Samen von *Phaseolus*. Die in der Tabelle berücksichtigten Messungen erfolgten, als bei *Tagetes*-Reinsaaten auf Filtrierpapier (Befeuchtung mit destilliertem Wasser) die Hypokotyle durchschnittlich 14,2—15,6 mm lang waren. Boden: leicht humoser, feinsandiger Lehm, p$_H$ 6,2.

Summary

The importance of mutual influences between plants and the possibilities of gibberellin action in effects of mutual influences are discussed. Pea plants *(Pisum sativum)* treated with gibberellic acid induce gibberellin-like effects in neighbour plants. Gibberellin-like effects could be also observed in hypocotyls of marigold *(Tagetes patula)* germinated together with beans *(Phaseolus vulgaris)* in Petri dishes. Seeds of *Phaseolus* contain relatively high amounts of endogenous gibberellins. Therefore, the reason of this effect could be endogenous gibberellin from the beans entering the substrate.

Literatur

Bode, H. R.: Planta 51, 440—480 (1958). — Bonner, J.: Bot. Gaz. 107, 343 bis 351 (1946). — Börner, H.: Angew. Botanik 34, 192—211 (1960). — Clode, J. J.: Portug. Acta Biol. Ser. A 6, 75—76 (1959). — Eberhardt, F.: Naturwissenschaften 41, 259 (1954). — Gray, R., and J. Bonner: J. Amer. Chem. Soc. 70, 1249—1253 (1948). — Grümmer, G.: Die gegenseitige Beeinflussung höherer Pflanzen. Jena 1955. — Knapp, R.: Experimentelle Soziologie der höheren Pflanzen. Stuttgart-Ludwigsburg 1954; — Naturwissenschaften 46, 657 (1959); 47, 285—286 (1960a); — Angew. Botanik 34, 179—191 (1960b). — Knapp, R., u. S. Furthmann: Ber. dtsch. bot. Ges. 67, 252—269 (1954). — Mac Millan, J., and P. J. Suter: Naturwissenschaften 45, 46 (1958). — Martin, P.: Naturwissenschaften 43, 227—228 (1956). — Rademacher, B.: In Handbuch der Pflanzenphysiologie 9, 655—706 (1959). — Radley, M.: Ann. Bot. 22, 297—307 (1958).

Y. SUMIKI:

Applications of Gibberellins in Japan

By

Y. SUMIKI

The University of Tokyo, Department of Agricultural Chemistry

1. Introduction

Researches on the application of gibberellin have been carried out in Japan mainly at each agricultural experiment station and institute of the university through Japan Gibberellin Research Association. These researches in this year can be classified into two groups, experiments for practical use for crops and more basic reasearch for application. A report concerning to the latter was abstracted in the publication of Japan Gibberellin Research Association. I would like to present a brief review of application of gibberellin with some emphasis on the experiments for practical use for crops.

2. Application of gibberellin to horticultural plants and crops

a) Grape

Among the application of gibberellin to fruit trees, the most promising practical use is for Delaware grape, which is most popular in Japan. In this year Japan Gibberellin Research Association, in conjunction with the Department of Agriculture and Forestry, carried out practical use experiments on a large scale at five agricultural experiment stations in Delaware grape growing districts.

Effects of gibberellin on Delaware grape are mainly as follows: Formation of seedless berries, promotion of berry and cluster growth and maturity, prevention of the cracking berries. The results of experiments were successful [1, 2, 3, 4, 5], as expected, and the seedless grape was evaluated highly and its profits were said to be double or three times as that of untreated grape.

The practical application method of gibberellin to Delaware grape is dipping the cluster in a 100 ppm gibberellin solution for a moment at two weeks before blooming and at two weeks after full bloom. By the first treatment, blooming is promoted 3—4 days. The amount of gibberellin in this method is about 4 g per quarter acre (about 1000 m^2).

Application to other varieties have been tried at seven agricultural experiment stations in this year, but the effects were not so conspicuous as in Delaware grape. Method of application to these varieties is nearly similar to Delaware, and formation of seedless berries by treatment of gibberellin is fewer than that of Delaware, and the size of seedless berries is poorer than that of untreated berries. Moreover, flower-stalks become hard and berry set becomes loose.

There are several varieties of grapes which are still promising for application of gibberellin, i.e. Campbell Early [6], Neo-Muscat [7], Koshu [8], Kyoho [9], Muscat Bailey A [10], and Muscat of Alexandria [11]. We have to wait the result of future work in this point.

b) Navel Oranges

Production of Navel orange in Japan is not advantageous because of its low fruit set. As it was reported last year that effect of gibberellin on increasing fruit set of Navel orange [12, 13] was distinguishable, this application experiments have been continued in this year at three agricultural experiment stations in main Navel orange growing districts.

Gibberellin was applied by spraying of the 100—500 ppm solutions to flowers on a day of blooming or young fruit. Its result was nearly successful [14, 15, 16], and experiment for practical use is being planned on a large scale.

c) Other fruit trees

Effects on several other fruit trees were tested, and they are found to be remarkable: Effect on promoting the fruit maturity of fig. [17], when the young fruit was sprayed with the 10—20 ppm solutions, and effect on enlargement of fruit size of Satsuma orange [18], when the young fruit was sprayed with the 100 ppm solution, and elongation effect on persimmon young plant [19], when the growth point was sprayed with the 30—50 ppm solutions at middle to last decade of June.

d) Vegetables

Experiments for practical use to spinach, celery, tomato, cucumber, trefoil, *Aralia cordata*, and potato, have been carried out in this year.

The growth of spinach [20, 21] is promoted, when the leaves were sprayed with the 10—50 ppm solutions at the last part of growing period.

Spraying the 100 ppm solution on celery [22, 23] leaves at the last part of growing period, promotes the growth and increases the yield.

The fruit set and the yield of tomato [24, 25] are increased and free from puffyness, when the flower clusters were sprayed with the 10—50 ppm solutions of gibberellin and PCPA (para-chlorophenoxy acetic acid) on a day of blooming.

The development of fruit of cucumber [26] is promoted when the blossoms were applied with the 50 ppm solution during the period from just opening to full bloom.

Spraying the 50—100 ppm solution on the top of roots of trefoil [27] when roots were planted, promotion of the growth and increase of the yield were observed.

By the same treatment on the roots of *Aralia cordata* [28] the dormancy is broken and the growth is promoted.

Dormancy of potato [29, 30] is broken and the sprouting is promoted when seed tubers are soaked in solutions of 0.5—50 ppm gibberellin.

e) Flowering plants

Experiments for practical use have been carried out about the effect on promoting growth and flowering, in this year, to *Cyclamen* [31], *Aster Savatieri* Mak. [32, 33], *Primula* [34], and so on. In many cases, the 50—100 ppm solutions of gibberellin were applied on these plants by spraying during the period from flower bud developing to bud appearance. But in case of *Cyclamen*, *Primula*, and *Bletilla striata*, good results were obtained at concentrations of 10—50 ppm.

Application of gibberellin to *Chrysanthemum* [35, 36, 37], China aster [35], *Bletilla striata* [39] was also advantageous.

f) Miscellaneous

Experiments for practical use to miscellaneous plants are as follows: good effect on Japanese turf [40] production, effect on promoting growth of young plant of Kiri [41, 42] (*Faulownia tomentosa* Steudel) and effect on promoting growth and increasing the yield of *Boehmeria nivea* Gaud [43].

Gibberellin is also effective for flower formation of *Cryptomeria* [44, 45] and *Metasequoia* [44, 45] and useful for improvement of varieties of these plants, and stimulates the growth and increases the yield of mulberry [46] leaves.

References

[1, 8, 9, 10] *Yamanashi Agricultural Experiment Station:* The Report on Application of Gibberellin (1960). — [2] *Ishikawa Agricultural Experiment Station:* The Report on Application of Gibberellin (1960). — [3] *Osaka Agricultural Experiment Station:* The Report on Application of Gibberellin (1960). — [4] *Yamagata Agricultural Experiment Station:* The Report on Application of Gibberellin (1960). — [5] *Kanagawa Agricultural Experiment Station:* The Report on Application of Gibberellin (1960). — [6, 11] *Kyoto Agricultural Experiment Station:* The Report on Application of Gibberellin (1960). — [7] *National Institute of Agricultural Science:* The Report on Application of Gibberellin (1960). — [12] *National Tokai-Kinki Agricultural Experiment Station:* The Report on Application of Gibberellin (1959). — [13] *Ehime Horticultural Experiment Station, and Agricultural College, Ehime University:* The Report on Application of Gibberellin (1959). — [14] *National Tokai-Kinki Agricultural Experiment Station:* The Report on Application of Gibberellin (1960). — [15] *Wakayama Agricultural Experiment Station:* The Report on Application of Gibberellin (1960). — [16] *Ehime Horticultural Experiment Station, and Agricultural College, Ehime University:* The Report on Application of Gibberellin (1960). — [17] *Nara Agricultural Experiment Station:* The Report on Application of Gibberellin (1960). — [18] Hamaguchi, Y., H. Muramatsu and H. Tsuru: Kajitsu Nippon (a Japanese magazine) 15, No. 9, 26 (1960). — [19] Ono, T., S. Watanabe and E. Tanaka: Agriculture and Horticulture 34, No. 11 (1960). —

[20] *Chiba Agricultural Experiment Station:* The Report on Application of Gibberellin (1959). — [21] *Horticultural Department, Chiba University:* The Report on Application of Gibberellin (1958). — [22] *Government Agricultural Reform Section, Hokkaido:* The Report on Application of Gibberellin (1959). — [23, 24] *National Tokai-Kinki Agricultural Experiment Station:* The Report on Application of Gibberellin (1959). — [25] *Faculty of Agriculture, University of Tokyo:* The Report on Application of Gibberellin (1959). — [26] *Yamanashi Agricultural Experiment Station:* The Report on Application of Gibberellin (1959). — [27] *Kanagawa Agricultural Experiment Station:* The Report on Application of Gibberellin (1959). — [28] *Tokyo Agricultural Experiment Station:* The Report on Application of Gibberellin (1959). — [29] Kawano, K. (Kumamoto Agr. Exp. Station): The information of the autumn meeting of the Horticultural Association, 1959. — [30] *Faculty of Agriculture, Kyoto University:* The Report on Application of Gibberellin (1959). — [31, 34] *Chigasaki Experiment Station, T. Sakata & Co.:* The Report on Application of Gibberellin (1959). — [32, 35] *Faculty of Agriculture, Tokyo University of Education:* The Report on Application of Gibberellin (1958). — [33] *Faculty of Agriculture, Shizuoka University:* The Report on Application of Gibberellin (1959). — [36] *Faculty of Agriculture, Okayama University:* The Report on Application of Gibberellin (1959). — [37] Tsuchiya, M., M. Yamaguchi and J. Nomura: Agriculture and Horticulture 35, No. 9 (1960). — [38] *Faculty of Agriculture, Tokyo University of Education:* The Report on Application of Gibberellin (1959). — [39] *Faculty of Agriculture, Kagawa University:* The Report on Application of Gibberellin (1959). — [40] *Horticultural Department, Chiba University:* The Report on Application of Gibberellin (1959). — [41] *Forest Experiment Station, Yamanashi Prefecture:* The Report on Application of Gibberellin (1959). — [42] Ando, A.: J. Japan. Forestry Soc. 42, No. 7, 265 (1960). — [43] *National Kyushu Agricultural Experiment Station:* The Report on Application of Gibberellin (1959). — [44] Shidei, T., and S. Ichikawa: J. Japan. Forestry Soc. 41, No. 8, 312 (1959). — [45] Shidei, T., S. Ichikawa and Y. Konohira: J. Japan. Forestry Soc. 42, No. 10, 363 (1960). — [46] Yokogawa, S.: Agriculture and Horticulture 34, No. 9, 1435 (1959).

Gibberellin-Wirkung
auf zwei verschiedene Dauergrünland-Narben

Von

P. Boeker

Institut für Pflanzenbau der Rheinischen Friedrich-Wilhelms-Universität Bonn (Direktor: Prof. Dr. Dr. h. c. E. Klapp)

Bei den umfangreichen Untersuchungen, die bisher mit Gibberellinen durchgeführt wurden, hat man auch ihre Wirkung auf Gräser und Grünlandbestände geprüft. Hierbei fand man [1], daß *Poa pratensis* und *Poa trivialis* stark, *Agrostis alba*, *Agrostis tenuis*, *Festuca rubra* und *Festuca pratensis* mittelstark und *Lolium perenne* sowie *Lolium multiflorum* nur schwach reagierten. Bei der Anwendung zum ersten Frühjahrsauswuchs der Weiden wurden beachtliche Mehrerträge erzielt, denen im zweiten Aufwuchs dann Mindererträge folgten, so daß der Gesamtertrag dann dem von „unbehandelt" gleich blieb [4]. In Ländern mit sehr milden

Wintern und der Möglichkeit winterlichen Weidegangs könnte durch Gibberellin-Anwendung also auf diese Weise eine Vorverlagerung bzw. Verlängerung der Weidezeit angestrebt werden. Für deutsche Verhältnisse ist eine derartige Verlängerung der Weidezeit kaum von Bedeutung, da unsere Viehwirtschaft mit Hilfe der Futterkonservierung auf eine winterliche Stallhaltung eingestellt ist. Ein Engpaß in der Futterversorgung ergibt sich aber in manchen Weidebetrieben im Hochsommer, wenn nach dem ersten Wachstumsmaximum im Mai/Juni eine Wachstumsdepression eintritt, der dann in der Regel ein zweites, kleineres Maximum im August/ September folgt [2].

Um zu prüfen, ob es möglich ist, diese Wachstumsdepression zu überwinden, wurden im Jahre 1958 zwei Versuche angelegt, und zwar einer auf einer Grasnarbe, die überwiegend aus *Poa pratensis* und *Festuca rubra* bestand (Versuchsgut Rengen/Eifel, 500 m hoch), der zweite auf einer Grasnarbe, in der *Lolium perenne* vorherrschte (Versuchsgut Dikopshof in der Kölner Bucht, 60 m hoch). In dem einen Fall sollte die Gibberellinwirkung auf eine relativ extensive Weidenarbe, im anderen auf eine höchst intensiv bewirtschaftete Weidenarbe geprüft werden. Beides waren alte Dauerweiden, von denen die erste pflanzensoziologisch einen Übergang vom *Lolieto-Cynosuretum* zum *Festuceto-Cynosuretum* darstellte, während die zweite zum *Lolieto-Cynosuretum typicum* gehörte. Bis Ende Juni, kurz vor Versuchsbeginn, waren beide Flächen beweidet worden.

Die Spritzungen mit Gibberellin erfolgten in Rengen Anfang Juli (3. 7.), in Dikopshof Mitte Juli (15. 7.). Es standen im Vergleich Parzellen ohne Gibberellin mit solchen, die 70, 140 und 280 g/ha Gibberellinsäure erhielten, aufgelöst in 600 l/ha Wasser. An beiden Versuchsorten zeigte sich nach wenigen Tagen schon eine deutliche Wirkung. In Rengen wurde besonders das Wachstum von *Poa pratensis* gefördert, deren Triebe eine gelbgrüne Färbung, die auch sonst beobachtete Gibberellin-Chlorose, zeigten. In Dikopshof hoben sich die gespritzten Parzellen deutlich durch gefördertes Graswachstum von den ungespritzten ab.

Wegen des Ausbleibens ausreichender Niederschläge wurde der erste Schnitt nach der Spritzung in Rengen erst 4 Wochen, in Dikopshof erst 6 Wochen später genommen. Dabei wurden folgende Ergebnisse festgestellt (Erträge in Relativwerten, unbehandelt = 100):

Rengen, gespritzt am 3. 7. 1958

Gibberellin g/ha	1. Schnitt: 4. 8. 1958 Grün- Trocken- Masse		2. Schnitt: 27. 10. 1958 Grün- Trocken- Masse		1. und 2. Schnitt Grün- Trocken- Masse	
0	100	100	100	100	100	100
70	97	95	62	59	76	73
140	108	101	62	56	80	74
280	107	98	84	79	93	87

Dikopshof, gespritzt am 15. 7. 1958

Gibberellin g/ha	1. Schnitt: 27. 8. 1958 Grün- Trocken- Masse		2. Schnitt: 25. 10. 1958 Grün- Trocken- Masse		1. und 2. Schnitt Grün- Trocken- Masse		Nachwirkung Schnitt am 30. 4. 1959 Grün- Trocken- Masse	
0	100	100	100	100	100	100	100	100
70	101	124	105	115	102	122	82	85
140	113	119	92	89	107	111	111	108
280	113	109	98	95	109	105	105	—

In Rengen erfolgte der Schnitt offensichtlich zu spät, um die Gibberellinwirkung noch zu erfassen. Der Wachstumsvorsprung der gespritzten Parzellen war inzwischen schon von der ungespritzten Parzelle wieder aufgeholt worden, so daß beim Schnittzeitpunkt praktisch überall die gleichen Erträge an Trockenmasse erzielt wurden.

Um die Nachwirkung festzustellen, erfolgte Ende Oktober ein zweiter Schnitt, bei dem sehr deutlich die Wachstumsdepressionen durch Gibberellin zum Ausdruck kamen. Die gespritzten Parzellen brachten Mindererträge zwischen 21 bis 44% an Trockensubstanz (16 bis 38% an Grünmasse). Im Mittel beider Schnitte ergaben sich dadurch Mindererträge zwischen 13 und 27% an Trockensubstanz.

Auf dem Dikopshof lagen die Verhältnisse anders. Hier brachten die mit Gibberellin gespritzten Parzellen im ersten Schnitt Mehrerträge zwischen 9 bis 24% an Trockensubstanz. Anscheinend hielt hier die wuchsfördernde Wirkung länger an, worauf besonders die an Trockensubstanz reicheren Gräser reagiert zu haben scheinen. An Grünmasse lagen die Mehrerträge nämlich nur zwischen 1 und 13%.

Beim zweiten Schnitt, Ende Oktober, brachte die mit der niedrigen Dosis gespritzte Parzelle auch noch einen Mehrertrag, während bei höheren Gibberellingaben sich schon Mindererträge von 5 bzw. 11% ergaben. Im Mittel beider Schnitte ergaben sich durch den hohen Ertrag des ersten Schnittes bei allen Gibberellin-Stufen Mehrerträge, die zwischen 5 und 22% an Trockensubstanz lagen.

Um die weitere Nachwirkung zu prüfen, wurde im folgenden Frühjahr, Ende April, ein weiterer Schnitt vorgenommen. Zu diesem Zeitpunkt ließ sich dann auf der Parzelle mit der niedrigsten Gibberellin-Gabe doch eine Ertragsdepression feststellen. Die Erträge der anderen Parzellen lagen etwa gleich hoch mit „unbehandelt".

Die vorgelegten Ergebnisse stammen von zwei einfachen Versuchen mit 2 bzw. 4 Ernteproben je Parzelle. Sie waren nur als erster Tastversuch gedacht, eine Fortführung in größerem Maßstab mußte bisher leider aus verschiedenen Gründen, u. a. wegen der Dürre im darauf folgenden Jahre 1959, aufgeschoben werden.

Zusammenfassung

Es ist offensichtlich gut möglich, mit einer Gibberellin-Spritzung den sommerlichen Wachstumsstillstand zu unterbrechen. Wären die Beerntungen schon 2—3 Wochen nach der Spritzung erfolgt, so würden die Ertragsunterschiede der gespritzten Parzellen zu den unbehandelten sicher noch deutlicher gewesen sein.

Wider Erwarten waren die Ertragssteigerungen auf der *lolium*reichen Weide deutlicher als auf der Weide mit viel *Poa pratensis* und *Festuca rubra;* sie hielten auch wohl länger an.

Die nach der Gibberellin-Spritzung übliche Wachstumsdepression im nachfolgenden zweiten Aufwuchs war in Rengen auf der *Poa pratensis-Festuca rubra*-Weide sehr viel deutlicher als in Dikopshof auf der *Lolium*-Weide.

Mit den hohen Gibberellin-Gaben von 140 und 280 g/ha war zumindest in Dikopshof das Optimum schon überschritten.

Die hier aufgezeigte Möglichkeit einer teilweisen Überbrückung des sommerlichen Wachstumsstillstandes auf den Weiden durch eine Gibberellin-Spritzung ist aber zunächst noch rein theoretischer Natur. Zur Zeit kostet ein Gramm Gibberellin etwa 4 Dollar, so daß bei einer Gibberellin-Gabe von etwa 100 g/ha, dem vermutlichen Optimum, Kosten von 1600,— DM entstehen würden. Erst wenn diese Kosten sehr stark sinken würden, könnte die Anwendung interessant werden. Dann wäre auch bedeutsam, wenn sich bei Fortsetzung der Versuche erweisen lassen würde, daß die höchsten Mehrerträge auf *lolium*reichen Weiden zu erzielen sind. Diese Weiden gehören in der Regel intensiv wirtschaftenden Landwirten, von denen man unter Umständen die richtige Anwendung einer Gibberellin-Spritzung erwarten könnte, bei denen allein sie auch sinnvoll sein könnte. Die unvermeidlich auftretende Wachstumsdepression im folgenden Aufwuchs könnte dann sogar ein Vorteil sein, da sie, falls sie bis zum ersten Frühjahrsaufwuchs anhält, hier unter Umständen etwas zur Einebnung des ersten Maximums der Wachstumskurve beitragen könnte.

Literatur

[1] *Imperical Chemical Industries Ltd.:* New organic compounds for promoting plant growth. Australische Patentanmeldung 10200/55 v. 28. Juni (zitiert nach *4*) (1955). — [2] Klapp, E.: Wiesen und Weiden, 2. Aufl. Berlin: 1954. — [3] Kolbe, W.: Z. Acker- u. Pflanzenbau **107**, 147—170 (1958). — [4] Morgan, D. G., and G. C. Mees: Nature (Lond.) **178**, 1356—1357 (1956) (zit. nach Kolbe 1958).

Einige Anwendungsmöglichkeiten der Gibberelline im Gartenbau

Von

A. VARGA

Publikation 212, Laboratorium voor Tuinbouwplantenteelt, Landbouw-hogeschool, Wageningen, Niederlande

1. Einleitung

Die Anwendung der Gibberelline, besonders der Gibberellinsäure (GA), kann im Gartenbau immer positiver beurteilt werden. Das bedeutet jedoch nicht, daß eine unrichtig gewählte Behandlungszeit keine Enttäuschung und keinen großen Schaden hervorrufen kann [*15, 16*]. Die verwendeten Konzentrationen sind von großer, wenn nicht von entscheidender Bedeutung. Eine Verbesserung der Blütenqualität möge man allein mit niedrigen Konzentrationen versuchen [*11*]. Für die Bildung von parthenokarpen Früchten, Birnen oder Äpfeln, soll man höhere Konzentrationen anwenden.

Alle hier dargestellten Untersuchungen wurden mit Kaliumgibberellat ausgeführt (Gibrel: Präparat von Merck Sharp und Dohme N. V., Haarlem; Gibboe: Präparat von C. F. Boehringer und Söhne GmbH., Mannheim-Waldhof).

Ich habe nicht nur positive, sondern auch einige unerwünschte Gibberellineffekte gefunden. Doch auch diese letzteren Effekte kann man nicht ohne weiteres als negativ bezeichnen, denn bei anderweitigen Versuchen wie bei LANG [*7*] können sie sich ebensowohl als positiv erweisen.

Über diese verschiedenartigen Effekte sei zuerst berichtet. Sie betreffen Spinat, *Cichorium intybus*, Gurken und Tomaten. Danach sollen günstigere Resultate mitgeteilt werden, die bei *Convallaria majalis*, *Pelargonium* und Birne erzielt wurden.

2. Experimentelle Resultate

Spinat. Im Dezember verursachte die Gibberellinspritzung bei Spinat eine Zunahme des Frischgewichts; aber alle behandelten Gruppen waren generativ. Die Häufigkeit der Behandlungen muß abhängig sein von der Schnelligkeit des Wachsens beim Spinat.

Bei *Cichorium intybus* (Brüsseler Zichorienwurzel) wirkt Gibberellinsäure entwicklungsfördernd. Ungekühlte Wurzeln sind für eine Gibberellinbehandlung besser geeignet. Die Zunahme des Gewichts und der Länge bei den Köpfen ruft hier keinen Rückgang in der Qualität hervor.

14*

Bei Gurken kann eine hohe Gibberellin-Konzentration die Schnelligkeit des Wachsens beim Sproß erhöhen; die Bildung der Seitensprossen jedoch wird dadurch verzögert.

Tomate. Viel positiver ist der Gibberellineffekt bei der Tomate. Die Zahl der Früchte erhöht sich bei zunehmenden Konzentrationen. Die Früchte sind aber verhältnismäßig kleiner. Das Wichtigste hierbei ist jedoch, daß die Gibberellinsäure die Fruchtreife beschleunigt. Am 10. Mai hatten die Pflanzen nach einer Gibberellinbehandlung einen Vorsprung von sieben reifen Früchten je Pflanze. Eine sehr hohe Konzentration (z. B. 1,000 mg/l) bewirkt, wie auch andere beobachtet haben [*13, 14, 18*], sehr kleine, unentwickelte Früchte.

Convallaria majalis benötigt Kälte für das Auswachsen der Blätter und des Blütenstiels. Die minimal erforderliche Einwirkung der Kälte liegt um vier Wochen bei $-2°$ C [*5*]. Falls die Blütensprosse nicht genügend Kälte bekommen, kann man diesen Mangel mit Gibberellinsäure beseitigen. Die erste Frage ist nun, wie man die benötigte Gibberellinsäure bei den *Convallaria*-Rhizomen appliziert. Nach dem Auswachsen der Blätter kommen die Spritzungen schon zu spät; denn nach ungefähr 10 Tagen befindet sich die Blütentraube in Vollblüte. Blütensprosse wurden am 1. Februar aus dem Boden genommen. Man nahm an, daß die Sprosse in der Natur noch nicht genug Kälte bekommen haben. Nachher wurden die Sprosse 24 Std lang in eine Gibberellinsäure-Lösung von 100 oder 1000 mg/l getaucht. Ein Teil der Sprosse wurde viermal bespritzt. Das Resultat war sehr deutlich. Das Eintauchen der Sprosse ist effektiver als das Bespritzen. Die gespritzten Pflanzen unterscheiden sich beinahe nicht von den Kontrollpflanzen.

Beim Eintauchen nimmt der Prozentsatz der Blüte zuverlässig zu. Man gewinnt den Eindruck, daß die Gibberellinsäure das Kältedefizit ersetzt. Nicht nur der Prozentsatz der Blüte wird durch das Eintauchen günstig beeinflußt, sondern auch die Qualität der Blumen. Die Verlängerung der Blütenstiele ist sehr deutlich. Dies bietet bei der Verwendung als Schnittblumen wichtige Vorteile. Die Länge der Blütentraube nimmt in günstiger Weise zu. Die Förderung der Entwicklung zeigt sich hauptsächlich in der Verlängerung der Blütenstiele. Die Zahl der Glöckchen wird selbstverständlich nicht beeinflußt; diese waren ja schon vorher entwickelt. Das Aufblühen wird beschleunigt. Die ganze Blütentraube kommt bei den behandelten Objekten gleichzeitig zur Blüte. Dadurch wird die Qualität der Blüten verbessert. Eine Eintauchung in eine Konzentration von 100 mg/l während 12 Std ist für einen positiven Effekt schon genügend. Eine zu hohe Konzentration bewirkt schmale Blätter.

Bei *Convallaria*-Sprossen, die während langer Zeit (bis ein Jahr) in Eis gehalten wurden, tritt ein sehr starkes Blattwachstum auf. Dadurch kommen die Blüten nicht schön zur Geltung. Es wird notwendig, daß ein

Tabelle 1. *Entwicklung von Convallaria majalis nach Behandlung mit Gibberellinsäure*

	Kontrolle	Gespritzt mit . . . mg/l		Getaucht 24 Std in . . . mg/l	
		100	1000	100	1000
% Blüte	63,7	60,0	65,0	87,5	85,0
Länge Inflorescenzstiele in mm	156,0	148,3	155,1	200,4	235,5
Länge Blütentraube . . .	50,0	49,0	53,8	58,6	65,6
Länge Blütenstielchen . .	10,8	10,9	12,6	13,2	14,1
Anzahl Blüten je Traube .	10,6	10,3	10,2	10,8	10,9
Qualität der Blütentraube	5,6	5,4	4,9	6,0	6,2

Teil der Blätter entfernt wird. Diese Arbeit nimmt viel Zeit in Anspruch. Dadurch, daß die Gibberellinsäure die Blütenstielentwicklung mehr fördert als das Blattwachstum, wird es möglich, mit Hilfe des Gibberellinsäurebades das Verhältnis von Blättern zu Blüten günstiger zu gestalten. Das Entfernen eines Teiles der Blätter wird entweder erleichtert oder überflüssig.

Pelargonium. Eine frühere Blüte wird durch Bespritzen mit Gibberellinsäure-Lösung erreicht. Die behandelte Sorte, Jean Billis, ist eine Sorte mit einfachen, hellrosa getönten Blüten. Die Pflanzen wurden ähnlich wie bei LINDSTROM u. WITTWER [8] und RUGE [16] im grünen Knospenstadium zum erstenmal am 14. April bespritzt. Sie wurden im ganzen viermal in Abständen von je vier Tagen behandelt. Zehn bis zwölf Tage nach der ersten Bespritzung war die Wirkung der Gibberellinbehandlung schon sichtbar. Sie zeigte sich hauptsächlich in größeren Blättern [4, 18] und in der Verwandlung des Blätterrandes, der jetzt anstatt in gekerbter in gesägter Form erscheint. Jean Billis reagierte auf die Gibberellinbehandlung günstig. Fünf Wochen nach der ersten Behandlung wurden Pflanzen erhalten, welche durchschnittlich zwei Blütenstiele in voller Blüte hatten, gegenüber 0,7 Blütenstiele bei den Kontrollpflanzen. Die Länge der Blütenstiele nimmt nach der Behandlung wesentlich zu. Sehr günstig für das Aussehen der Pflanzen ist das gleichzeitige Einsetzen der Blüte.

Ungefähr eine Woche nach der ersten Behandlung zerfließt der scharfe Anthocyangürtel auf den Blättern. Nach einiger Zeit (zwei Monate) kehrt die scharfe Anthocyangrenze zurück. Diese Erscheinung ist wahrscheinlich eine Folge des zu starken Wachstums. Die Anthocyanbildung konnte mit dem schnellen Wachsen nicht Schritt halten [1, 2, 12].

Birne. Die meisten positiven Anwendungsmöglichkeiten der Gibberelline liegen gemäß MARTH [10], RUGE [16], STODOLA [17] und ZEEVAART [19] im Bereiche der Zierpflanzenkulturen. Daß die Gibberellinsäure auch bei Birnen ein sehr willkommenes Hilfsmittel sein kann, möchte ich noch kurz erläutern.

Tabelle 2. *Blühbeschleunigung bei Jean Billis (Pelargonium) mit Gibberellinsäure*

| | | Konzentration | | | | | |
| | 0 | 10 | | 25 | | 50 | |
		Gibboe	Gibrel	Gibboe	Gibrel	Gibboe	Gibrel
Anzahl Voll- am 19.5.60	0,7	1,0	1,5	1,5	1,2	1,5	2,0
blüte je 30.5.60	0,8	1,5	1,6	1,8	2,0	2,7	2,8
Pflanze							
Länge Inflo- am 19.5.60	101,4	127,2	114,6	137,2	122,3	139,2	148,1
rescenzstiel 30.5.60	107,3	132,6	139,0	152,3	138,7	157,9	146,5
in mm							
Diameter am 19.5.60	85,1	97,5	102	133,6	129,7	123,3	118,7
der Blüten- 30.5.60	92,9	93,6	104,5	134,5	118,7	137,6	139,2
trauben							
Qualität der Blütentraube	4,5	5,1	5,2	6,5	5,7	5,5	6,5

Eine von Natur aus auf parthenokarpe Fruchtsetzung geneigte Birne ist Saint-Remy, eine Kochbirne. Aus mehrjährigen Erfahrungen ist es möglich, zu sagen, daß die Gibberellinsäure bei dieser Kochbirne die Bildung von großen Mengen von parthenokarpen Früchten bewirkt. Nicht nur wissenschaftlich ist dieses Ergebnis interessant [3, 6, 9], sondern auch aus praktischen Gründen von großer Bedeutung. Bei spätem Nachtfrost erfriert die Narbe leicht. Befruchtung ist nachher nicht mehr möglich. Die erfrorenen Blüten und Früchte fallen nach einiger Zeit ab. In diesem Falle wäre die Bildung von parthenokarpen Früchten sehr wünschenswert. Aus Untersuchungen ergibt sich, daß man nach einem späten Nachtfrost mit Hilfe der Gibberellinbehandlung eine bescheidene Ernte erwarten kann. Ein Versuch mit dem Ziel, eine parthenokarpe Fruchtsetzung bei der genannten Birne zu erreichen, wird mit mehreren wirklich parthenokarpen Früchten belohnt.

Die Blüten wurden im Ballonstadium mit einer Rasierklinge kastriert und mit Gibberellinsäure behandelt. Insgesamt wurden die kastrierten Blüten viermal in Abständen von einigen Tagen bespritzt oder mit einer Gibberellinpaste behandelt. Das Ergebnis war sehr befriedigend. Die Gibberellinbehandlung hat beim Bespritzen dieselben günstigen Auswirkungen gezeigt wie bei der Behandlung mit der Paste. Eine Aufbesserung des Erfolgsprozentsatzes von 0 auf 84% ist besonders hoch und augenfällig. Die Form der Früchte war leider ziemlich minderwertig. Es ist jedoch möglich, daß die jungen Früchte bei der Kastration beschädigt wurden. In diese Richtung weist der folgende Versuch.

In der Nacht vom 29. auf den 30. April 1960 fror es in 1,5 m Höhe — 4° C. Die Blütenteile zeigten eine deutliche Erfrierung. Einige Bäume wurden hierauf mit einer Gibberellinsäure-Lösung von 1000 mg/l oder mit Wasser (für die Kontrollbäume) bespritzt. Die erste Behandlung wurde am 3. Mai gemacht, nachher wurde in Abständen von je vier Tagen noch

Tabelle 3. *Parthenokarpe Fruchtsetzung bei Saint Remy (Kochbirne) nach Kastration und Gibberellinsäurebehandlung*

	Gespritzt mit ... mg/l					Paste ... %			
	0	25	100	500	1000	0,0	0,1	0,5	1,0
Anzahl der behandelten Blüten . . .	75	75	75	75	75	100	100	100	100
Anzahl der geernteten Früchte. . . .	0	15	29	41	58	0	8	49	40
% Fruchtansatz . .	0	29,3	44,0	57,3	84,0	2,0	9,0	56,0	67,4
% Ernte	0	20,0	38,7	54,7	77,2	0	8,0	49,0	40,0
Gewicht in g je Frucht.	—	132,7	100,0	86,7	112,2	—	228,2	178,7	188,0

fünfmal gespritzt. Zwei Wochen nach der ersten Spritzung waren alle Früchte von den Kontrollbäumen abgefallen, die mit Gibberellinsäure behandelten wuchsen weiter. Der Prozentsatz des Fruchtansatzes ist hier bedeutend niedriger als beim vorigen Versuch. Der Grund liegt wahrscheinlich darin, daß die Behandlung eigentlich zu spät vorgenommen wurde. Die Form der Früchte war hier sehr gut. Die Birnen waren alle parthenokarp. Statt einem Kerngehäuse fand man versteintes, schwarzes Gewebe vor.

Tabelle 4. *Parthenokarper Fruchtansatz bei Saint Remy (Kochbirne) nach einem Nachtfrost von —4° C mit Gibberellinsäure*

	Gespritzt mit ... mg/l	
	0	1000
Anzahl der behandelten Blüten . . .	858	804
Anzahl der geernteten Früchte . . .	0	108
% Fruchtansatz	0	22,4
% Ernte.	0	13,4
Gewicht in g je Frucht.	—	268,5

3. Zusammenfassung

Bei Spinat und *Cichorium intybus* kann eine Gibberellinsäure-Behandlung neben günstigen Wirkungen wie z. B. Förderung der vegetativen Entwicklung auch unerwünschte Nebeneffekte ergeben. Der Gurkenhauptsproß wächst bei einer hohen Konzentration zu schnell, und die Bildung der Seitensprosse wird verzögert. Die Förderung der Tomatenreife durch eine Behandlung mit Gibberellinsäure geht Hand in Hand mit einer Verkleinerung der Früchte. Nicht nur einen teilweisen Ersatz der notwendigen Kälte kann man mit dem Gibberellinsäurebad bei der

Convallaria erreichen, sondern auch eine Verbesserung der Blumenqualität. Früherer Blühtermin und Verbesserung der Blütenqualität wurde bei der Sorte Jean Billis von *Pelargonium* durch viermalige Spritzung erreicht.

Eine parthenokarpe Fruchtsetzung von 84% kann durch Gibberellinsäure bei Saint Remy, einer Kochbirne, bewirkt werden. Nach einem Nachtfrost von $-4°$ C wurde durch Gibberellinsäure-Behandlung eine teilweise Weiterentwicklung der Früchte möglich. Diese Früchte hatten schöne Formen und waren ganz parthenokarp. Es wurde mit sechsmaliger Spritzung ein Ertrag von 13,4% der Anzahl der Blüten erreicht.

Literatur

[1] Brian, P. W.: Biol. Rev. 34, 37—84 (1959). — [2] Brian, P. W., J. F. Grove and J. Macmillan: Fortschr. Chem. Org. Naturstoffe 18, 350—433 (1960). — [3] Crane, J. C., P. E. Primer and R. C. Campbell: Proc. Amer. Soc. Hort. Sci. 75, 129—137 (1960). — [4] Gianfagna, A.: Florists Exchange 131, 14, 35 (1958). — [5] Hartsema, A. M.: Cultuur en Handel 15, 726 (1949). — [6] Hull, J., and L. N. Lewis: Proc. Amer. Soc. Hort. Sci. 74, 93—100 (1959). — [7] Lang, A.: Scientia 94, 112—120 (1959). — [8] Lindstrom, R. S., and S. H. Wittwer: Mich. State Univ. Agr. exp. St. Qu. Bull. 40, 225—231 (1957). — [9] Luckwill, L. C.: Ann. Rep. Long Ashton 1959, 59—64. — [10] Marth, P. C., W. V. Audia and J. W. Mitchell: Bot. Gaz. 118, 106 (1956). — [11] Mauler, F.: Gartenbauwissenschaft 8, 171—172 (1959). — [12] Phinney, B. O., and Ch. A. West: Ann. Rev. Plant Physiol. 11, 411—436 (1960). — [13] Plummer, T. H., and M. L. Tomes: Bot. Gaz. 119, 197—200 (1958). — [14] Rappaport, L.: Plant Phys. 32, 440—444 (1957). — [15] Ruge, U.: Gartenwelt 58, 284 (1959). — [16] Ruge, U.: Gartenwelt 59, 285—286 (1959). — [17] Stodola, F. H.: Source book on gibberellin, 1828—1957. Agr. Res. Serv. U.S. D. A. 138 pp. 1958. — [18] Wittwer, S. H., and M. J. Bukovac: Econ. Bot. 12, 213—255 (1958). — [19] Zeevaart, J. A. D.: Landbouwk. Tijdschr. 70, 123—135 (1958).

Möglichkeiten und Voraussetzungen zur praktischen Anwendung der Gibberellinsäure im Gartenbau

Von

H. Jansen

Institut für Botanik der Technischen Hochschule, Hannover-Herrenhausen

Vor 3 Jahren haben wir in Hannover begonnen, die Gibberellinsäure (GS) in der gartenbaulichen Praxis, vor allem im Zierpflanzenbau, einzusetzen. Es kam uns in erster Linie darauf an, die nachteiligen Wirkungen, wie sie in Form von Etiolement, Blatt- und Sproßveränderungen und insbesondere in Form von Chlorosen bei vielen Pflanzenarten nach GS-

Behandlung auftreten, durch Zusatz geeigneter Substanzen auszuschalten oder zumindest stark einzudämmen und dadurch die zweifellos in der GS enthaltenen günstigen Möglichkeiten in kontrollierte Bahnen zu lenken und für die Praxis nutzbar zu machen.

Schwierigkeiten bereiteten die bei der Mehrzahl der untersuchten Arten nach GS-Behandlung auftretenden chlorotischen Erscheinungen. Es handelt sich dabei um einen Effekt, der bereits von der Bakanae-Krankheit her bekannt ist und der bei den verschiedenen Pflanzenarten unterschiedlich stark in Erscheinung trat. Der Grad dieser Chlorosen ist abhängig von der aufgebrachten GS-Menge, also von der Konzentration der GS-Lösung und der Häufigkeit der Behandlung. Extrem hohe Konzentrationen oder oft wiederholte Behandlungen können zu sehr starken Chlorophyll-Defekten führen. Da derartige Symptome aber in anderen Fällen durch eine entsprechende Behandlung der Blätter — z. B. durch Blattspritzungen mit organischen Eisenverbindungen — beseitigt werden können, lag der Gedanke nahe, der GS-Lösung von vornherein andere Substanzen zuzusetzen.

Wir gingen damals von dem Gedanken aus, daß bei GS-Behandlung in den Zellen durch das stark geförderte Wachstum eine relative Verarmung an Aufbaustoffen eintritt bzw. deren Nachlieferung nicht schnell genug erfolgt. Deshalb schien uns die Zuführung von leicht löslichen Nitraten auf dem Wege über die Blätter eine Methode zu sein, um die GS-bedingten Chlorosen gar nicht erst aufkommen zu lassen. Bei den Untersuchungen in dieser Richtung erwies sich denn auch das Kaliumnitrat als außerordentlich günstig und wirksam.

Es würde zu weit führen, in diesem Rahmen die Methodik zur Ermittlung der optimal wirkenden KNO_3-Konzentration zu erläutern. Ich möchte mich deshalb an dieser Stelle mit dem Ergebnis begnügen, das wir bei Versuchen mit Salat gewonnen haben. Von den getesteten Konzentrationen zwischen 500 und 50000 ppm erwies sich bei unserem Verfahren der Bereich von 2000—5000 ppm als optimal. Bei höheren Konzentrationen zeigten sich Schäden an den Blatträndern. In unseren weiteren Untersuchungen arbeiteten wir später dann immer mit 2000 ppm, und diese Konzentration reichte in allen für die Praxis in Frage kommenden Fällen aus, um die GS-Chlorose mit Sicherheit zu vermeiden.

Die Zugabe von Kaliumnitrat erwies sich aber auch in anderer Hinsicht als günstig. Denn außer den Chlorosen traten unter GS-Einfluß fast immer morphologische Blattveränderungen auf. Diese je nach Pflanzenart mehr oder weniger starke Deformierung zeigte sich darin, daß das Verhältnis von Blattlänge zu Blattbreite erhöht, die Blätter also schmaler und bzw. oder länger ausgebildet wurden. In den meisten Fällen ist eine derartige Morphose für unsere gärtnerischen Nutzpflanzen aber durchaus unerwünscht.

Es galt also, dieser Gestaltsänderung entgegenzuwirken und den Blattquotienten möglichst niedrig zu halten, d. h. Substanzen zuzusetzen, die das Spreitenwachstum förderten. Eine günstige Wirkung zeigte einmal das Kaliumnitrat, und zwar wiederum in dem Bereich zwischen 2000—5000 ppm. Von anderen in dieser Hinsicht getesteten Substanzen erwies sich vor allem ein definiertes Puringemisch als vorteilhaft. Während es allein praktisch keine Wirkung zeigte, verbesserte es in Kombination mit GS den durch das Gibberellin ungünstig beeinflußten Blattquotienten ganz beträchtlich, und zwar lag der optimale Bereich zwischen 100 und 500 ppm.

Ausgehend von diesen Ergebnissen über die Beeinflussung des Blattwachstums durch bestimmte Beimengungen zur GS benutzten wir zu allen Praxisversuchen immer kombinierte Präparate, die KNO_3, dieses Puringemisch und zusätzlich ein Netzmittel enthielten.

Obwohl damit ein Teil der den praktischen Nutzen der GS in Frage stellenden Nachteile ausgeschaltet war, traten neue Schwierigkeiten auf, die den GS-Einsatz zunächst nicht empfehlenswert erscheinen ließen. Die Hauptprobleme liegen begründet in der hohen physiologischen Wirksamkeit der GS, welche die verschiedensten Prozesse beeinflußt. So wurde z. B. durch GS-Behandlung das vegetative Wachstum gefördert, damit aber gleichzeitig der nachfolgende Blühvorgang verzögert. Zudem zeigte sich bald, daß die verschiedenen Pflanzenarten sehr unterschiedlich auf GS reagieren. Außerdem war eine einmal eingeleitete Reaktion nicht mehr abzubremsen. In vielen Fällen war die Wachstumsförderung der Hauptachse mit einer zu starken Streckung der Internodien verbunden. Das machte es erforderlich, daß praktisch für jede Pflanzenart und für jedes Entwicklungsstadium die für eine positive Reaktion notwendige GS-Menge und der günstigste Behandlungszeitpunkt experimentell ermittelt werden mußten. Es galt also, die GS-Konzentration und die Häufigkeit der Behandlung so auf das Entwicklungsstadium abzustimmen, daß ein optimaler Effekt erzielt wurde, ohne daß gleichzeitig irgendwelche Nachteile in bezug auf den Marktwert der Pflanzen auftraten.

Um von vornherein praxisnahe zu arbeiten, kam für unsere Untersuchungen aus arbeitstechnischen Gründen nur ein Besprühen der Pflanzen in Frage. Die zu behandelnden Pflanzen mit dem GS-Präparat zu gießen, erschien als nicht durchführbar, weil auf dem Umweg über den Boden ein sehr hoher und unkontrollierbarer Teil der GS inaktiviert wird und somit für die Pflanze verlorengeht. Das würde aber eine genaue Gebrauchsanweisung der GS für die Praxis, wie sie uns notwendig erscheint, unmöglich machen.

Unsere Testversuche begannen wir mit GS-Konzentrationen von 1—100 ppm. Es zeigte sich aber bald, daß bei Konzentrationen unter 10 ppm die Behandlungen zu häufig wiederholt werden mußten, um überhaupt eine Reaktion zu erreichen. Bei 100 ppm dagegen trat oft eine unerwünscht starke Streckung ein, so daß die Steuerung der Reaktion schwierig oder sogar unmöglich wurde. Um die spätere Anwendung zu erleichtern, beschränkten wir uns deshalb auf zwei GS-Konzentrationen, und zwar auf 10 ppm und auf 50 ppm. Von den Möglichkeiten, die sich für den Einsatz der GS-Präparate in der Praxis bieten, möchte ich einmal die Förderung des vegetativen Wachstums und zum anderen die Vorverlegung der Blütezeit herausgreifen.

Die am häufigsten beobachtete GS-Reaktion ist ein schnelleres Wachstum der behandelten Pflanzen. Im allgemeinen ist diese Förderung des Sproßwachstums bei gleicher applizierter GS-Menge um so größer, je höher die Wachstumsbereitschaft der behandelten Pflanze ist. Das bedeutet, daß schnell wachsende Pflanzen leichter und auch schneller reagieren als langsamer wachsende. Gleiches gilt auch für Pflanzen, die gerade zu kräftigerem Wachstum übergehen wollen. Schwerer dagegen ist es, Wachstumshemmungen, die nicht durch Umweltfaktoren bedingt sind, zu überwinden. Diese Überlegungen lassen unterschiedliche Erfolge bei derselben Art erklärlich werden. Sie machen aber auch die Schwierigkeiten deutlich, genaue Anwendungsvorschriften zu finden.

Die für die Praxis vielleicht noch bedeutungsvollere Eigenschaft der GS ist ihre Fähigkeit, den Blühprozeß zu beeinflussen, indem sie nicht nur die Langtagwirkung ersetzen kann, sondern auch die Entwicklung der angelegten Blütenknospen beschleunigt. Die Vorteile einer derartigen Wirkung für die gärtnerische Praxis liegen klar auf der Hand. Durch ein schnelleres Aufblühen sind die behandelten Pflanzen früher verkaufsfertig, ihre Kulturzeit verkürzt sich, und die Kultur kann rentabler werden. Da auch die Anzahl der gleichzeitig aufblühenden Knospen unter Umständen gesteigert wird, erhöht sich der Verkaufswert der Pflanzen. Außerdem kann es häufig von Vorteil sein, die Pflanzen vorzeitig zu einem bestimmten Termin zur vollen Blüte zu bekommen. Diese Überlegungen veranlaßten uns, einige Kulturen auf diese Möglichkeit hin zu prüfen.

Für den Erfolg der GS-Anwendung stellte sich im allgemeinen das Entwicklungsstadium bei Behandlungsbeginn als äußerst wesentlich heraus, da dadurch die Konzentration und die Häufigkeit der Behandlung entscheidend bestimmt werden. Vor der Behandlung müssen auf jeden Fall die Primordien angelegt sein, d. h. das vegetative Wachstum muß abgeschlossen und die Blühinduktion erfolgt sein. Sonst wird die vegetative Entwicklung erneut angeregt und dadurch eine Blühverzögerung hervorgerufen. Die Möglichkeit, die für die Blühinduktion erforderlichen äußeren Einflüsse (Kälte, Langtag u. a.) durch GS zu ersetzen, soll hier nicht in Betracht gezogen werden, da sich dieses Ziel für praktische Zwecke im allgemeinen kaum verwirklichen lassen wird.

Zusammenfassung

Man kann zur Zeit die Gibberellinsäure (GS)-Behandlung vor allem zur Förderung des vegetativen Wachstums und zur Blühbeschleunigung empfehlen. Die mit dieser Zielsetzung von uns durchgeführten Untersuchungen lassen erkennen, daß die GS-Reaktion weitgehend von dem Entwicklungszustand der Pflanzen und der aufgebrachten GS-Menge (Konzentration × Häufigkeit) abhängt. In erster Linie erfolgte sie jedoch artentypisch, und zum Teil bestehen sogar größere Unterschiede zwischen verschiedenen Sorten. Um einen Überblick über die Reaktionsfähigkeit der einzelnen Arten zu geben, habe ich die von uns untersuchten Arten in sechs Gruppen zusammengefaßt und in eine Reihenfolge gebracht, ohne daß damit eine endgültige Klassifizierung erfolgen soll.

Selbstverständlich sind die Übergänge von Gruppe zu Gruppe fließend und unter anderen Versuchsbedingungen vielleicht auch verschieden. So dürften z. B. einige der hier nicht als reagierend bezeichneten Arten in anderen Entwicklungsstadien doch eine Reaktion zeigen.

Im allgemeinen läßt sich sagen, daß, je schneller die Pflanzenarten wachsen und je weichere Blätter sie haben, um so geringere GS-Mengen zur Erzielung einer Reaktion ausreichen. Doch kann man daraus allein nicht erklären, warum einzelne, meist schmalblättrige Arten überhaupt keine Reaktion zeigten. Die Ursachen für dieses negative Verhalten sind bisher unbekannt.

Die angeführten Beispiele sollen als Modell dafür dienen, wie ein GS-Einsatz in der Praxis aussehen könnte, ohne daß dadurch bereits jetzt alle im Gartenbau möglichen Anwendungen erfaßt und untersucht worden sind. Dazu bedarf es noch vieler eingehender Versuche.

Die Reaktion verschiedener Pflanzenarten auf GS

Gruppe 1 (leicht reagierend): *Saintpaulia ionantha* Wendl., *Hydrangea macrophylla* (Thunb.) Ser., *Sinningia speciosa* Benth. et Hook., *Euphorbia pulcherrima* Willd., *Solanum tuberosum* L., *Aphelandra chamissoniana* Nees, *Aphelandra squarrosa* Nees var. *louisae* van Houtte, *Begonia semperflorens* Link et Otto, *Antirrhinum majus* L., *Lonicera japonica* Thunb. *aureoreticulata* Nichols, *Salvia splendens* Ker-Gawl.

Gruppe 2 (leicht—mittel reagierend): *Coleus blumei* Benth., *Pelargonium zonale* Ait., *Begonia hybrida* «Gloire de Lorraine» Hort. Lemoine, *Begonia tuberhybrida* Voss, *Petunia hybrida* Hort., *Chrysanthemum indicum* L., *Fuchsia speciosa* Hort., *Pentstemon gloxinioides* Hort., *Cissus antarctica* Vent.

Gruppe 3 (mittel reagierend): *Peperomia glabella* fol. var., *Dahlia variabilis* Desf. (Zwergform), *Columnea kewensis* Hort., *Cyclamen persicum* Mill. (Blüte), *Hedera helix* L. var. *procumbens*, *Kochia scoparia*

(L.) Schrad. var. *trichophylla* (Stapf) Bailey, *Opuntia microdasys* (Lehm.) Pfeiff., *Digitalis purpurea* L. „Gloxiniaeflora", *Scindapsus aureus* Engl., *Asparagus sprengeri* Regel, *Ageratum houstonianum* Mill.

Gruppe 4 (schwer reagierend): *Peperomia tithymaloides* A. Dietr. fol. var., *Rhododendron simsii* Planch., *Bougainvillea glabra* Chois., *Asparagus plumosus* Bak., *Aquilegia coerulea* James, *Fragaria vesca* L., *Aglaonema commutatum* Schott, *Aeonium tabulaeforme* (Haw.) Webb. et Berth.

Gruppe 5 (nicht reagierend unter unseren Versuchsbedingungen): *Linum usitatissimum* L., *Medinilla magnifica* Lindl., *Calathea oppenheimii* var. *tricolor*, *Ochna multiflora* DC., *Anthurium scherzerianum* Schott, *Sansevieria trifasciata* Prain, *Vriesea splendens* Morr., *Aechmea fasciata* Bak., *Hoya bella* Hook., *Euphorbia splendens* Bojer, *Adiantum fragrans* Hort., *Epiphyllum truncatum* Hawk., *Althaea rosea* (L.) Cav.

The Discovery of the Gibberellins in Japan and Early Research Work on these Substances in the United States of America

By

F. H. Stodola

*Pioneering Laboratory for Microbiological Chemistry,
Northern Utilization Research and Development Division,
Agricultural Research Service, U S.D.A.*
Peoria, Illinois

The first assumption that the bakanae effect might be due to a substance produced by the invading organism appeared in 1912 in a paper by the plant pathologist K. Sawada [5], in which it was stated that "on microscopic examination, the plant system is found to contain mycelium. It is thought that the plants grow taller due to some stimulation from the mycelium."

In the early 1920's a young graduate of Chiba Horticultural College, Eiichi Kurosawa, came to Formosa to work with Sawada at the Central Research Institute of the Formosan Department of Agriculture on control of bakanae disease, which was causing severe losses on the island. In the course of his investigation Kurosawa became interested in the unusual stem length that characterized the disease, and he undertook by himself to determine its nature and, if possible, to isolate the active agent.

In the summer of 1925 Kurosawa started his experimental work on this phase of the problem, and by the following year he had published his now classical paper entitled "Experimental studies on the secretion of the 'Bakanae' Fungus on Rice Plants" [3]. To determine whether or not the bakanae fungus was producing a growth-promoting principle, KUROSAWA grew the mold on both solid and liquid media. Sterile filtrates of these cultures gave marked stimulation of growth in rice seedlings. In this paper appeared the first photograph to be found in the literature illustrating the stimulating effect of the bakanae fungus filtrates on plants.

About the same time that KUROSAWA was doing his work FUSATARO SETO in HEMMI's Laboratory of Phytopathology at Kyoto Imperial University was carrying out similar experiments, which were described in 1928 in a preliminary report entitled "Experiments Relating to Stimulative Action by the Causal Fungus of the 'Bakanae' Disease of Rice" and in detailed papers published in the same year [6, 7]. No chemical studies were made.

In 1931 investigators in the Phytopathological Laboratory of Hokkaido Imperial University in northern Japan started to report the results of their studies on the growth-accelerating substance. In that year SEIYA ITO and SHOICHI SHIMADA published in English an interesting paper "On the Nature of the Growth Promoting Substance Excreted by the 'Bakanae' Fungus," in which the first serious attempts to isolate the active principle were described [1]. The first effort to develop an assay for the growth factor is described in this paper. The test plants were rice seedlings.

In the early 1930's a group of investigators at the University of Tokyo initiated an extensive program having as its goal the isolation of the growth stimulant. By 1934 YABUTA, KAMBE and HAYASHI were able to report the isolation of the growth retarding factor, fusaric acid [15].

In the following year (1935) YABUTA announced that the long-sought growth stimulant had finally been isolated in his laboratory as a fairly pure substance, although it was not yet pure enough for analysis [13]. The substance was named "gibberellin." This appears to be the first use of the term in the scientific literature. In 1936 YABUTA and HAYASHI published a paper in which they gave some details of their procedure for the isolation of fairly pure amorphous gibberellin [14].

By 1938 YABUTA and SUMIKI were able to report the isolation of crystalline gibberellin in a "Communication to the Editor" [16]. This was the start for an interesting career for gibberellin. At this time Professor YABUTA was head of the Department of Agricultural Chemistry at the University of Tokyo. When he retired he was succeeded by Professor YUSUKE SUMIKI.

With paper 10 of the University of Tokyo series (1941, 16) YABUTA and his associates began their reports on the chemical constitution of gibberellin to which the molecular formula $C_{22}H_{26}O_7$ was assigned. This formula was reported also by SUMIKI in talks given in 1950 in Rio de Janeiro at the International Congress for Microbiology [*10*], in 1951 in New York at the International Congress of Pure and Applied Chemistry [*12*], and in 1953 in Rome at the International Congress for Microbiology [*11*].

By 1950, 20 papers had been published by the University of Tokyo workers in their gibberellin series. In that year the first work on gibberellin outside Japan was announced. This work was described in a paper presented by Dr. J. E. MITCHELL at a meeting of the Potomac Division of the American Phytopathological Society in March 1950 [*4*]. MITCHELL's studies were carried out at the Chemical Corps Biological Laboratories at Camp Detrick, Maryland. Large scale production was soon needed in order to provide sufficient material for chemical studies and proper testing. Because of the wide experience at the Northern Regional Research Laboratory in Peoria, Illinois, with fermentation Dr. KENNETH B. RAPER, head of the Culture Collection, was placed in charge of the fermentation studies. The task of isolating and characterizing the gibberellins was undertaken by the author, then head of the Chemistry Section of the Fermentation Division.

The first step was to secure a culture of the organism and a sample of gibberellin for comparative purposes. Fortunately Prof. Y. SUMIKI, Tokyo, was very cooperative in this regard. In answer to a letter of August 17, 1951 the Japanese strain and some seed crystals were received on October 29 by the Peoria workers. On September 4 the writer discussed the gibberellin problem with Prof. SUMIKI in New York prior to the fall meeting of the American Chemical Society. On September 10, Prof. SUMIKI presented a progress report on gibberellin at the meeting of the 12th International Congress of Pure and Applied Chemistry, also held in New York. Further discussions on the problem were held when Prof. SUMIKI visited the Peoria Laboratory on October 12, 1951.

In spite of the assistance of Prof. SUMIKI, some difficulty was experienced by the Peoria workers in getting gibberellin production. One difficulty was caused by the fact the Japanese workers used tap water which gave ample supply of the necessary magnesium salts. Following the usual practice of preparing media with distilled water, the Americans were not supplying magnesium salts, as they were not mentioned in SUMIKI's medium. Once the deficiency was recognized, good yields of gibberellin were obtained by the Peoria workers. The culture (NRRL 2284) finally selected by them was one supplied by Dr. MITCHELL, who obtained it in 1950 from Dr. YOSHIKAZU NIKISADO of the Ohara Institute for Agricultural Research, Kurashiki, Japan. A reliable produce was developed which gave about 12 g of crude crystalline product per 160 gallons of culture liquor [*9*].

The optical rotation of this product was $+65°$, showing that the gibberellin was quite different from SUMIKI's substance, which had a rotation of $+36°$. By repeated recrystallization a sample of gibberellic acid with a rotation of $+88°$ was finally obtained in July 1952. Since crystallization offered little hope of yielding SUMIKI's gibberellin of rotation $+36°$, a chromatographic method was devised for the separation of the gibberellins [8]. The method finally led to the isolation of gibberellin A $(+35°)$ and gibberellin X (gibberellic acid) $(+88°)$. These findings were described in September 1, 1953 Report of the Chief of the Bureau of Agricultural and Industrial Chemistry, which appeared in April 1954.

A careful study of the two gibberellins convinced the Peoria workers that the $C_{22}H_{26}O_7$ formula of the Japanese was untenable. In a letter dated April 2, 1954, the American work was brought to the attention of the Tokyo group. In the light of this information and the growing contradictions in their own data, the Japanese workers undertook a re-examination of their gibberellin. By means of column chromatography the Japanese found that the so called gibberellin A was actually a mixture of three gibberellins [2]. Two of them were the same as the ones isolated by U.S.D.A. workers.

Literature cited

[1] ITO, S., and S. SHIMADA: Ann. Phytopath. Soc. Japan 2, 322—338 (1931). — [2] KAWARADA, A., H. KITAMURA, Y. SETA, N. TAKAHASHI, M. TAKAI, S. TAMURA and Y. SUMIKI: Bull. Agr. Chem. Soc. Japan 19, 278—281 (1955). — [3] KUROSAWA, E.: Transact. Nat. Hist. Soc. Formosa 16, 213—227 (1926). — [4] MITCHELL, J. E., and C. R. ANGEL: Phytopath. 40, 872—873 (1950). — [5] SAWADA, K.: Formosan Agr. Rev. 63, 10, 16 (1912). — [6] SETO, F.: Mem. Coll. Agr. Kyoto Imp. Univ. 7, 23—38 (1928a). — [7] SETO, F.: Ann. Phytopath. Soc. Japan 2, 118—139 (1928b). — [8] STODOLA, F. H., G. E. N. NELSON and D. J. SPENCE: Arch. Biochem. Biophys. 66, 438—443 (1957). — [9] STODOLA, F. H., K. B. RAPER, D. I. FENNELL, H. F. CONWAY, V. E. SOHNS, C. T. LANGFORD and R. W. JACKSON: Arch. Biochem. Biophys. 54, 240—245 (1955). — [10] SUMIKI, Y.: Abstr. 5th Int. Congr. Microbiol. Rio de Janeiro p. 34 (1950). — [11] SUMIKI, Y., A. KAWARADA, H. KITAMURA, Y. SETA and N. TAKAHASHI: Abstr. 6th Int. Congr. Microbiol. Rome p. 101—102 (1953). — [12] SUMIKI, Y., M. YATAZAWA, K. Aso and T. YABUTA: Abstr. 12th Int. Congr. Pure a. Appl. Chem. p. 64—65 (1951). — [13] YABUTA, T.: Agr. Horticult. 10 (1), 17—22 (1935). — [14] YABUTA, T., and T. HAYASHI: Agr. Horticult. 11 (1), 27—33 (1936). — [15] YABUTA, T., K. KAMBE and T. HAYASHI: J. Agr. Chem. Soc. Japan 10, 1059—1068 (1934). — [16] YABUTA, T., and Y. SUMIKI: J. Agr. Chem. Soc. Japan 14, 1526 (1938). — [17] YABUTA, T., Y. SUMIKI, K. Aso, T. TAMURA, H. IGARASHI and K. TAMARI: J. Agr. Chem. Soc. Japan 17, 721—730 (1941).

The Origin and Commencement of Research Work on Gibberellins in England

By

D. G. Morgan

School of Agriculture, University of Cambridge, England

The first stages of the research work on gibberellins in England took place within the industrial company, Imperial Chemical Industries Ltd. (I. C. I.). In 1951 Dr. W. A. Sexton of I. C. I.'s Pharmaceuticals Division read abstracts of papers describing Japanese work on gibberellins, and suggested to Dr. W. G. Templeman at Jealott's Hill Research Station, Bracknell, Berks., that the substances would merit investigation as plant growth regulators. Dr. Templeman took up the suggestion and approached Dr. P. W. Brian at the Akers Research Laboratories, Welwyn, Herts. with regard to the production of experimental material.

In 1954 a pure chemical substance was isolated from cultures of *Gibberella fujikuroi* [1]. This was physiologically similar to the Japanese gibberellin A but possessed slightly different physico-chemical properties, and was named gibberellic acid (GA).

Once this stage was reached, an extensive and intensive programme of research on gibberellins developed within I. C. I. The more fundamental aspects were investigated at the Akers Laboratories, whilst at the same time an exploration of the practical applications of GA in agriculture was carried out at Jealott's Hill Research Station.

In its initial stages, the research at the Akers Laboratories followed three main lines concerned with gibberellic acid (GA). The first project involved studies to improve the methods by which GA was produced and was soon successful. Thus in 1955 methods of culture were described by which GA could be isolated in greater quantities than had been possible previously for any of the gibberellins [2].

The second project was designed to analyse the effect of GA on the vegetative growth of four Angiosperm species, namely garden pea *(Pisum sativum)*, French bean *(Phaseolus vulgaris)*, Cupid sweet pea *(Lathyrus odoratus)* and wheat *(Triticum aestivum)*, and also to investigate its mode of action. It was found that GA produced three responses on shoot growth: increased internode elongation, increased leaf growth and enhanced apical dominance [3, 4]. If plants were affected by GA, there was invariably an elongation response but only sometimes was leaf growth stimulated (French beans, Cupid sweet peas and wheat). Apical dominance was enhanced in those species which normally possess a branched habit. There was a marked difference in the responses of garden pea varieties to

GA, tall varieties being unaffected whilst dwarf mutants grew so as to be indistinguishable from the tall phenotypes. Slight reductions in root weight were recorded in experiments where GA was applied in culture solution but were smaller than the observed increases in shoot weight [3].

Until the discovery of GA it was generally believed that the hormonal control of cell elongation was exercised by indolylacetic acid (IAA). Since the effects of GA on vegetative growth appeared to be based on cell elongation it was natural to enquire whether GA acted in the same way as IAA. The first stage of the mode of action studies thus took the form of a comparison of the effects of GA and IAA on cell elongation and other physiological processes. It was shown [6] that the two substances were quite distinct in their effects on most physiological processes (root growth, root initiation, inhibition of lateral buds, petiole abscission, dormancy, water uptake and callus formation), even though both stimulated cell elongation under certain conditions (GA in intact plants and IAA in excised tissue sections). At a later stage the possibility of an interaction between GA and IAA in cell elongation was explored and the results indicated that GA would increase the elongation of shoot cells only when an auxin was present [7, 8].

The third project was a purely chemical one to determine the structure of GA and led to the proposal of a configuration for GA which is now generally accepted [9, 15].

In 1955 a further major research project was initiated to search for gibberellin-like substances in higher plants. This was undertaken in order to determine whether the different responses of pea varieties to GA could be correlated with differences in the concentration of natural gibberellins in their shoots. It was soon discovered that substances with physiological properties similar to those of GA were present in all parts of both tall and dwarf pea seedlings. They were also to be found in mature seeds of peas, wheat and French beans, and in greater quantities in the immature seeds of runner beans *(Phaseolus multiflorus)* [10, 11]. In 1958 the active material from the runner bean seeds was isolated and identified as gibberellin A_1 [12].

At Jealott's Hill Research Station, field work was carried out in the years 1953—1956 with the object of determining the effects of GA on the yields of various agricultural and horticultural crops (grass, wheat, potatoes, carrots, peas, runner beans, lettuce, celery, black currants, kale and maize) [13, 14]. It was shown that grass was the only crop to give yield increases as a result of treatment with GA. Vegetative growth was stimulated in most other plants but in no case was this accompanied by increased crop yield. It seemed unlikely therefore that GA would find use as a growth stimulator in agriculture, except perhaps for the treatment of crops which, like grass, are grown for the sake of their foliage.

The grassland experiments showed that an application of 2 oz./acre of GA could increase dry matter yields by 6—46% at the first cut. However, if after cutting, the grass was not further treated with GA, the yields of dry matter at a second cut were reduced by approximately the amount of the increase at the first cut. There was, therefore, no overall increase in yield, and the net effect of the treatment was to produce an earlier crop.

It was also observed that GA was able to promote grass growth in early spring and late autumn when there is otherwise little growth and it was therefore concluded that the hormone might be of some practical value in extending the growing season of grass.

References

[1] CURTIS, P. J., and B. E. CROSS: Chem. & Ind. 1954, 1066. — [2] BORROW, A., P. W. BRIAN, V. E. CHESTER, P. J. CURTIS, H. G. HEMMING, C. HENEHAN, E. G. JEFFERYS, P. B. LLOYD, I. S. NIXON, G. L. F. NORRIS and M. RADLEY: J. Sci. Food Agric. 6, 340 (1955). — [3] BRIAN, P. W., G. W. ELSON, H. G. HEMMING and M. RADLEY: J. Sci. Food Agric. 5, 602 (1954). — [4] BRIAN, P. W., and H. G. HEMMING: Physiol. Plant 8, 669 (1955). — [5] BRIAN, P. W., and J. F. GROVE: Endeavour 16, 161 (1957). — [6] BRIAN, P. W., H. G. HEMMING and M. RADLEY: Physiol. Plant. 8, 899 (1955). — [7] BRIAN, P. W., and H. G. HEMMING: Nature (Lond.) 179, 417 (1957). — [8] BRIAN, P. W., and H. G. HEMMING: Ann. Bot. (Lond.) 22, 1 (1958). — [9] CROSS, B. E., J. F. GROVE, J. MACMILLAN and T. P. C. MULLHOLLAND: Chem. & Ind. 1956, p. 954. — [10] RADLEY, M.: Nature (Lond.) 178, 1070 (1956). — [11] RADLEY, M.: Ann. Bot. 22, 297 (1958). — [12] MACMILLAN, J., and P. J. SUTER: Naturwissenschaften 45, 46 (1958). — [13] MORGAN, D. G., and G. C. MEES: Nature (Lond.) 178, 1356 (1956). — [14] MORGAN, D. G., and G. C. MEES: J. Agric. Sci. 50, 49 (1958). — [15] CROSS, B. E., J. F. GROVE, J. MACMILLAN, T. P. C. MULLHOLLAND and N. SHEPPARD: Proc. Chem. Soc. 1958, 221.

Nachtrag

Comportement de Jeunes Plants de Begonia Traités par l'Acide Gibbérellique

Par H. TAVANT

Institut Botanique, Université de Besançon

Résumé: Deux espèces de *Begonia* ont été cultivées: *B. gracilis* et *B. semperflorens*. Pour chacune des 2 espèces nous avons établi deux groupes de plantes. Celles du premier groupe ont été cultivées en lumière continue (conditions générales sensiblement uniformes) et celles du deuxième groupe ont été cultivées en serres. L'action de l'acide gibbérellique a été étudiée dans les deux groupes. En lumière continue aucune floraison ne se manifeste après 4 mois de culture chez les sujets traités; en serres, la floraison se produit avec un retard d'un mois par rapport aux témoins. Une étude anatomique montre une stimulation de l'activité cambiale sous l'action de l'acide gibbérellique.

15*

Verzeichnis von Veröffentlichungen über Gibberelline (1926—1960)

Zusammengestellt von R. KNAPP

Das Verzeichnis enthält Veröffentlichungen über Gibberelline, die seit der Auf-
findung der Wirkung zellfreier Filtrate von *Gibberella*-Kulturen durch KUROSAWA
(1926) bis zum Jahr 1960 erschienen sind. Veröffentlichungen, in denen Untersuchungen über Gibberelline und gibberellinartige Wirkungen nicht das Haupt-
thema darstellen, sind meistens nicht aufgenommen worden. Ebenfalls sind Arbeiten
über Krankheitssymptome, die von *Gibberella fujikuroi* (SAW.) WOLL. bzw. *Fusarium
moniliforme* SHELD. verursacht werden, nicht berücksichtigt. Vorträge, die bereits
1960 oder früher gehalten wurden, die aber bis Ende 1960 noch nicht im Druck
veröffentlicht wurden, sind in dem Verzeichnis nicht enthalten. Um einen zu großen
Umfang zu vermeiden, mußten die Titel der Zeitschriften usw. teilweise stark
abgekürzt werden. Das Verzeichnis ist keine vollständige Bibliographie über
Gibberelline.

Einige Abkürzungen

Agr. = Agriculture, Agronomy
B. B. F. = Abkürzung für die Japani-
sche Veröffentlichungsserie
über Gibberelline ("The
biochemistry of bakanae
fungus (of rice)" o. ä.)
J. = Journal

Jap. Gibb. R. A. = Japan Gibberellin
Research Association, Ab-
stracts of Meetings
Pl. = Plant
Publ. U. I. S. B. (B) 34 = Publication
No. 34, Sér. B. de Union Int.
Sci. Biol. Colloque Inter-
national sur le Photo-thermo-
périodisme, Parma 1957. Ed.
1959.

ABE, S., and J. KAWATA: Effect of gibberellin on the forcing of *Freesia* and some
flowering trees. Jap. Gibb. R. A. 3, 61—62 (1960).

ABRAMS, R.: Effect of gibberellic acid on dormant seeds and subsequent crops of
pigeons peas *(Cajanus cajan)*. P. R. U. J. Agr. 44, 21—27 (1960).

ACCORINTI, J.: Efecto del ácido gibberélico sobre el crecimiento de *Scenedesmus
obliquus*. Thesis Univ. Buenos Aires (Arg.) (1959).

AKABANE, N., and K. YAMAZAKI: Response of grape berries to the mixture spray
of gibberellic acid and indoleacetic acid. Jap. Gibb. R. A. 3, 3—4 (1960).

ALBERT, L. V., and F. F. DAVIDSON: The effect of gibberellic acid on *Microcystis
aeruginosa*. Texas J. Sci. 11, 358—365 (1959).

ALCORN, S. M., and E. B. KURTZ: Some factors affecting the germination of seed of
the Saguaro cactus *(Carnegiea gigantea)*. Am. J. Bot. 46, 526—529 (1960).

ALDER, E. F., C. LEBEN and A. CHICHUK: Effects of gibberellic acid on corn *(Zea
mays* L.). Agr. J. 51, 307—308 (1959).

ALLAN, R. E., O. A. VOGEL and J. C. CRADDOCK: Comparative response of gibberellic acid to dwarf, semidwarf, and standard short and tall winter wheat
varieties. Agr. J. 51, 737—740 (1959).

ALLEWELDT, G.: Die Wirkung der Gibberellinsäure auf einjährige Reben bei verschiedener Photoperiode. Vitis **2**, 23—33 (1959).
— Förderung des Infloreszenzwachstums der Reben durch Gibberellinsäure. Vitis **2**, 71—78 (1959).
— Die Beziehungen zwischen photoperiodischer Reaktion und Gibberellinsäure-Empfindlichkeit bei Reben. Z. Pflanzenzücht. **43**, 63—84 (1960).
ALLSOPP, A.: Effects of gibberellic acid on juvenility in *Marsilea* and certain other plants. Nature **184**, 1575—1576 (1959).
ALTHAUS, R. E.: Use and effect of gibberellins on plant growth. Nat. Shade Conf. Proc. **35**, 170, 172—174, 176—177 (1959).
ALVIM, P. DE T.: Efecto de atominzaciones con acido giberelico, urea y azúcar, sobre la asimilación neta y el habito de crecimiento del frijol. Turrialba **7**, 100—103 (1957).
— Estimulo de la floración y fructificación del cafeto por aspersiones con acido giberelico. Turrialba **8**, 64—72 (1958).
— Net assimilation rate and growth behavior of beans as affected by gibberellic acid, urea, and sugar sprays. Pl. Phys. **35**, 285—288 (1960).
ANDO, A.: Practical application of gibberellin to Kiri *(Paulownia tomentosa* STEUDEL*)* cultivation. Jap. Gibb. R. A. **3**, 110—111 (1960).
— Relations between the growth of *Paulownia tomentosa* STEUDEL and climatic factors. J. Jap. Forest. Soc. **42**, 265 (1960b).
APPLEGATE, H. G.: Polarity and gibberellic acid in intact plants. Bot. Gaz. **119**, 76—78 (1957).
— Photoperiod and temperature effects on gibberellin-sprayed plants. Bot. Gaz. **120**, 39—43 (1958).
ARISON, B., G. V. DOWNING, R. A. GRAY, M. A. MANZELLI, J. D. NEUSS, O. SPETH, N. R. TRENNER and F. J. WOLF: Gibberellic acid assay methods. 132nd M. Am. Chem. Soc. New York, Abstr. p. 35C (1957).
— O. C. SPETH and N. R. TRENNER: Mass isotope dilution assay for gibberellic acid. Anal. Chemistry **30**, 1083—1085 (1958).
ARNDT, C. H.: Effect of potassium gibberellate on the fruiting of the cotton plant. Proc. 12. Ann. Beltw. Cotton Def. and Phys. Conf. p. 30 (1957).
ASHTON, F. M.: Effect of gibberellic acid on absorption, translocation, and degradation of 2,4-D in red kidney bean. Weeds **7**, 436—441 (1959).
ASPREY, G. F., K. BENSON-EVANS and A. G. LYON: Effect of gibberellin and indoleacetic acid on seta elongation in *Pellia epiphylla*. Nature **181**, 1351 (1958).
ATAL, C. K.: Sex reversal in hemp by application of gibberellin. Curr. Sci. **28**, 408—409 (1959).
ATTRI, S. S., and J. K. GREIG: Effects of some growth regulating substances on spear emergence and development in *Asparagus*. Am. Soc. Hort. Sci. Abstr. 54th Ann. M., p. 49 (1957).
AUDUS, L. J.: Plant growth substances. 2nd ed. London 1959.
AYTOUN, R. S. C., A. T. DUNN and D. A. SEILER: A biological assay for gibberellic acid with rice seedlings. Analyst **84**, 216 (1959).
BAILLAUD, L., et Y. MONNIER: La circumnutation de la tige d'un *Phaseolus* rendu volubile par l'acide gibbérellique. C. R. Acad. Sci. (Paris) **250**, 4032—4034 (1960).
BAKER, J. N.: Effect of gibberellic acid, 2,4-D, and indoleacetic acid on seed germination and epicotyl and radicle growth of intermediate and pubescent wheatgrass. J. Range Manag. **11**, 227 (1958).
BALLARD, J. C., S. H. WITTWER, M. J. BUKOVAC and F. J. ARDLE: Effect of gibberellin on the yield and maturity of processing peas. Quart. Bull. Mich. Agr. Exp. St. Mich. St. Univ. **41**, 624—629 (1959).

BARASHKOVA, E. A.: The effect of gibberellic acid on the growth rate of the reindeer moss (*Cladonia rangiferina* (L.) WEB.). Bot. J. **45**, 748—750 (1960).

BARBER, H. N.: Physiological genetics of Pisum. II. The genetics of photoperiodism and vernalization. Heredity **13**, 33 (1958).

— W. D. JACKSON, I. C. MURFET and J. I. SPRENT: Gibberellic acid and the physiologic genetics of flowering in peas. Nature **182**, 1321—1322 (1958).

BARTON, L. V.: Growth response of physiological dwarfs of *Malus arnoldiana* SARG. to gibberellic acid. Contr. Boyce Thompson Inst. **18**, 311—317 (1956).

— The gibberellins: Powerful plant growth regulators. Trans. N. Y. Acad. Sci. **20**, 717—732 (1958).

— and J. M. FINE: The effect of gibberellic acid on disease control. Pl. Phys. **32**, XXXIII (1957).

— — Non-interference between effects of gibberellic acid and fungicides. Contr. Boyce Thompson Inst. **19**, 291—294 (1958).

— J. M. FINE and C. CHANDLER: Physiological and morphological effects of gibberellic acid on epicotyl dormancy of tree peony. Pl. Phys. **32**, XXXIII (1957).

— and C. CHANDLER: Physiological and morphological effects of gibberellic acid on epicotyl dormancy of tree peony. Contr. Boyce Thompson Inst. **19**, 201—214 (1957).

BASS, L. N.: The effect of various concentrations of gibberellic acid upon germination of common Kentucky blue-grass and Merion blue-grass seed. Agr. Abstr. **49**, 76 (1957).

BATES, J. F.: Preliminary experiments on the effects of gibberellic acid on germination, growth and flowering in sugar cane. Proc. 1957 M. B. W. I. Sugar Technologists 165 (1958).

BAUMGARTNER, W. E.: Application of tritium in the determination of gibberellins. Proc. Symp. Adv. Tracer Appl. of Tritium pp. 33—37. New York 1958.

— L. S. LAZER, A. M. DALZIEL, E. V. CARDINAL and E. L. VARNER: Determination of gibberellins by derivative labeling with diazomethane-C^{14} and by isotopic dilution analysis with tritium labeled gibberellins. J. Agr. Food Chem. **7**, 422 to 425 (1959).

BENDIXEN, L. E.: Tropic and elongation responses of strawberry clover to gibberellic, indoleacetic and triiodobenzoic acids. Pl. Phys. **34**, XXXV—XXXVI (1960).

BENVENUTI, A.: Preliminary study of the possibility of using gibberellic acid in agriculture. L'Agric. Italiana (N. Ser.) **12**, 341—365 (1957).

BERGER, C. A.: Some cytological effects of gibberellin. Bull. Torrey Bot. Club **84**, 356—360 (1957).

BERGFELD, R.: Über das Verhalten zweier Zwergformmutanten von *Antirrhinum majus* L. bei Pfropfung und Behandlung mit Gibberellinsäure. Z. Vererb.-Lehre **90**, 476—482 (1959).

BERGMANN, L.: Der Einfluß von Gibberellin auf das Wachstum von Gewebekulturen des Callus von *Daucus carota*. Planta **51**, 70—73 (1958).

BERGQUIST, G., A.-M. STENSGARD and N. NIELSEN: The influence of gibberellic acid on the transaminase content of germinating barley seeds. Phys. Pl. **12**, 386—389 (1959).

BERTOSSI, F., and O. CIFERRI: Activity of gibberellic acid according the Macht test (lupine test). Boll. Soc. Ital. Biol. Sperim. **32**, 1488—1490 (1956).

BERTSCH, W. F.: On the photoinhibition of etiolated pea stem growth. Thesis Yale Univ. New Haven (Conn.) 1959.

BILAN, M. V., and A. K. KEMP: Effect of gibberellin on height growth of one-year old seedlings of loblolly pine. J. Forestry **58**, 35—38 (1960).

BIRCH, A. J., R. W. RICKARDS and H. SMITH: The biosynthesis of gibberellic acid. Proc. Chem. Soc. (London) 1958, 192—193.
— and H. SMITH: Biosynthesis of terpenes and sterols. pp. 245—266. Boston (Mass.) 1959.
BIRD, H. L., and C. T. PUGH: A paperchromatographic separation of gibberellic acid and gibberellin A₁. Pl. Phys. 33, 45—46 (1958).
BLACK, M., and J. M. NAYLOR: Prevention of onset of seed dormancy by gibberellic acid. Nature 184, 468—469 (1959).
BLANEY, L. T.: Gibberellic acid shortens biennial flowering time. Oregon Ornam. Nursery Digest 1, 5 (1957).
BLOMMAERT, K. L. J., and N. HURTER: Growth response of physiologic dwarf seedlings of peach, apricot and plum to gibberellic acid. Sth. Afr. J. Agr. Sci. 2, 409—411 (1959).
BLUMENTHAL-GOLDSCHMIDT, S., and A. LANG: Presence of gibberellin-like substances in lettuce seeds. Nature 186, 815—816 (1960).
BOCCHI, A.: Reactivity to gibberellic acid of *Tinantia fugax* in stem growth. Boll. Soc. Ital. Biol. Sperim. 33, 133—137 (1957).
BOLLAG, J.-M.: Beitrag zur Klärung der Wirkungsweise der Gibberellinsäure beim vegetativen Wachstum. Ber. Schweiz. bot. Ges. 70, 5—45 (1960).
BONDE, E. K., and T. C. MOORE: Effect of gibberellic acid on the growth and flowering of Telephone peas. Phys. Pl. 11, 451—456 (1958).
BOO, L.: Effect of gibberellin on growth in length of polyploids. Svensk Bot. Tidskr. 53, 283—286 (1959).
BOODLEY, J. W., and J. W. MASTALERZ: The use of gibberellic acid to force azaleas without a cold temperature treatment. Proc. Am. Soc. Hort. Sci. 74, 681—685 (1959).
BORROW, A., P. W. BRIAN, V. E. CHESTER, P. J. CURTIS, H. G. HEMMING, C. HENEHAN, E. G. JEFFREYS, P. B. LLOYD, I. S. NIXON, G. L. F. NORRIS and M. RADLEY: Gibberellic acid, a metabolic product of the fungus *Gibberella fujikuroi*: Some observations on its production and isolation. J. Sci. Food Agr. 6, 340—348 (1955).
BOSE, N.: Effect of gibberellin on the growth of pollen tubes. Nature 184, 1577 (1959).
BOSE, P. C.: Growth, development and mineral uptake in tomato plants, as affected by maleic hydrazide and gibberellin. Diss. Abstr. 21, 13—14 (1960).
BOUILLIENNE-WALRAND, M.: Les gibbérellines, facteurs auxiniques chez les plantes supérieures. Bull. Soc. Roy. Sci. Liège 27, 227—246 (1958).
— Action des gibbérellines sur la croissance et la floraison des végétaux supérieurs. Ghent Landbouwhogesch. Meded. 24, 705—717 (1959).
BOURDEAU, P. F.: Interaction of gibberellic acid and photoperiod in the vegetative growth of *Pinus elliotti*. Nature 182, 118 (1958).
BOURNE, B. A.: Some preliminary trials on the effect of gibberellic acid on sugar cane growth. Merck Techn. Bull.-Gibrel, Abstr. 2 (1957).
BOYARKIN, A. N., and M. I. DMITRIEVA: Biological test for gibberellins. Fis. Rast. (Transl.) 6, 747—753 (1960).
BRADFORD, W. W., and E. C. EWING: Preliminary studies on the application of gibberellic acid to cotton seed and seedlings. Agr. J. 50, 648—650 (1958).
BRADLEY, M. V., and J. C. CRANE: Gibberellin-stimulated cambial activity in stems of apricot spur shoots. Science 126, 972—973 (1957).
— — Gibberellin-induced inhibition of bud development in some species of *Prunus*. Science 131, 825—826 (1960).
BRIAN, P. W.: The effects of some microbial metabolic products in plant growth. Symp. Soc. Exp. Biol. 11, 166—182 (1957).

BRIAN, P. W.: Role of gibberellin-like hormones in regulation of plant growth and flowering. Nature 181, 1122—1124 (1958a).
— Gibberellic acid, a new plant hormone controlling growth and flowering. J. Roy. Soc. Arts 106, 425—441 (1958b).
— Le contrôle de la croissance et du developpement des plantes par les gibbérellines. Ateneo Parmense 29, 1000—1008 (1958c).
— Effects of gibberellins on plant growth and development. Biol. Rev. 34, 37—84 (1959a).
— Morphogenetic effects of the gibberellins. J. Linn. Soc. London (Bot.) 56, 237—248 (1959b).
— Influence of gibberellins on plant growth and development. J. Roy. Hort. Soc. 85, 167—174 (1960).
— G. W. ELSON, H. G. HEMMING and M. RADLEY: The plant-growth-promoting properties of gibberellic acid. a metabolic product of the fungus Gibberella fujikuroi. J. Sci. Food Agr. 5, 602—612 (1954).
— and J. F. GROVE: Gibberellic acid. Endeavour 16, 161—171 (1957).
— — H. G. HEMMING, T. P. C. MULHOLLAND and M. RADLEY: Gibberellic acid. VI. The biological activity of allo-gibberic acid and its identity with gibberellin B. Pl. Phys. 33, 329—333 (1958).
— — and J. MACMILLAN: The gibberellins. Fortschr. Chem. Org. Naturstoffe 18, 350—433 (1960).
— and H. G. HEMMING: The effect of gibberellic acid on shoot growth of pea seedlings. Phys. Pl. 8, 669—681 (1955).
— — A relation between the effects of gibberellic acid and indolylacetic acid on plant cell extension. Nature 179, 417 (1957a).
— — The effect of maleic hydrazide acid on the growth response of plants to gibberellic acid. Ann. Appl. Biol. 45, 489—497 (1957b).
— — Effects of gibberellic acid, cobalt and acetate on growth of pea stem sections. Naturwissenschaften 44, 593—594 (1957c).
— — Effects of gibberellic acid and kinetin on growth of pea stem sections. Naturwissenschaften 44, 594 (1957d).
— — Complementary action of gibberellic acid and auxins in pea internode extension. Ann. Bot. 22, 1—17 (1958).
— — and D. LOWE: Effect of gibberellic acid on rate of extension and maturation of pea internodes. Ann. Bot. 22, 539—542 (1958).
— — — The effect of gibberellic acid on shoot growth of Cupid sweet peas. Phys. Pl. 12, 15—29 (1959).
— — and M. RADLEY: A physiological comparison of gibberellic acid with some auxins. Phys. Pl. 8, 899—912 (1955).
— J. H. P. PETTY and P. T. RICHMOND: Effects of gibberellic acid on development of autumn colour and leaf-fall of deciduous plants. Nature 183, 58—59 (1959a).
— — — Extended dormancy of deciduous woody plants treated in autumn with gibberellic acid. Nature 184, 69 (1959b).
BRINK, V. C., W. D. KITTS and R. W. HOGG: Note on the effect of gibberellin in red clover. Canad. J. Pl. Sci. 40, 586 (1960).
BROWN, C. L., and E. M. GIFFORD: The relation of the cotyledons to root development of pine embryos in vitro. Pl. Phys. 33, 57—64 (1958).
BRUMMETT, R. E., and L. A. SCIUCHETTI: Changes induced by gibberellic acid on growth and alkaloid patterns in Datura stramonium LINNÉ and in Atropa belladonna LINNÉ. Am. Pharm. Ass. J. Sci. Ed. 49, 274—277 (1960).
BÜNSOW, R.: Gibberelline, neue Pflanzenwuchsstoffe. Naturw. Rundschau 10, 426—427 (1957).

Bünsow, R.: Anwendungsmöglichkeiten der Gibberelline. Angew. Bot. **32**, 186—196 (1958).
— u. K. v. Bredow: Einfluß der Gibberelline auf die Tageslängenabhängigkeit der Samenkeimung von *Kalanchoë*. Naturwissenschaften **45**, 95—96 (1958a).
— — Wirkung von Licht und Gibberellin auf die Samenkeimung der Kurztagpflanze *Kalanchoë blossfeldiana*. Biol. Zentralbl. **77**, 132—141 (1958b).
— u. R. Harder: Blütenbildung von *Bryophyllum* durch Gibberellin. Naturwissenschaften **43**, 479—480 (1956a).
— — Blütenbildung von *Lapsana* durch Gibberellin. Naturwissenschaften **43**, 527 (1956b).
— — Blütenbildung von *Adonis* und *Rudbeckia* durch Gibberellin. Naturwissenschaften **44**, 453—454 (1957).
— J. Penner u. R. Harder: Blütenbildung bei *Bryophyllum* durch Extrakt aus Bohnensamen. Naturwissenschaften **45**, 46—47 (1958).
— u. C. Seiferth: Förderung der Samenkeimung durch Gibberellin in Abhängigkeit vom Reifezustand. Naturwissenschaften **46**, 153—154 (1959).
Buffington, G. A.: Gibberellin foliar spray on fresh market carrots. J. Rio Grande Valley Hort. Soc. **14**, 125—127 (1960).
Bukovac, M. J., and H. Davidson: Gibberellin effects on photoperiod-controlled growth of *Weigela*. Nature **183**, 59—60 (1958).
— R. P. Larsen and H. K. Bell: Effect of gibberellin on berry set and development of Concord grapes. Quart. Bull. Mich. Agr. Exp. St. Mich. St. Univ. **42**, 503—510 (1960).
— and S. H. Wittwer: Gibberellic acid and higher plants. I. General growth responses. Quart. Bull. Mich. Agr. Exp. St. Mich. St. Univ. **39**, 307—320 (1956).
— — Gibberellin and higher plants. II. Induction of flowering in biennials. Quart. Bull. Mich. Agr. Exp. St. Mich. St. Univ. **39**, 650—660 (1957).
— — Comparative biological effectiveness of the gibberellins. Nature **181**, 1484 (1958a).
— — Reproductive responses of lettuce *(Lactuca sativa*, variety Great Lakes) to gibberellin as influenced by seed vernalization, photoperiod and temperature. Proc. Am. Soc. Hort. Sci. **71**, 407—411 (1958b).
— — and J. A. Cook: The effect of preharvest foliar sprays of gibberellin on yield and storage breakdown of celery. Quart. Bull. Mich. Agr. Exp. St. Mich. St. Univ. **42**, 764—770 (1960).
— — and B. K. Gaur: Some factors influencing the response of the bean *(Phaseolus vulgaris L.)* to gibberellin. Quart. Bull. Mich. Agr. Exp. St. Mich. St. Univ. **41**, 296—302 (1958).
— — and F. G. Teubner: Gibberellin and higher plants. VII. Flower formation in the tomato *(Lycopersicon esculentum)*. Quart. Bull. Mich. Agr. Exp. St. Mich. St. Univ. **40**, 207—214 (1957).
Bulard, C.: Cultures aseptiques des plantules de blé séparées de l'albumen: action de l'acide gibbérellique. C. R. Acad. Sci. (Paris) **250**, 3716—3718 (1960).
— et J. Monin: Graines et embryons dormants d'*Euonymus europaeus:* differentes modalités dans l'eveil de leur dormance par l'acide gibbérellique. C. R. Acad. Sci. (Paris) **250**, 4197—4199 (1960).
— — Action d'acide gibbérellique sur les embryons dormants d'*Evonymus europaeus* cultivés in vitro. C. R. Acad. Sci. (Paris) **250**, 2922—2924 (1960).
Burk, L. G., and T. C. Tso: Effects of gibberellic acid on *Nicotiana* plants. Nature **181**, 1672—1673 (1958).
Burström, H.: Influence of iron and gibberellic acid on the light sensitivity of roots. Phys. Pl. **13**, 214—226 (1960).

BUTCHER, D. N., and H. E. STREET: The effect of gibberellins on the growth of excised tomato roots. J. Exp. Bot. 11, 206—216 (1960).

BUTTON, E. F.: Effect of gibberellic acid on laboratory germination of creeping red fescue *(Festuca rubra)*. Agr. J. 51, 60—61 (1959).

CALUYA, M. F., and J. S. IMLAN: Effect of gibberellic acid on the fiber of kenaf *(Hibiscus cannabinus* L.*)*. Phillipine Agric. 43, 369—372 (1959).

CARR, D. J., A. J. McCOMB and L. D. OSBORNE: Replacement of the requirement for varnalization in *Centaurium minus* MOENCH by gibberellic acid. Naturwissenschaften 44, 428—429 (1957).

CARVAJAL, J. F.: Estudio preliminar sobre la respuesta del cafeto el acido gibberellico. Rev. Biol. Trop. Univ. Costa Rica 6, 273 (1958).

CASO, O. H., H. R. HIGHKIN and D. KOLLER: Effect of gibberellic acid on flower differentiation in Petkus winter rye. Nature 185, 477—479 (1960).

— y A. MARZOCCA: Ensayos preliminares sobre la acción del ácido gibberéllico en *Taraxacum kokh-saghys*. Soc. Argentina Bot. Bl. 8, 19—23 (1959).

CATHEY, H. M.: Flowering of rosette *Chrysanthemums* induced by gibberellin. Merck Techn. Bull. Gibrel Abstr. No. 58 (1957).

— Mutual antagonism of growth control of *Chrysanthemum morifolium* by gibberellin and AMO-1618. Pl. Phys. 33, XLIII (1958).

— Effects of gibberellin and AMO-1618 on growth and flowering of *Chrysanthemum morifolium* on short photoperiods. In: Photoperiodism and Related Phenomena in Plants and Animals, pp. 365—371. Washington D. C. 1959.

— and N. W. STUART: Effectiveness of gibberellic acid in controlling growth of *Chrysanthemum morifolium* Ramat. Abstr. 54th Ann. M. Am. Soc. Hort. Sci., p. 49 (1957).

CHAKRAVARTI, S. C.: Gibberellic acid and vernalisation. Nature 182, 1612—1613 (1958a).

— Some effects of gibberellic acid on *Sesamum indicum* L. Phyton (Buenos Aires) 11, 75 (1958b).

— and J. N. LOSHALI: Effect of gibberellic acid on certain horticultural plants. Phyton (Buenos Aires) 13, 119—124 (1959).

CHANDLER, C.: Studies on the effect of gibberellic acid on pollen tube growth. Pl. Phys. 32, XXXII—XXXIII (1957a).

— The effect of gibberellic acid on germination and pollen tube growth. Contr. Boyce Thompson Inst. 19, 215—224 (1957b).

CHANDRA, P., and W. B. BOLLEN: Effects of gibrel on nitrification and sulfur oxidation in different Oregon soils. Appl. Microbiol. 8, 31—38 (1960).

CHARDON, C. E.: La giberelina, nueva substancia activadora del crecimiento de las plantos. Rev. Agr. Costa Rica 29, 3, 4, 6, 8 (1957).

CHARLES, C.: Gibberellic acid. Farm Quarterly 12, 34—35, 88—91 (1957).

CHAYLAKHIAN, M. K.: Growth and flowering of plants as affected by gibberellins. Dokl. Akad. Nauk 117, 1077—1080 (1957).

— The effect of gibberellin on the growth and development of plants. Bot. J. 43, 927 (1958a).

— Hormonale Faktoren des Pflanzenblühens. Biol. Zentralbl. 77, 641 (1958b).

— Effect of gibberellins and derivatives of nucleic acid metabolism on plant growth and flowering. Proc. 4th Int. Conf. Pl. Growth Regulation pp. 531—542 (1959).

— and L. P. KHLOPENKOVA: The influence of auxins and vitamines on the growth and development of gibberellin-treated plants. Dokl. Akad. Nauk. 129, 454—457 (1959).

— and V. N. LOJNIKOVA: Influence of gibberellin-like substances extracted from leaves of various plants on growth and flowering of *Rudbeckia*. Dokl. Akad. Nauk 126, 1309—1312 (1959).

CHAYLAKHIAN, M. K., and T. V. NEKRASSOVA: Physiologically active substances as a means to surmount polarity in lemon cuttings. Dokl. Akad. Nauk **119**, 826—829 (1958).

CHERRY, J., H. A. LUND and E. B. EARLEY: Effect of gibberellic acid on growth and yield of corn. Agr. J. **52**, 167—170 (1960).

CHIANG, Y. L., and S. H. CHIANG: Effects of gibberellic acid on growth and xylem development in Adzuki bean plants *(Phaseolus radiatus* L. var. *aurea* PRAIN). Formosan Sci. **13**, 49—56 (1959).

CHING, F. F. T., and W. S. STEWART: Horticultural effects of gibberellic acid on *Carica papaya, Cypripedium orchids* and seeds of native California annuals. Abstr. 54th Ann. M. Am. Soc. Hort. Sci., p. 48—49 (1957).

CHING, K. K., and T. M. CHING: Extracting Douglas-fir pollen and effects of gibberellic acid on its germination. Forest Sci. **5**, 74—80 (1959).

CHOUARD, P.: La journée courte ou l'acide gibbérellique comme succédanés du froid pour la vernalisation d'une plante vivace en rosette, la *Scabiosa Succisa* L. Compt. rend. hebd. S. Acad. Sci. **245**, 2520 (1957).

— Diversité des mécanismes des dormances, de la vernalisation et du photopériodisme, révélée notamment par l'action de l'acide gibbérellique. Soc. Bot. France Mém. **1956/57**, 51—64 (1958a).

— Les gibbérellines: nouveaux facteurs de croissance des plantes à fleurs. Rev. Hortic. **2222**, 1792—1803 (1958b).

CIFERRI, O., and F. BERTOSSI: Gibberellic acid and the growth of microorganisms. Boll. Soc. Ital. Biol. Sperim. **33**, 114—116 (1957).

CLAGETT, C. O.: Respiration of germinating tobacco seeds — gibberellin stimulation. Pl. Phys. **33**, XXXIX (1958).

CLODE, J. J.: Note on gibberellin-like excretions from germinating beans. Portug. Acta Biol. Ser. A **6**, 75—76 (1959).

CLOR, M. A., H. B. CURRIER and C. R. STOCKING: Growth responses resulting from gibberellic acid and 2,4 D-interaction. Bot. Gaz. **120**, 80—87 (1958).

COLEMAN, R. E.: Preliminary studies of the effects of gibberellic acid upon sugar cane. Sugar Bull. **36**, 24—26 (1957).

— The effect of gibberellic acid on the growth of sugar cane. Sugar J. **20**, 23—26 (1958).

— E. H. TODD, I. E. STOKES and O. H. COLEMAN: Some responses of sugarcane to gibberellic acid. Sugar. J. **23**, 11, 13—14, 17—18, 20—21 (1960).

CONRAD, H., P. SALTMAN and R. EPPLEY: Effects of auxin and gibberellic acid on growth of *Ulothrix*. Nature **184**, 556—557 (1959).

COOMBE, B. G.: Relationship of growth and development to changes in sugars, auxins and gibberellins in fruit of seeded and seedless varieties of *Vitis vinifera*. Pl. Phys. **35**, 241—250 (1960).

COOPER, J. P.: The effect of gibberellic acid on a genetic dwarf in *Lolium perenne*. New Phytol. **57**, 235—238 (1958).

COOPER, W. C.: Periodicity of growth and dormancy in *Citrus*. J. Rio Grande Valley Hort. Soc. **11**, 3—10 (1957).

— and A. PEYNADO: Effect of gibberellic acid on growth and dormancy in *Citrus*. Proc. Am. Soc. Hort. Sci. **72**, 284 (1958).

CORCORAN, M. R.: Distribution and time of occurrence of gibberellin-like substances in flowering plants. Ph.-D.-Dissertation Univ. Cal. Los Angeles 1959.

CORNS, W. G.: Growth responses of wheat to gibberellin. Agr. Inst. Rev. (Canada) **12**, 37 (1957).

CORNS, W. G.: Effects of foliage treatments with gibberellin on forage yield of alfalfa, Kentucky bluegrass and winter wheat. Canad. J. Pl. Sci. **38**, 314—319 (1958).

CORNS, W. G.: Effects of seed treatment with gibberellin and dates of seeding on winter survival and vegetative yield of Kharkow wheat. Canad. J. Pl. Sci. **39**, 293—296 (1959).
— Effects of gibberellin treatments on germination of various species of weed seeds. Canad. J. Pl. Sci. **40**, 47—51 (1960).
COULOMBE, L. J., et R. PAQUIN: Effects de l'acide gibbérellique sur la métabolisme des plantes. Canad. J. Bot. **37**, 897—902 (1959).
CRANE, J. C.: The response of the Royal apricot to gibberellic acid. Abstr. 54th Ann. M. Am. Soc. Hort. Sci., p. 48 (1957).
— P. E. PRIMER and R. C. CAMPBELL: Gibberellin induced parthenocarpy in *Prunus*. Proc. Am. Soc. Hort. Sci. **75**, 129—137 (1960).
CROSS, B. E.: Gibberellic acid. I. J. Chem. Soc. (London) **1954**, 4670—4676.
— Gibberellic acid: a plant growth promoter. Roy. Inst. Chem. J. **83**, 626—628 (1959).
— Gibberellic acid. XIII. J. Chem. Soc. (London) **1960**, 3022.
— R. H. B. GALT and J. R. HANSON: Gibberellin A_7. A new fungal gibberellin. Tetrahedron Letters **15**, 18 — 22 (1960a).
— — — Gibberellin A_9. Tetrahedron Letters **23**, 22—24 (1960b).
— J. F. GROVE, J. MAC MILLAN, J. S. MOFFATT, T. P. C. MULHOLLAND, J. C. SEATON and N. SHEPPARD: A revised structure for gibberellic acid. Proc. Chem. Soc. (London) **1959**, 302—303.
— — — and T. P. C. MULHOLLAND: Gibberellic acid. IV. The structure of gibberic and allogibberic acids and possible structure for gibberellic acid. Chem. & Ind. **1956**, 954—955.
— — — — Gibberellic acid. VII. The structure of gibberic acid. J. Chem. Soc. (London) **1958**, 2520—2536.
— — — — and N. SHEPPARD: The structure of gibberellic acid. Proc. Chem. Soc. (London) **1958**, 221.
CROSS, B. E., J. F. GROVE, P. McCLOSKEY, T. P. C. MULHOLLAND and W. KLYNE: Stereochemistry of gibberellic acid. Chem. & Ind. **1959**, 1345—1346.
— and P. H. MELVIN: Gibberellic acid. XIV. 2-hydroxy-1:7-dimethylfluorene. J. Chem. Soc. (London) **1960**, 3038.
CURRY, G. M., and E. C. WASSINK: Photoperiodic and formative effects of various wavelength regions in *Hyoscyamus niger* as influenced by gibberellic acid. Med. Landb.-hogesch. Wageningen **56**, (14) 1—8 (1956).
CURTIS, P. J., and B. E. CROSS: Gibberellic acid. A new metabolite from the culture filtrates of *Gibberella fujikuroi*. Chem. & Ind. **1954**, 1066.
CURTIS, R. W.: Survey of fungi and actinomycetes for compounds possessing gibberellin-like activity. Science **125**, 646 (1957).
DANCER, J.: Synergistic effect of zinc and gibberellin. Nature **183**, 901 (1959).
DARKEN, M. A., A. L. JENSEN and P. SHU: Production of gibberellic acid by fermentation. Appl. Microbiol. **7**, 301—303 (1959).
DAVIDSON, H., and M. J. BUKOVAC: The effect of photoperiod and gibberellin-A_3 upon the dormancy and flowering of *Weigela*. Abstr. 54th Ann. M. Am. Soc. Hort. Sci., No. 361 (1957).
DAVIS, D., J. DEAK and J. W. ROTHROCK: The effect of gibberellins on vegetative growth and flowering habit of *Geranium*. New York State Flower Growers Bull. **142**, 3, 5 (1957).
— and S. HALMOS: The effect of gibberellin on plant disease. Pl. Disease Rep. **41**, 890—891 (1957).
DAVISON, R. M.: Fruit-setting of apples using gibberellic acid. Nature **188**, 681—682 (1960).
DE GROOTE, R.: L'acide gibberellique au service de l'horticulture. Bull. Hort. **12**, 195—198 (1957).

DELANO, R. H.: Anatomy of *Phaseolus* root tips as influenced by gibberellins. M. S. — Thesis Michigan State University. East Lansing 1958.

DICKSON, M. H., and C. E. PETERSON: The influence of gibberellin on the flowering of carrots. Canad. J. Pl. Sci. **40**, 468—473 (1960).

DIETRICH, K. R.: Der Pflanzenwuchsstoff Gibberellin als Stoffwechselprodukt des Pilzes *Gibberella fujikuroi*. Chem.-Ztg. Chem. App. **83**, 505—508, 574—577 (1959).

DIMOND, A. E., and M. E. GORDON: Reduction and promotion of the *Fusarium* wilt of tomato by gibberellic acid. Phytopath. **47**, 519 (1957).

DONA' DALLE ROSE, A.: No "Preflowering" effect in F_1 plants treated with gibberellic acid. Agr. Venezie **14**, 89—90 (1960).

DONOHO, C. W., and D. R. WALKER: Effect of gibberellic acid on breaking rest period in Elberta peach. Science **126**, 1178—1179 (1957).

DOORENBOS, J., and S. J. WELLENSIEK: Photoperiodic control of floral induction. Ann. Rev. Pl. Phys. **10**, 147—184 (1959).

DOSTÁL, R.: Gibberellic acid and growth correlations. Nature **183**, 1338 (1959).

— Über die Wechselwirkungen der Gibberellinsäure und anderer Stimulatoren in den Wachstumskorrelationen. Biol. Plant. **2**, 48—60 (1960).

DOWNS, R. J., and H. M. CATHEY: Effects of light, gibberellin and a quaternary ammonium compound on the growth of dark-grown red kidney beans. Bot. Gaz. **121**, 233—237 (1960).

— S. B. HENDRICKS and H. A. BORTHWICK: Photoreversible control of elongation of Pinto beans and other plant under normal conditions of growth. Bot. Gaz. **118**, 199—208 (1957).

DURE, L. S., and W. A. JENSEN: Influence of gibberellic acid and indoleacetic acid on cotton embryos cultured in vitro. Bot. Gaz. **118**, 254—261 (1957).

DYKUS, A. M.: Studies on root response in *Phaseolus vulgaris* to applications of gibberellic acid to stem tip, primary leaves, and in the nutrient solution. Pl. Phys. **35**, VI (1960).

EHARA, K.: Effect of gibberellin on the growth and yield of alfalfa and Italian ryegrass. Jap. Gibb. R. A. **3**, 43 (1960).

— K. ASAHI et al.: Applications of gibberellin to forage crops. Jap. Gibb. R. A. **2**, 54—55 (1958).

EICKENBERRY, E. F.: Tomatoes and gibberellic acid. Chemistry **31**, 15—18 (1957).

ELA, V. M., G. O. OCFEMIA and R. G. DAVIDE: Effects of gibberellin on young abaca plants infected with the mosaic disease. Philippine Agr. **43**, 480—482 (1959).

EMSWELLER, S. L., J. UHRING and N. W. STUART: The roles of naphthalene acetamide and potassium gibberellate in overcoming self-incompatibility in *Lilium longiflorum*. Proc. Am. Soc. Hort. Sci. **75**, 720—725 (1960).

ERGLE, D. R.: Some responses of normal and mutant cottons to gibberellic acid. 54th Ann. Proc. Ass. Southern Agr. Workers **1957**, 227—228.

— Compositional factors associated with the growth responses of young cotton plants to gibberellic acid. Pl. Phys. **33**, 344—346 (1958).

ESSENBURG, J. F.: Gibberellin, a literature review. Landbouwdocumentatie **13**, 259—266 (1957).

EVENARI, M., G. NEUMANN, S. BLUMENTHAL-GOLDSCHMIDT, A. M. MAYER and A. POLJAKOFF-MAYBER: The influence of gibberellic acid and kinetin on germination and seedling growth of lettuce. Bull. Res. Council Isr. **6** D, 65 (1958).

FANG, S. C., J. B. BOURKE, V. L. STEVENS and J. S. BUTTS: Influences of gibberellic acid on metabolism of indoleacetic acid, acetate, and glucose in roots of higher plants. Pl. Phys. **35**, 251—255 (1960).

FEJER, S. O.: Effects of gibberellic acid, indole-acetic acid, coumarine and perloline on perennial ryegrass. New Zeal. J. Agr. Res. **3**, 734—743 (1960).

FEUCHT, J. R., and D. P. WATSON: The effect of gibberellins on internodal tissues of *Phaseolus vulgaris* L. Am. J. Bot. **45**, 520—522 (1958).

FINN, B. J., and K. F. NIELSEN: Effects of gibberellin on forage yields of six grass and legume species. Canad. J. Pl. Sci. **39**, 175—182 (1959).

FISCHNICH, O., u. H. GRIMM: Aufhebung der Keimruhe von Kartoffelsamen durch Gibberellin. Landb.-forsch. Völkenrode 8, 95—96 (1958).

— u. H. KRUG: Gibberellin in der Hand des Katroffelzüchters. Kartoffelbau **10**, 189—191 (1959).

— C. PAETZOLD u. H. KRUG: Entwicklungsbeeinflussung der Kartoffelpflanze durch Gibberellin. Mitt.-bl. Forsch.-Anst. Landw. Braunschweig-Völkenrode H. 1, S. 12—14 (1959).

— M. THIELEBEIN u. A. GRAHL: Brechung der Keimruhe bei Gerste durch Gibberellinsäure und Rindite. Naturwissenschaften **44**, 642 (1957).

FLETCHER, W. W., J. W. S. ALCORN and J. C. RAYMOND: Effect of gibberellic acid on the nodulation of white clover *(Trifolium repens L.)*. Nature **182**, 1319—1320 (1958).

FOGLE, H. W.: Effects of duration of after-ripening, gibberellin and other pretreatments on sweet cherry germination and seedling growth. Proc. Am. Soc. Hort. Sci. **72**, 129—133 (1958).

FRALEY, L., and S. R. ANDERSON: Some growth responses of birdsfoot trefoil to various rates of gibberellic acid. Agr. Abstr. **1959**, 70.

FRANKLAND, B., and P. F. WAREING: Effect of gibberellic acid on hypocotyl growth of lettuce seedlings. Nature **185**, 255—256 (1960).

FREITAS, L. M., A. C. McCLUNG and L. R. QUINN: Stimulation of winter growth of a Brazilian pasture grass by gibberellic acid. IBEC Res. Inst., New York, Techn. Note No. 1 (1957).

FREY, K. J.: Effect of gibberellic acid on oats. Proc. Iowa Acad. Sci. **67**, 92—97 (1960).

FUJIHARA, K.: Effect of gibberellin on the flowering of Christmas cactus. I. J. Hort. Ass. Japan **28**, 200—208 (1959).

FUJII, T.: The effect of gibberellin on the vegetable crops. Jap. Gibb. R. A. **2**, 28—29 (1958).

— Effects of gibberellin on fruit setting, maturing and yield of the tomato. Jap. Gibb. R. A. **3**, 92 (1960).

FUJITA, H.: Effects of gibberellin on hop plants. Jap. Gibb. R. A. **2**, 78 (1958).

FUKUDA, S., and H. SAITO: Gibberellin spray tests on mulberry leaves. Jap. Gibb. R. A. 1 (1957).

FUKUI, S.: Effects of gibberellin application on old and new soybean seeds. Jap. Gibb. R. A. **2**, 59 (1958).

FUKUOKA, F.: Effect of gibberellin on tissue culture. Jap. J. Cancer Res. **35**, 205—207 (1941).

FUTRELL, M. C., K. B. PORTER and L. REYES: Changes in growth rate of Lee spring wheat by seed treatment with gibberellic acid. Pl. Phys. **33**, XLII (1959).

GALSTON, A. W.: Gibberellin transport as a basis for gibberellin-auxin synergism. Pl. Phys. **32**, XXXIX—XL (1958).

— Gibberellins and nodulation. Nature **183**, 545 (1959).

— and W. K. PURVES: The mechanism of action of auxin. Ann. Rev. Pl. Phys. **11**, 239—276 (1960).

— and H. WARBURG: An analysis of auxin-gibberellin interaction in pea stem tissue. Pl. Phys. **34**, 16—22 (1959).

GALUN, E.: Effects of gibberellic acid and naphthaleneacetic acid on sex expression and some morphological characters in the cucumber plant. Phyton (Buenos Aires) **13**, 1—8 (1959).

GANDAR, J. C.: Évolution des substances de croissance de la graine et de la gousse du pois aux cours de leur développement. Ann. Physiol. Vég. **4**, 255—260 (1960).

GARAY, A., and G. M. SZILVAY: Gibberellins, new plant hormones. Kiserl. Közl. **51** C, 95—105 [1958] (1959).

GASKILL, J. O.: A preliminary report on the use of gibberellic acid to hasten reproductive development in sugar beet seedlings. J. Am. Soc. Sugar Beet Techn. **9**, 521—528 (1957).

GAUR, B. K., and N. T. NOTANI: Effects of gibberellic acid on the radiation stunted seedlings of maize. Int. J. Radiat. Biol. **2**, 257—259 (1960).

GERZON, K., H. L. BIRD and D. O. WOOLF: Gibberellenic acid, a by-product of gibberellic acid fermentation. Experientia **13**, 487—489 (1957).

GIANFAGNA, A.: *Geranium* flower life extended by gibberellic acid treatment. Florists Exchange **131**, 14—35 (1958).

GIORDANO, E.: L'azione dell'acido gibberellico su semenzali di *Eucalyptus camalduensis* DEHN. Ente Naz. Cell. Carta Cent. Sper. Agr. Forest. P. **2**, 147—156 (1959).

— The action of gibberellin on forest plants. Cellulosa Carta **10**, 7—9 (1959).

GOLDIN, M. J., and N. G. LAPIDUS: The effect of gibberellin upon the tobacco mosaic virus. Akad. Nauk. Izv. S. Biol. **1960**, 129—131.

GOO, M.: Effects of gibberellin on the forest trees. Jap. Gibb. R. A. **3**, 104 (1960).

— and H. TSUTIHASI: Effects of gibberellin application on germination promotion of red pine *(Pinus densiflora* SIEB. et ZUCC.*)* seeds. Jap. Gibb. R. A. **2**, 64 (1958).

— — Hastening the germination of *Pinus densiflora* by gibberellin. J. Jap. Forest. Soc. **4**, 509—511 (1958).

GORDON, W. L.: Distribution and prevalence of *Fusarium moniliforme* SHELD. *(Gibberella fujikuroi* (SAW.) WR.*)* producing substances with gibberellin-like biological activities. Nature **186**, 698—700 (1960).

GRAY, R. A.: Alteration of leaf size and leaf shape and other changes caused by gibberellins in plants. Am J. Bot. **44**, 674—682 (1957).

GREULACH, V. A., and J. G. HAESLOOP: The influence of gibberellic acid on cell division and cell elongation in *Phaseolus vulgaris*. Am. J. Bot. **45**, 566—570 (1958a).

— —Influence of gibberellin on *Xanthium* flowering as related to number of photoinductive cycles. Science **127**, 646—647 (1958b).

GRIFFIN, D. N.: The effect of gibberellic acid upon *Euglena*. Proc. Oklahoma Acad. Sci. **38**, 14—15 (1958).

GRIFFITH, M. M.: Some anatomical effects of gibberellic acid on dwarf peas. Quart. J. Florida Acad. Sci. **20**, 238—242 (1957).

GROOTE, R. DE: L'acide gibbérellique au service de l'horticulture. Bull. Hort. Liège **12**, 195—198 (1957).

GROVE, J. F., B. E. CROSS, J. MAC MILLAN and T. P. C. MULHOLLAND: Gibberellic acid, a plant growth promoting mould metabolite. 14th Int. Congr. Pure and Appl. Chem. Handbook, p. 177 (1955).

— P. W. JEFFS and T. P. C. MULHOLLAND: Gibberellic acid. V. The relation between gibberellin A_1 and gibberellic acid. J. Chem. Soc. (London) **1958**, 1236—1240.

GUNDERSEN, K.: Some experiments with gibberellic acid. Acta Horti Gotoburg. **22**, 87—110 (1958).

GUSTAFSON, F. G.: Influence of gibberellic acid on setting and development of fruits in tomato. Pl. Phys. **35**, 521—523 (1960).

GUTTRIDGE, C. G., and P. A. THOMPSON: Effect of gibberellic acid on length and number of epidermal cells in petioles of strawberry. Nature **183**, 197—198 (1959).

HABER, A. H., and H. LUIPPOLD: Effects of gibberellin on gamma-irradiated wheat. Am. J. Bot. **47**, 140—144 (1960a).
— — Effects of gibberellin, kinetin, thiourea, and photomorphogenetic radiation on mitotic activity in dormant lettuce seed. Pl. Phys. **35**, 486—494 (1960b).
— and N. E. TOLBERT: Photosynthesis in gibberellin-treated leaves. Pl. Phys. **32**, 152—153 (1957).
— — Effects of gibberellic acid, kinetin and light on the germination of lettuce seed. In: Photoperiodism and Related Phenomena in Plants and Animals, pp. 197—206. Washington 1959.
HACSKAYLO, J., and W. K. MURPHY: Response of 9 year old McKee hybrid poplar to gibberellic acid. Ohio Agr. Exp. St. Res. Circ. **54**, 8 pp (1958).
HAESLOOP, J. G., and V. A. GREULACH: Effects of gibberellic acid on the growth and development of *Xanthium pennsylvanicum*. J. Elisha Mitchell Sci. Soc. **74**, 65—67 (1958).
HALEVY, A. H., and H. M. CATHEY: Effect of structure and concentration of gibberellins on the growth of cucumber seedlings. Bot. Gaz. **122**, 63—67 (1960).
HAMAGUCHI, K., H. MURAMATSU and H. TSURU: Effects of gibberellin on the fruiting growth and physiological fruit drop of Satsuma orange. Kajitsu Nippon **15**, (9) 26—33 (1960).
HAMMOND. B. L.: Effect of gibberellin, sodium hypochlorite, light, and planting depth on germination of guayule seed. Agr. J. **51**, 621—623 (1959).
HARA, T.: The effect of gibberellin sprays on Delaware grape. Jap. Gibb. R. A. **3**, 71 (1960).
HARADA, H.: Extraction de deux substances de floraison. Ann. Physiol. Vég. **4**, 249—254 (1960).
—, and J. P. NITSCH: Flower induction in Japanese *Chrysanthemums* with gibberellic acid. Science **129**, 777—778 (1959a).
— — Changes in endogenous growth substances during flower development. Pl. Phys. **34**, 409—415 (1959b).
— — Extraction d'une substance provoquant la floraison chez *Rudbeckia speciosa* WEND. Bull. Soc. Bot. France **106**, 451—454 (1959c).
HARADA, T., and Y. EDO: On the influence of gibberellin to growth of naked barley plant. Jap. Gibb. R. A. **3**, 21 (1960).
HARDER, R., u. R. BÜNSOW: Einfluß des Gibberellins auf die Blütenbildung bei *Kalanchoë blossfeldiana*. Naturwissenschaften **43**, 544 (1956).
— — Zusammenwirken von Gibberellin mit photoperiodisch bedingten blüh-fördernden und blühhemmenden Vorgängen bei *Kalanchoë blossfeldiana*. Naturwissenschaften **44**, 454 (1957).
— — Über die Wirkung von Gibberellin auf Entwicklung und Blütenbildung der Kurztagpflanze *Kalanchoë blossfeldiana*. Planta **51**, 201—222 (1958).
HARDH, J. E.: The influence of gibberellin on some vegetable crops. Suomen Maatal. Tutkim. Koet. **13**, 248—256 (1959).
HARRINGTON, J. F.: The use of gibberellic acid to induce bolting and increase seed yield of tight-heading lettuce. Proc. Am. Soc. Hort. Sci. **75**, 476—479 (1960).
HARRINGTON, J. F., and L. RAPPAPORT: Effect of gibberellic acid on seedstalk development and flowering of vegetable seed crops. Abstr. 54th Ann. M. Am. Soc. Hort. Sci., p. 49—50 (1957).
— — and K. J. HOOD: Influence of gibberellins on stem elongation and flowering of endive. Science **125**, 601—602 (1957).
HASHIMOTO, T.: Increase in percentage of gibberellin-induced dark germination of tobacco seeds by N-compounds. Bot. Magaz. **71**, 430—431 (1958).
— and T. YAMAKI: On the physiological effects of gibberellins A_1, A_2, A_3 and A_4. Bot. Magaz. **72**, 178 (1959).

HASHIMOTO, T., and T. YAMAKI: Comparative effectiveness of gibberellins A_1, A_2, A_3 and A_4, with special reference to that of A_4. Bot. Magaz. **73**, 64—68 (1960).

HASHIZUME, H.: The effect of gibberellin on flower formation and sex transition to female in *Chamaecyparis obtusa* and *C. lawsoniana*. J. Jap. Forest Soc. **41**, 458—463 (1959a).

— The effect of gibberellin upon flower formation in *Cryptomeria japonica*. J. Jap. Forest Soc. **41**, 375—381 (1959b).

— The effect of gibberellin upon flower bud formation in *Cryptomeria japonica*. II. The germination of seeds collected from cones borne by spraying with gibberellin. J. Jap. Forest Soc. **42**, 226—228 (1960a).

— The effect of gibberellin upon sex differentiation in *Cryptomeria japonica* strobiles. J. Jap. Forest Soc. **42**, 176—180 (1960b).

— The germination of *Chamaecyparis obtusa* seed collected from cones borne by spraying with gibberellin. J. Jap. Forest Soc. **42**, 190—191 (1960c).

HAYASHI, T.: B. B. F. V. Effect of gibberellin on growth, fermentation and size of yeast cell. J. Agr. Chem. Soc. Japan **16**, 386—388 (1940a).

— B. B. F. VI. Effect of gibberellin on the activity of amylase in germinated cereal grains. J. Agr. Chem. Soc. Japan **16**, 531—538 (1940b).

—, and S. MATSUNAKA: The effect of gibberellin-treatment on photosynthetic activitiy of plants. Jap. Gibb. R. A. **3**, 27—28 (1960).

—, and Y. MURAKAMI: B. B. F. XXIX. The effect of gibberellin on the straight growth of etiolated pea epicotyl sections. J. Agr. Chem. Soc. Japan **27**, 675—680 (1953a).

— — B. B. F. XXX. The effect of gibberellin on the straight growth of isolated sections of cereal grasses coleoptiles. J.Agr.Chem.Soc. Japan **27**,797—801(1953b).

— — B. B. F. XXXII. Response of different parts of cereal grass leaf to gibberellin. J. Agr. Chem. Soc. Japan **28**, 543—545 (1954).

— — The relationship between gibberellin and indoleacetic acid. Jap. Gibb. R. A. **1** (1957).

— — Studies on the physiological actions of gibberellins, I. Bull Nat. Inst. Agr. Sci. D **1958**, 159—179.

— — Changes in the activities of various enzymes in rice seedlings treated with gibberellin. Jap. Gibb. R. A. **2**, 49 (1958a).

— — The effect of gibberellin on the growth of rice plants. Jap. Gibb. R. A. **2**, 50 (1958b).

— — and S. MATSUNAKA: B. B. F. XXXVI. Changes in the activities of various enzymes in leaf-sheaths of rice plants treated with gibberellin. Bull. Agr. Chem. Soc. Japan **20**, 159—164 (1956).

— Y. TAKIJIMA and Y. MURAKAMI: B. B. F. XXVIII. The physiological action of gibberellin. IV. J. Agr. Chem. Soc. Japan **27**, 672—675 (1953).

HEILINGER, F.: Gibberellin, seine Herkunft und Bedeutung. Kali-Briefe **4**, Fachg 2, 3. F. (1958).

HELFENBERGER, A.: Preliminary experiments on the effect of gibberellic acid on *Theobroma cacao*. Am. Soc. Hort. Sci. Carribean R. Proc. **7**, 36—40 (1959).

HELGESON, E. A., and J. G. GREEN: A new wapon against wild oats. North Dakota Agr. Exp. St. Bim. Bull. **19**, 121—122 (1957).

HEMMI, T.: Studies of "Bakanae" disease of rice. II. The growth-promoting and -inhibiting action of the filtrate of culture-medium of "Bakanae" fungus. Nogyo Nr. 684, 8—15 (1937).

HENDERSON, J. H. M.: Effect of gibberellin on sunflower tissue culture. Nature **182**, 880 (1958).

— Influence of hydrogen ion concentration and autoclaving on gibberellin. Nature **185**, 628—629 (1960).

HENDERSON, J. H. M., and H. D. GRAHAM: Correlation of chemical and bioassay determination for gibberellic acid. Pl. Phys. **34**, XXXVI (1960).

HENTIG, W. U. v.: Erste Versuchsergebnisse mit Gibberellin. Gartenwelt **59**, 233—234 (1959).

HERBER, E. C., and M. WILLIAMS: Effects of gibberellin on plants and amphibian eggs. Proc. Pennsylvania Acad. Sci. **38**, 26—37 (1959).

HERICH, R. : Gibberellin and sex differentiation of flowering plants. Nature **188**, 599—600 (1960).

HESS, D.: Die Wirkung der Gibberellinsäure auf Entwicklung, Stickstoff- und Nucleinsäure-Gehalt von *Streptocarpus wendlandii*. Naturwissenschaften **46**, 408—409 (1959).

HIELD, H. Z., C. W. COGGINS and M. J. GARBER: Gibberellin tested on *Citrus*. Calif. Agr. **12**, 9, 11 (1958).

HIGGENS, C. E., and J. M. McGUIRE: A short elongation essay for gibberellic acid. Ind. Akad. Sci. Proc. **66**, 62 (1956).

HILLMANN, W. S.: Control of pea internode section growth by photoperiodically active radiations, growth substances and sucrose. Pl. Phys. **32**, XLVIII (1957).

— Effects of gibberellic acid on flowering, frond size and multiplication rate of *Lemna perpusilla*. Phyton (Buenos Aires) **14**, 49—54 (1960).

HIRAISHI, K., and K. IDE: Application of gibberellin to forage crops. Jap. Gibb. R. A. **2**, 53—54 (1958).

HIRATA, K.: Effects of gibberellin on ecology of flax. Jap. Gibb. R. A. **3**, 13—14 (1960).

— and S. MUKAI: Effects of gibberellin on celery growth. Jap. Gibb. R. A. **3**, 10—11 (1960).

HIRONO, Y., Y. OGAWA and S. IMAMURA: Eine neue Methode für Gibberellin-Test(e) bei einem Zwergmutanten von *Pharbitis Nil* CHOIS. J. Pl. and Cell Phys. **1**, 81—89 (1960).

HONDA, F.: Effect of gibberellin on tomatoes. Jap. Gibb. R. A. **2**, 43—44 (1958).

— Effects of gibberellin treatment on tomatoes. Jap. Gibb. R. A. **3**, 94—95 (1960).

HONDA, H., and K. NARUSE: Effects of gibberellin on growth of Japanese grass. Jap. Gibb. R. A. **2**, 55—56 (1958).

— and R. SAITO: Applications of gibberellin to Japanese turf. Jap. Gibb. R. A. **3**, 43—45 (1960).

HOSAKA, H.: Effects of gibberellin on several flowering plants. Jap. Gibb. R. A. **3**, 46—47 (1960).

HOSAKAWA, S., and T. MATSUDA: Effects of gibberellin on seed growing of sugar beets. Jap. Gibb. R. A. **3**, 5 (1960).

HOTIANOVICH, A. V., and N. A. BAIDALINA: The effect of gibberellic acid on the growth and anatomic and physiologic features of some woody species. Dokl. Akad. Nauk. **128**, 1084—1087 (1959).

HOWELL, R. W., C. J. WARGEL, C. A. BRIM, E. E. HARTWIG, J. W. LAMBERT, J. R. THOMPSON, B. R. STEFANSSON, J. K. PARK, W. E. SEIGLER and B. K. WEBB: Response of soybeans to seed-treatment with gibberellin under stimulated commercial condititions. Agron. J. **52**, 144—146 (1960).

HULL, J., and E. J. KLOS: Responses of healthy, ring spot, and yellow virus infected Montmorency cherry trees to gibberellic acid. Quart. Bull. Mich. Agr. Exp. St. Mich. St. Univ. **41**, 19—23 (1958).

—, and L. N. LEWIS: Response of one-year-old cherry and mature bearing cherry, peach and apple trees to gibberellin. Proc. Am. Soc. Hort. Sci. **74**, 93—100 (1959).

HUMPHRIES, E. C.: Effect of gibberellic acid and kinetin on the growth of Majestic potato. Ann. Appl. Biol. **46**, 346 (1958a).

HUMPHRIES, E. C.: Effect of gibberellic acid and kinetin on growth of the primary leaf of dwarf bean *(Phaseolus vulgaris)*. Nature 181, 1081—1082 (1958b).

— and S. A. W. FRENCH: The effect of gibberellic acid on leaf area and dry-matter production in majestic potato. Ann. Appl. Biol. 48, 177—188 (1960).

— and A. W. WHEELER: The effect of kinetin, gibberellic acid and light on expansion and cell division in leaf disks of dwarf bean. J. Exp. Bot. 11, 81—85 (1960).

HUREL, PY, G.: Action de l'acide indolacétique et de l'acide gibbérellique sur la croissance des tiges excisées d'*Equisetum arvense* (L.). C. R. Acad. Sci. (Paris) 250, 2258—2260 (1960).

HUSAIN, A.: Effectiveness of certain fungicides and gibberellic acid as seed treatment for pearl millet. Pl. Dis. Rptr. 44, 444—445 (1960).

ICHIHARA, J.: Effects of gibberellin on the seed germination. Agr. Horticult. 33, 1551—1552 (1958).

IWAGAKI, H.: The effect of gibberellin on fruit trees. Jap. Gibb. R. A. 3, 64—65 (1960).

IKUMA, H., and K. V. THIMANN: Action of gibberellic acid on lettuce seed germination. Pl. Phys. 35, 557—566 (1960).

IMAMURA, S., Y. HIRONO and Y. OGAWA: Bioassay of gibberellin. Jap. Gibb. R. A. 3, 35—36 (1960).

— and Y. OGAWA: Effect of gibberellin on flower formation of *Pharbitis nil*, short day plant. Jap. Gibb. R. A. 3, 37 (1960).

— — and Y. HIRONO: Effects of gibberellin and gibberellin-like substances on a dwarf strain of *Pharbitis nil* CHOIS. Proc. IXth Int. Bot. Congr. Montreal 2, 176 (1959).

— — M. OKUDA and Y. HIRONO: Bioassay of gibberellin with a dwarf mutant of Japanese morning glory, *Pharbitis nil* CHOIS. Jap. Gibb. R. A. 2, 69 (1958).

IMAZU, T., and Y. ORITO: Effect of gibberellin on legumes. Jap. Gibb. R. A. 3, 96—97 (1960).

— and J. TAMURA: Effect of gibberellin on the growth of welsh onion. Jap. Gibb. R. A. 2, 30—31 (1958).

INOUE, S., Y. FUJIWARA, K. SATO and Y. NAGANO: Experiment of gibberellin application to grape trees. Jap. Gibb. R. A. 3, 71—72 (1960).

IRVINE, J. E., and R. H. FREYRE: Reversal of genetic dwarfism on *Tephrosia vogelii* by gibberellin. Nature 185, 115 (1960).

ISAYAMA, E.: An experiment on the effect of gibberellins on growth, heading and yield in barley. Jap. Gibb. R. A. 3, 25—26 (1960).

ISHIDA, A.: Studies on the forcing of *Aster savatieri* MAK. III. Effects of time and concentration of applied gibberellin. Shizuoka Univ. Fak. Agr. B. 9, 1—6 (1959).

— Effects of time and concentration of applied gibberellin on *Aster Savatieri* MAK. Jap. Gibb. R. A. 3, 49—51 (1960).

ISHIHARA, A.: The effect of gibberellin on the spike initiation of in wheat plants. Proc. Crop Sci. Soc. Japan 27, 285—288 (1958).

— The effect of gibberellin on the internodal elongation in wheat plants. Jap. Gibb. R. A. 3, 20—21 (1960).

ISHIZUKA, Y., and A. HIROSE: Joint action of gibberellin with plant nutrients. Jap. Gibb. R. A. 2, 80 (1958).

— — and M. KOHATA: On the interaction of gibberellin and nutrient upon the growth of rice plants. Jap. Gibb. R. A. 3, 1 (1960).

ITO, HARUO: On the effect of floral induction by gibberellin treatment upon cormlets of *Amorphophallus kojac* C. KOCH. Jap. Gibb. R. A. 3, 59—60 (1960a).

— Effect of gibberellin treatment on blanching of taro. Jap. Gibb. R. A. 3, 89—90 (1960b).

Ito, Hideo: The effect of gibberellin on the vegetable crops. Jap. Gibb. R. A. **2**, 21—24 (1958).
— T. Kato and Saito: Interaction of gibberellin and fertilizer elements. Jap. Gibb. R. A. **3**, 84—85 (1960).
Ito, S., and S. Shimada: On the nature of the growth promoting substance excreted by the "Bakanae" fungus. Ann. Phytop. Soc. Japan **2**, 322—338 (1931).
— — Properties of the growth promoting substance excreted by the "Bakanae" fungus. Ann. Phytop. Soc. Japan **2**, 471 (1932).
Jackson, G. A. D., a. M. V. Prosser: The induction of parthenocarpic development in *Rosa* by auxins and gibberellic acid. Naturwissenschaften **46**, 407—408 (1959).
James, N. I., and S. Lund: Meristem development of winter barley as affected by vernalization and potassium gibberellate. Agr. J. **52**, 508—510 (1960).
Jansen, H.: Gibberellin-Anwendung bei *Cyclamen*. Gartenwelt **60**, 231—232 (1960a).
— Untersuchungen zur praktischen Anwendung der Gibberellinsäure im Gartenbau, insbesondere im Zierpflanzenbau. Gartenbauwiss. **25**, 249—286 (1960b).
Jiménez Sáenz, E.: Estudios preliminares del efecto del ácido giberélico sobre el crecimiento del cafeto. Inst. Interam. Ciénc. Agr. Com. Turrialba **64**, 33 pp. (1959).
Johnson, A. W.: Gibberellic acid. Sci. Progr. **46**, 501 (1958).
Johnson, S. P., H. C. Lane and W. R. Cowley: Preliminary results of gibberellic acid treatment of cotton. Proc. 12th Ann. Beltwide Cotton Def. and Phys. Conf., p. 23—24 (1957).
— and J. L. Liverman: The control of summer dormancy in tomato by gibberellic acid. Pl. Phys. **32**, XLVIII (1957).
Jung, J., u. C. Pfaff: Über Gibberellinsäure. Z. Pflanzenern., Düng. u. Bodenk. **81**, (**126**), 133—141 (1958).
Juska, F. V.: Some effects of gibberellic acid on turf grass. U. S. Golf Ass. J. **11**, 25—28 (1958).
— The effect of gibberellic acid on Kentucky bluegrass root production. Agr. J. **51**, 184—185 (1959).
Kagawa, A.: Studies on the effects of gibberellin on the seed production of slow-bolting variety of spinach and cauliflower. Jap. Gibb. R. A. **2**, 32 (1958).
— Interaction between seed vernalization and gibberellin upon flowering of spinach grown under different photoperiods. Jap. Gibb. R. A. **3**, 88—89 (1960).
Kahn, A.: Promotion of lettuce seed germination by gibberellin. Pl. Phys. **35**, 333—339 (1960).
— J. A. Goss and D. E. Smith: Light and chemical effects on lettuce seed germination. Pl. Phys. **31**, XXXVII (1956).
— — — Effect of gibberellin on germination of lettuce seed. Science **125**, 645—646 (1957).
Kallio, P., and P. Piiroinen: Effect of gibberellin on the termination of dormancy in some seeds. Nature **183**, 1830—1831 (1959).
Kallistratos, G.: Gibberellikon oxy. Chemik. Chronik. **24 A**, 69—73 (1959).
Kanno, C., and K. Yonemoto: Application of gibberellin to rape. Jap. Gibb. R. A. **2**, 58—59 (1958).
— — The effects of gibberellin on the growth and yield of rape plants. Jap. Gibb. R. A. **3**, 100—101 (1960).
Kasperbauer, M. J., and F. P. Gardner: The effect of gibberellic acid and depth of seeding on emergence and growth of grain *Sorghum*. Agr. Abstr. **1959**, 71.
Katayama, T., M. Kan and G. Takeda: Influence of gibberellins on growth, heading and yield of barley. Jap. Gibb. R. A. **3**, 22—23 (1960).
Kato, J.: Studies on the physiological effect of gibberellin I. On the differential activity between gibberellin and auxin. Mem. Coll. Sci. Univ. Kyoto B **20**, 189—193 (1953).

KATO, J.: Effect of gibberellin on elongation, water uptake, and respiration of pea-stem sections. Science **123**, 1132 (1956).
— Differences and interaction between gibberellin and auxin. Jap. Gibb. R. A. 1, (1957a).
— Studies on the physiological effect of gibberellin III. Effects of p_H and enzyme inhibitors on GB action. Mem. Coll. Sci. Univ. Kyoto B **24**, 219—224 (1957b).
— Nonpolar transport of gibberellin through pea stem and a method for its determination. Science **128**, 1008—1009 (1958a).
— Studies on the physiological effect of gibberellin. II. On the interaction of gibberellin with auxins and growth inhibitors. Phys. Pl. **11**, 10—15 (1958b).
KATO, J., and M. KATSUMI: Effect of gibberellin on IAA-oxidase. Naturwissenschaften **45**, 344 (1958).
— — Studies on the physiological effect of gibberellin, V. Effect of gibberellic acid and gibberellin A on the activity of indoleacetic acid oxidase. Mem. Coll. Sci. Univ. Kyoto B **26**, 53—60 (1959).
KATO, Y.: Responses of plant cells to gibberellin. Bot. Gaz. **117**, 16—24 (1955).
— Stimulation of differentiation of flower buds in Sugi *(Cryptomeria japonica)* by gibberellin. J. Jap. Forest. Soc. **41**, 138—141 (1959).
— N. FUKUHARU and R. KOBAYASHI: Stimulation of flower bud differentiation of conifers by gibberellin. Jap. Gibb. R. A. **2**, 67—68 (1958), **3**, 107 (1960).
— — — Stimulation of differentiation of the flower bud in the conifer by gibberellin. I. J. Jap. Forest. Soc. **41**, 309—311 (1959).
KAVANAGH, F., and N. R. KUZEL: Fluorometric determination of gibberellic acid and gibberellenic acid in fermentation products, commercial formulations and purified material. J. Agr. Food Chem. **6**, 459—463 (1958).
KAWAMATA, M., and D. TAKASHIMA: Applications of gibberellin to hemp. Jap. Gibb. R. A. **2**, 57 (1958).
KAWARADA, A., H. KITAMURA, Y. SETA, N. TAKAHASHI, M. TAKAI, S. TAMURA and Y. SUMIKI: B. B. F. XXXV. Relation between gibberellins, A_1, A_2 and gibberellic acid. Bull. Agr. Chem. Soc. Japan **19**, 278—281 (1955).
— and Y. SUMIKI: Occurrence of gibberellin A_1 in water sprouts of *Citrus*. Bull. Agr. Chem. Soc. Japan **23**, 343—344 (1959).
— N. TAKAHASHI, H. KITAMURA, Y. SETA, M. TAKAI and Y. TAMURA: B. B. F. XXXIII. 5-Hydroxymethyl-Furan-2-carboxylic acid. Bull. Agr. Chem. Soc. Japan **19**, 84—86 (1955).
KAWASE, K., and S. YUGE: Effect of gibberellin on production of fig tree. Jap. Gibb. R. A. **3**, 76—77 (1960).
KAWASHIMA, R.: Studies on the possibility of practical use of gibberellin to soybeans. Jap. Gibb. R. A. **3**, 99—100 (1960).
KAWATA, K.: Application of gibberellin in practice on *Chrysanthemum*. Jap. Gibb. R. A. **2**, 11—12 (1958).
— On the influence of gibberellin to fertility of garden peas, *Pisum sativum* ssp. *hortense* ASCH. Jap. Gibb. R. A. **3**, 87—88 (1960).
— and H. TAKAOKI: The effect of gibberellin in hastening flowering. Jap. Gibb. R. A. 1 (1957).
— — Effects of gibberellin on the flowering plants (flower-forming of *Gladiolus and Iris)*. Jap. Gibb. R. A. **3**, 56—57 (1960).
KAWATA, S.: The effects of gibberellin on the development of dwarf kidney beans. Jap. Gibb. R. A. **3**, 29—30 (1960).
KEARNS, F. W.: The effect of gibberellins on selected forest tree species. M. S.-Thesis Michigan State University 1958.
KHUDAIRI, A. K.: Effect of streptomycin on the flowering of two *Xanthium* species. Phys. Pl. **13**, 1—8 (1960).

Kido, M.: Studies on the effect of gibberellin on growth and yield in rice plants and barley. Jap. Gibb. R. A. 3, 18—19 (1960).

Kiermayer, Ö. Gesteigerte Xylem-Entwicklung bei *Solanum nigrum* durch den Einfluß von Gibberellinsäure. Ber. Dtsch. Bot. Ges. 72, 343—348 (1959).

— Die formative Wirksamkeit der 2,3,5-Trijodbenzoesäure (TIBA) in Gegenwart von Gibberellinsäure (GA). Planta 55, 153—168 (1960).

Kimura, K.: Influence of gibberellin on stem elongation and flowering of wheat. Jap. Gibb. R. A. 3, 37—39 (1960).

Kinoshita, I., S. Kubo and S. Tanaka: On a field test of gibberellin. Jap. Gib. R. A. 1 (1957).

Kishi, M., and M. Tasaki: The effect of gibberellin on grape varieties. Jap. Gibb. R. A. 2, 13—14 (1958), 3, 65—66 (1960).

Kitamura, H., A. Kawarada, Y. Seta, N. Takahashi, T. Otsuki and Y. Sumiki: B. B. F. XXVII. The production of gibberellin by submerged culture (3). J. Agr. Chem. Soc. Japan 27, 545—549 (1953).

— Y. Seta, N. Takahashi, A. Kawarada and Y. Sumiki: B. B. F. XXXVII. Chemical structure of gibberellin VII. Bull. Agr. Chem. Soc. Japan 21, 71—72 (1957).

— — — — — B. B. F. XLIX. Chemical structure of gibberellins XIV. Bull. Agr. Chem. Soc. Japan 23, 408—411 (1959).

— and Y. Sumiki: B. B. F. XXXI. The physico-chemical determination of gibberellin. J. Agr. Chem. Soc. Japan 28, 449—453 (1954).

— N. Takahashi, Y. Seta, A. Kawarada and Y. Sumiki: B. B. F. LIV. Chemical structure of gibberellin XX. Bull. Agr. Chem. Soc. Japan 23, 344—346 (1959).

— — — and Y. Sumiki: B. B. F. XLVII. Chemical structure of gibberellins XIV. Bull. Agr. Chem. Soc. Japan 22, 434—435 (1958).

Kleber, W., u. M. Lindemann: Erfahrungen aus der Anwendung von Gibberellinsäure in der Kleinmälzung und in der Praxis. Brauwelt 30/31, 542—547 (1960).

— — u. P. Schmid: Kleinmälzungsversuche mit Gibberellinsäure. I. Brauwelt 93/94, 1781—1785 (1959a).

— — — Verkürzung der Keimruhe von Gerste durch Gibberellinsäure. Brauwelt 91, 1745—1746 (1959b).

Knapp, R.: Über die Wirkung von Gibberellin auf Wachstum und Blütenbildung bei verschiedenen Temperatur- und Lichtverhältnissen. Z. Naturforsch. 11b, 698—704 (1956).

— Die Gibberelline und ihre Bedeutung für die Pflanzenphysiologie. Naturwissenschaften 45, 408—413 (1958a).

— Die Gibberelline und ihre Wirkung auf die Pflanzenentwicklung. Umschau 58, 83—86 (1958b).

— Bedeutung der Gibberelline für eine gegenseitige Beeinflussung von Pflanzen. Naturwissenschaften 46, 657 (1959).

— Wirkung von mit Gibberellinsäure behandelten Pflanzen auf neben ihnen wachsende Individuen. Naturwissenschaften 47, 285—286 (1960).

Knight, H. A. W.: Gibberellic acid application to Western hemlock seedlings. Brit. Col. Forest Serv. Res. Rev. 1958, 35—37.

— Gibberellic acid application to Engelmann spruce seedlings. Brit. Col. Forest Serv. Res. Rev. 1958, 36—37.

Knobloch, I. W.: Gibberellic acid and ferns. Am. Fern J. 47, 134—135 (1957).

Kodama, S., and H. Miyagoe: Effect of gibberellin on the growth of *Boehmeria nivea* Gaud. Jap. Gibb. R. A. 3, 98—99 (1960).

Kögl, F., u. J. Elema: Wirkungsbeziehungen zwischen Indol-3-Essigsäure und Gibberellinsäure. Naturwissenschaften 47, 90 (1960).

KOFRANEK, A. M.: The effect of gibberellins supplied by attapulgite clay on the top growth of pea seedlings. K. Nederl. Ak. Wet. Proc. C **62**, 533—541 (1959).

— and B. O. PHINNEY: Stimulation of stem elongation and flowering in China aster with gibberellic acid. Abstr. Am. Soc. Hort. Sci. 53th Ann. M. p. 27 (1956).

KOHL, H. C., and A. M. KOFRANEK: Gibberellin on flower crops. Calif. Agr. **11**, 9 (1957).

KOLBE, W.: Zur Frage der Anwendung der Gibberelline im praktischen Pflanzenbau. Z. Acker- u. Pflanzenbau **107**, 147—170 (1958).

KOLLER, D., H. R. HIGHKIN and O. H. CASO: Effects of gibberellic acid on stem apices of vernalizable grasses. Am. J. Bot. **47**, 518—524 (1960).

KONISHI, M.: Plant physiology studies with gibberellin. Jap. Gibb. R. A. 1 (1957).

— Effect of gibberellin on oat coleoptile sections and gibberellin assay by means of the section elongation method. Jap. Gibb. R. A. **2**, 69—70 (1958).

— Effect of gibberellin on oat section and gibberellin assay by means of the section elongation method. Jap. Gibb. R. A. **3**, 36 (1960).

— and T. SAKIYAMA: Studies on practical application of gibberellin, gibberellin aerosols. Jap. Gibb. R. A. **2**, 70—71 (1958).

KOROHODA, J., and W. ANGELUS: The effect of gibberellic acid on the concentration of chlorophyll in pea leaves. Zeszyty Nauk UMK. Torun, Poland, Biol. **4**, 113—116 (1960).

KOSIKOVA, P. G.: Germination of the seeds of some weeds and ruderal plants when treated with gibberellic acid in different concentrations. Dokl. Akad. Nauk **130**, 922—924 (1960).

KOSUGI, K.: Effects of gibberellin on the flowering plants. *(Bletilla striata, Gladiolus.)* Jap. Gibb. R. A. **3**, 54—55 (1960).

KOVACOVA-FERJANCIKOVA, V.: The effect of gibberellic acid on the stem development in a culture of peach seedling. Naturwissenschaften **46**, 454 (1959).

KOZLOWSKI, T. T.: Effect of kinetin and gibberellic acid on germination of white spruce *(Picea glauca)* seed. Forest. Res. Notes **57**, 3 pp (1960).

KRASILNIKOV, N. A., M. K. CHAYLAKHIAN, I. V. ASEEVA and L. P. KHLOPENKOVA: On a gibberellin-like substance produced by soil yeasts. Dokl. Akad. Nauk **123**, 1124 (1959).

KRAUS, J. F., and R. W. JOHANSEN: A test of gibberellic acid on longleaf pine *(Pinus palustris)*. J. Forestry **58**, 194 (1960).

KREKULE, J., and A. MARTINOVSKA: The effect of gibberellic acid on the development of *Triticum* and *Panicum*. Bot. J. **43**, 953—958 (1958).

— i J. ULLMANN: Nové poznatky z chemie a biologie gibberellinu a jejich vyuzuti v zemedelitvi. Prehled 8, 1297—1307 (1958).

— and J. ULLMANN: The influence of gibberellic acid on the growth of underground parts and roots of wheat, lettuce and oats. Biol. Pl. **1**, 22—30 (1959).

KRIBBEN, F. J.: Gibberellinsäure und Blattwachstum. Naturwissenschaften **44**, 429 (1957a).

— Die Abkürzung der Samenruhe bei *Arabidopsis* durch Gibberellinsäure. Naturwissenschaften **44**, 313 (1957b).

— u. H. J. REISENER: Über das Wachstum des Gurkenkotyledos unter dem Einfluß von Gibberellinsäure. Beitr. Biol. Pfl. **34**, 379—393 (1958).

KRUG, H., u. O. FISCHNICH: Ertragsbeeinflussung der Kartoffel durch Gibberellin bei unterschiedlicher Lichtdauer. Angew. Bot. **23**, 207—221 (1959).

KUBO, S., and K. SHIMENO: Effect of GB with fertilizer on the growth of egg plant and welsh onion. Jap. Gibb. R. A. **2**, 36 (1958).

— — Effect of gibberellin application on beans. Jap. Gibb. R. A. **3**, 93 (1960).

KURAISHI, S., and T. HASHIMOTO: Promotion of leaf growth and acceleration of stem elongation by gibberellin. Bot. Magaz. **70**, 86—92 (1957).

KUROSAWA, E.: Experimental studies on the secretion of *Fusarium heterosporum* on rice plants. Trans. Nat. Hist. Soc. Formosa **16**, 213—227 (1926).
— On the overgrowth phenomenon of rice seedlings related to the excretion of the cultures of *Lisea fujikuroi* SAWADA and related organism. Trans. Nat. Hist. Soc. Formosa **20**, 218—239 (1930).
— Effect of temperature and medium upon the overgrowth phenomenon of rice seedlings related to the excretion of the cultures of *Lisea fujikuroi* SAW. Trans. Nat. Hist. Soc. Formosa **21**, 159—182 (1931).
— On certain experimental results concerning the over-elongation phenomenon of rice plants which owe to the filtrate got from the culture solution of the "Bakanae" fungi. Trans. Nat. Hist. Soc. Formosa **22**, 198—201 (1932).
— Overgrowth of rice seedlings by culture broth of the bakanae organism. Ann. Phytop. Soc. Japan **4**, 65—66 (1934).
KUSE, B.: Necessity of auxin for the growth effect of gibberellin. Bot. Mag. **71**, 151—159 (1958).
LABOUREUR, P.: Interactions de l'acide gibbérellique et de l'acide indolacétique dans la germination du pollen de la tulipe. C. R. Acad. Sci. (Paris) **250**, 1715—1717 (1960).
LACAVE-BEAUCHAMP, C.: Acide gibbérellique et propriétés enzymatiques des germinations de *Lycopersicum esculentum* MILL., phénoloxydases. C. R. Acad. Sci. (Paris) **250**, 2430—2432 (1960).
LAIBACH, F.: Gibberellinsäurewirkungen bei Platyopuntien. Ber. dtsch. Bot. Ges. **70**, 199—202 (1957).
— Der Einfluß von Auxin und Gibberellin auf die Abstoßung von Pflanzenorganen. Naturwissenschaften **44**, 594—595 (1957 b).
— Über die Postfloration einiger *Ophrys*-Arten und ihre Beeinflußbarkeit durch Wuchsstoffe. Beitr. Biol. Pfl. **35**, 239—251 (1960).
LANG, A.: Bolting and flowering in biennial *Hyoscyamus niger*, induced by gibberellin. Pl. Phys. **31**, XXXV (1956 a).
— Stem elongation in a rosette plant, induced by gibberellic acid. Naturwissenschaften **43**, 257 — 258 (1956 b).
— Induction of flower formation in biennial *Hyoscyamus* by treatment with gibberellin. Naturwissenschaften **43**, 284—285 (1956 c).
— Gibberellin and flower formation. Naturwissenschaften **43**, 544 (1956 d).
— The effect of gibberellin on flower formation. Proc. Nat. Acad. Sci **43**, 709—717 (1957).
— The gibberellins and their role in plant growth and development. Int. Un. Biol. Sci. B **34**, 55 (1959 a).
— Induction of reproductive growth in plants. Proc. Int. Congr. Biochem. Symp. VI. p. 126 (1959 b).
— The influence of gibberellin and auxin on photoperiodic induction. AAAS Publ. **55**, 329—350 (1959 c).
— Gibberellin-like substances in photoinduced and vegetative *Hyoscyamus* plants. Planta **54**, 498—504 (1960).
— and B. O. PHINNEY: Value of gibberellins to the grower. Grower **48**, 280—285 (1957).
— R. M. SACHS et C. BRETZ: Effects morphogenetiques de la gibbérelline. Bull. Soc. Fr. Phys. Vég. **5**, 1—19 (1959).
— J. A. SANDOVAL and A. BEDRI: Induction of bolting and flowering in *Hyoscyamus* and *Samolus* by a gibberellin-like material from a seed plant. Proc. Nat. Acad. Sci. **43**, 960—964 (1957).
LANGRIDGE, J.: Effect of day-length and gibberellic acid on the flowering of *Arabidopsis*. Nature **180**, 36—37 (1957).

LARSEN, P.: Kinetin, gibberellin og andre plantevekststoffer. Naturen **82**, 52—63 (1958).

LARSON, P. R.: Effect of gibberellic acid on forcing hardwood cuttings for pollen collection. Lakes St. Forest. Exp. Sta. U. S. D. A. Forest Serv. Techn. Notes No. 538 (1958).

— Gibberellic acid-induced growth of dormant hardwood cuttings. Forest Sci. **6**, 232—239 (1960).

LAUDE, H. M., M. B. JONES and S. SH. WINANS: Responses of annual range to gibberellic acid. J. Range Manag. **13**, 10—13 (1960).

LAVEE, S.: Effect of gibberellic acid on seeded grapes. Nature **185**, 395 (1960).

LEAK, W. B.: Gibberellin reduces root growth of yellow birch seedlings. J. Forestry **58**, 321 (1960).

LEBEDENKO, L. A.: Influence of gibberellin on the activity of the apical meristems of some plants. Bot. J. **44**, 215—220 (1959).

LEBEN, C., and E. F. ALDER: The gibberellins. Agr. Inst. Rev. **12**, 15—17 (1957).

— — and A. CHICHUK: Influence of gibberellic acid on the growth of Kentucky blue grass. Agr. J. **51**, 116—117 (1959).

— and L. V. BARTON: Effects of gibberellic acid on Kentucky blue grass. Science **125**, 494—495 (1957).

LEE, E. A.: The effects of various substances on the comparative growth of excised tomato roots of clones carrying dwarf and normal alleles. Am. J. Bot. **46**, 16 (1959).

LEH, H.-O.: Versuche über die Wirkung von Gibberellinsäure auf einige Kulturpflanzen. Z. Pflanzenern., Düng. u. Bodenk. **83**, 234 (1958).

LEIVONEN, H.: The effect of gibberellins and indole-3-acetic acid on the root cells of *Narcissus tazetta* L. Phys. Pl. **11**, 838—844 (1958).

LENOX, J. S., and H. J. COVEN: Two experiments with gibberellins. Am. Orchid Soc. Bull. **26**, 712—713 (1957).

LEÓN, A. DE, y W. DE RAFOLFS: El acido giberélico. An. Inst. Nac. Inv. Agr. **8**, 807—845 (1959).

LEVISOHN, J.: Effects of *Gibberella fujikuroi* on fungal root infections of *Pinus*. Nature **186**, 987—988 (1960).

LEWIS, L. N., and J. HULL: The effect of gibberellin on the mineral composition of year-old Montmorency cherry trees. Quart. Bull. Mich. Agr. Exp. St. Mich. St. Univ. **42**, 784—786 (1960).

LINCK, A. J., and T. W. SUDIA: The effect of gibberellic acid on the absorption and translocation of phosphorus-32 by bean plants. Am. J. Bot. **47**, 101—104 (1960).

LINCOLN, R. G., and K. C. HAMNER: An effect of gibberellic acid on the flowering of *Xanthium*, a short day plant. Pl. Phys. **33**, 101—104 (1958).

LINDSTROM, R. S., and S. H. WITTWER: Gibberellin promotes earlier flowering on some plants. Michigan Florist **313**, 18—19 (1957a).

— — Gibberellin effects on flowering of *Geranium* and *Chrysanthemum*. Michigan Florist **319**, 17—20 (1957b).

— — Effects of gibberellin on the flowering of stocks. Abstr. Am. Soc. Hort. Sci. 54th Ann. M. p. 49 (1957c).

— — Gibberellin and higher plants. IX. Flowering in *Geranium* (*Pelargonium hortorum*). Michigan St. Univ. Agr. Exp. St. Qu. Bull. **40**, 225—231 (1957d).

— — and M. J. BUKOVAC: Gibberellin and higher plants. IV. Flowering responses of some flower crops. Michigan St. Univ. Agr. Exp. St. Qu. Bull. **39**, 673—681 (1957).

LIPPERT, L. F., L. RAPPAPORT and H. TIMM: Breaking the rest period of white potatoes with gibberellic acid. Abstr. Am. Soc. Hort. Sci. 54th Ann. M. p. 50 (1957).

LIPPERT, L. F., L. RAPPAPORT and H. TIMM: Systematic induction of sprouting in white potatoes by foliar application of gibberellin. Pl. Phys. **33**, 132—133 (1958).

LITVINENKO, S. N.: Ukrain gibberellin, an effectice stimulant. Dokl. Akad. Nauk (Transl.) **126**, 174—176 (1959).

LIVERMAN, J. L., and S. P. JOHNSON: Control of arrested fruit growth in tomato by gibberellins. Science **125**, 1086—1087 (1957).

— and R. A. SCOTT: The control of etiolated leaf growth by light and kinins. Pl. Phys. **32**, XLVIII (1957).

LOCKHART, J. A.: The effect of light and the gibberellins on stem elongation in dwarf and normal pea seedlings. Pl. Phys. **31**, XII (1956a).

— Reversal of light inhibition of pea stem growth by the gibberellins. Proc. Nat. Acad. Sci. **42**, 841—848 (1956b).

— The light requirement for a gibberellic acid response in dwarf bean seedlings. Pl. Phys. **32**, XLVIII (1957a).

— Studies on the organ of production of the natural gibberellin factor in higher plants. Pl. Phys. **32**, 204—207 (1957b).

— The response of various species of higher plants to light and gibberellic acid. Phys. Pl. **11**, 478—486 (1958a).

— The influence of red and far-red radiation on the response of *Phaseolus* to gibberellic acid. Phys. Pl. **11**, 487—492 (1958b).

— The role of gibberellin in the control of pea growth by temperature. Planta **52**, 250—258 (1958c).

— Studies on the mechanism of stem growth inhibition by visible radiation. Pl. Phys. **34**, 457—460 (1959).

— Control of stem growth by light and gibberellic acid. In: Photoperiodism and Related Phenomena in Plants and Animals. pp. 217—221. Washington 1959.

— and J. BONNER: Effects of gibberellic acid on the photoperiod-controlled growth of woody plants. Pl. Phys. **32**, 492—494 (1957).

— and P. H. DEAL: Prevention of red light inhibition of stem-growth in the *Cucurbitaceae* by gibberellin A_4. Naturwissenschaften **47**, 141—142 (1960).

— and V. GOTTSCHALL: Growth responses of Alaska pea seedlings to visible radiation and gibberellic acid. Pl. Phys. **34**, 460—465 (1959).

LONA, F.: L'acido gibberellico determina la germinazione dei semi di *Lactuca Scariola* in fase scoto-inhibizione. Ateneo Parmense **27**, 641—644 (1956a).

— L'azione dell'acido gibberellico sull'accrescimento caulinare di talune piante erbacee in condizioni esterne controllate. N. Giorn. Bot. Ital. **63**, 61—76 (1956b).

— Osservazioni orientative circa l'effetto dell'acido gibberellico sullo sviluppo reproduttivo di alcune longidiurne e brevidiurne. Ateneo Parmense **27**, 867—875 (1956c).

— Vegetative and reproductive development of some long-day plants in relation to the action of gibberellic acid. N. Giorn. Bot. Ital. **63**, 469—486 (1956d).

— Recenti esperienze sulle proprietà dell'acido gibberellico. Riv. Int. Agricolt. **1**, 68—76 (1956e).

— Azione gibberellicosimile di estratti ottenuti da giovani strutture fiorali di *Brassica napus* L. var. *oleifera*. Ateneo Parmense **28**, 111—115 (1957).

— Brief account on the physiological activities of gibberellic acid and other substances in relation to photothermal conditions. Publ. U. I. B. S. (B) **34**, 141—167 (1959a).

— Some aspects of photothermal and chemical control of flowering. In: Photoperiodism and related phenomena, p. 351—358. Washington 1959.

— Reazione della brevidiurna *Nicotiana tabacum* Maryland-Mammoth alle radiazioni morfogenetiche e all'acido gibberellico. Ateneo Parmense **30**, Suppl. 4, 3—7 (1959c).

Lona, F., e A. Bocchi: Interferenza dell'acido gibberellico nell'effetto della luce rossa e rossa-estrema sull'allungamento del fusto di *Perilla ocymoides* L. Ateneo Parmense **27**, 645—649 (1956a).

— — Caratteristiche d'accrescimento e sviluppo di alcune razze invernali di cereali trattate con acido gibberellico. Riv. Int. Agricolt. **1**, 44—47 (1956b).

— — Sviluppo vegetativo e riproduttivo di alcune longidiurne in rapporto all'azione dell'acido gibberellico. Nuov. Giorn. Bot. Ital. **63**, 469—486 (1956c).

— — Improvement of stem distension of hemp plants by gibberellic acid treatment. Riv. Int. Agricolt. **1**, 58—60 (1956d).

— — Effetti morfogenetichi ed organogenetichi provocati dalla cinetina (Kinetin) su piante erbacee in condizioni esterne controllate. Nuov. Giorn. Bot. Ital. **64**, 236—246 (1957).

— — e R. Borghi: Germogliazione di gemme di *Fagus sylvatica* L. in periodo di quiescenza invernale, a fotoperiodo breve per azione dell'acido gibberellico. Ateneo Parmense **28**, 116—118 (1957).

— — — e A. Peri: Portamento rampicantevolubile provocato, in alcune piante, dal trattamento con acido gibberellico. Nuov. Giorn. Bot. Ital. **63**, 496—506 (1956).

Lu, K. C., C. M. Gilmour, A. C. Zagallo and W. B. Bollen: Effects of gibberellic acid on soil micro-organisms. Nature **181**, 189—190 (1958).

Luckwill, L. C.: The effect of gibberellic acid on fruit set in apples and pears. Ann. Rep. Bristol. Univ. Agr. Hort. Res. St. Long Ashton **1959**, 59—64.

— Factors controlling the growth and the form of fruits. J. Linn. Soc. London **56**, 294—302 (1959b).

Luštinec, J., and J. Krekule: The effect of fluoride on the respiration of gibberellin-treated plants. Naturwissenschaften **46**, 674 (1959).

— — and V. Pokorna: Respiratory pathways in gibberellin-treated wheat. Biol. Pl. **2**, 223—226 (1960).

Maciejewska-Potapczyk, W.: Influence of kinetin, β-indoleacetic acid and gibberellic acid on nuclease activity of bean *(Phaseolus vulgaris)* hypocotyls. Nature **184**, 557—558 (1959).

Mac Millan, J., J. C. Seaton and P. J. Suter: A new plant growth promoting acid, gibberellin A_5 from the seed of *Phaseolus multiflorus*. Proc. Chem. Soc. (London) **1959**, 325.

— — — Plant hormones I. Isolation of gibberellin A_1 and gibberellin A_5 from *Phaseolus multiflorus*. Tetrahedron Letters **11**, 60—66 (1960).

—, and P. J. Suter: The occurrence of gibberellin A_1 in higher plants: Isolation from the seed of runner bean *(Phaseolus multiflorus)*. Naturwissenschaften **45**, 46—47 (1958).

Maddams, W. F.: Some experiments with gibberellic acid. Cactus a. Succulent J. Gt. Brit. **21**, 56, 57 (1959).

Maeda, E.: Interaction of gibberellin and auxins in lamina joints of excised rice leaves. Phys. Pl. **13**, 214—226 (1960a).

— The effects of calcium upon gibberellin-auxin interaction in lamina joints of rice. Naturwissenschaften **47**, 91 (1960b).

Maltzahn, K. E. v., and I. G. Mac Quarrie: Effect of gibberellic acid on growth of protonemata in *Splachnum ampullaceum* (L.) Hedw. Nature **181**, 1139—1140 (1958).

Maramorosch, K.: Reversal of virus-caused stunting in plants by gibberellic acid. Science **126**, 651—652 (1957).

Margara, J.: Comparaison de l'action de l'acide gibbérellique dans le genre *Beta*. C. R. Acad. Sci. (Paris) **249**, 751—753 (1959).

—, et G. Morel: Mise en évidence d'une substance du type gibbérelline chez plusieurs espèces du genre *Beta*. C. R. Acad. Sci. (Paris) **250**, 749—751 (1960).

MARKIEWICZ, L.: The influence of gibberellic acid on growth and development in some species of therapeutic plants. Diss. Pharm. 11, 343—353 (1959).

MARRÉ, E., e O. ARRIGONI: Aumento del glutatione ridotto in segmenti di internodio di pisello trattati con acido gibberellico. Atti Acc. Nat. Lincei R. 25, 309 (1958).

MARTH, P. C., W. V. AUDIA and J. W. MITCHELL: Effect of gibberellic acid on growth and development of various species of plants. Pl. Phys. 31, XLIII (1956).

— — — Effects of gibberellic acid on growth and development of plants of various genera and species. Bot. Gaz. 118, 106—111 (1956).

—, and B. C. SMALE: Effects of gibberellic acid on plant growth and development. Abstr. 132nd M. A. Chem. Soc. p. 34 C (1957).

MASTKOVSKY, J.: Application of gibberellins in breweries and malt plants. Kvasny Prumysl 5, 81 (1959).

MASUDA, J. Y., and G. H. HAMOR: A note on the effects of gibberellins on alkaloid content of Hyoscyamus niger. J. Am. Pharm. Ass. Sci. Ed. 48, 361 (1959).

MATHON, C.-C.: Effet de la gibbérelline sur les Campanulacées. C. R. Soc. Biol. (Paris) 153, 1569—1571 (1960).

MATSUO, T., and K. KAMATA: Effects of gibberellin on some artificially induced dwarf mutants derived from a variety of rice. Jap. Gibb. R. A. 3, 28—29 (1960).

— O. KISHIMOTO and K. KAMATA: Effects of gibberellin on several genotypes of rice. Jap. Gibb. R. A. 2, 46—47 (1958).

MAULER, F.: Versuche mit Gibboe. Gartenbauwiss. 8, 171—172 (1959).

MAYER, A. M.: Joint action of gibberellic acid and coumarin in germination. Nature 184, 826—827 (1959).

— G. Neumann and M. EVENARI: The effect of light and gibberellic acid on the elongation of lettuce hypocotyls. Bull. Res. Counc. Isr. D. Bot. 7, 97—100 (1959).

McALPINE, R. G.: Gibberellic acid, a potential growth regulator for forest trees. Southern Lumberm. 1957, 172—173.

McCOMB, A. J., and D. J. CARR: Evidence from a dwarf pea bioassay for naturally occurring gibberellins in the growing plant. Nature 181, 1548—1549 (1958).

McCONNELL, B. R.: Effect of gibberellic acid and cold treatments on the germination of bitterbrush seed. U. S. Forest Serv. Pac. NW. Forest and Range Exp. St. Res. Note 187, 4 pp. (1960).

McCUNE, D. C.: Effect of gibberellin on peroxidase activity and growth. Thesis Yale Univ. New Haven (Conn.) 1960.

— and A. W. GALSTON: Inverse effects of gibberellin on peroxidase activity and growth in dwarf strains of peas and corn. Pl. Phys. 34, 416—418 (1959).

McMANUS, M. A.: Certain mitotic effects of kinetin, gibberellic acid, maleic hydrazide, and indoleacetic acid in onion roots. Iowa Acad. Sci. Proc. 66, 74—80 (1959).

— Certain mitotic effects of kinetin, gibberellic acid, indoleacetic acid, and maleic hydrazide on the root of Allium cepa. Nature 185, 44—45 (1960).

McVEY, G. R.: The modifying influences of gibberellin and temperature on the photoperiodic responses of certain woody plants with special reference to Catalpa speciosa. Ph. D. Thesis Michigan State Univ. East Lansing 1961.

—, and S. H. WITTWER: Gibberellin and higher plants. XI. Responses of certain woody ornamental plants. Quart. Bull. Mich. Agr. Exp. St. Mich. St. Univ. 40, 679—697 (1958).

— — Responses of certain lawn grasses to gibberellin. Quart. Bull. Mich. Agr. Exp. St. Mich. St. Univ. 42, 176—196 (1959).

MEGA, K.: Effect of the gibberellin on the gladiolus corm production. Jap. Gibb. R. A. 3, 53 (1960).

MENDIZÁBAL, M., and G. VERDEJO: A recent conquest of plant physiology: The metabolic products of *Gibberella fujikuroi* and their applications in agriculture. (Spanisch.) Agricultura (Madrid) **26**, 493—501 (1957).

MERRITT, J. M.: Gibberellins for agriculture. J. Agr. Food. Chem. **6**, 184—187 (1958).

MES, M. (editor): Germination of seeds and dwarf growth of unstratified peach seedlings as affected by gibberellic acid. Ann. Rep. Pl. Phys. Res. Inst. Univ. Pretoria **1958**, 9—11.

— The influence of gibberellic acid on plants. Ann. Rep. Pl. Phys. Res. Inst. Univ. Pretoria **1958**, 16—21.

— Gibberellic acid and the chilling requirements of peach seeds. Nature **184**, 2034—2035 (1959a).

— Influence of gibberellic acid on the growth, flowering, nodulation and nitrogen assimilation of *Vicia villosa*. Nature **184**, 2035—2036 (1959b).

MEYRAN, J.: Pruebas con acidos giberélicos en las cactáceas. Cactaceas y Sucul. Mex. **5**, 7—10 (1960).

MICHNIEWICS, M.: The influence of auxin and gibberellin on the ascorbic acid contents in wheat during the period of germination and early growth. Zeszyty Nauk UMK. Torun, Poland, Biol. **4**, 103—112 (1960).

—, and A. CHROMINSKI: The influence of auxins and gibberellic acid on the resistance to drought of wheat during the period of germination and initial growth. Roczn. Nauk. Poln. A **81**, 389—399 (1960).

MITCHELL, J. E., and C. R. ANGEL: Plant-growth-regulating substances obtained from cultures of *Fusarium moniliforme*. Phytopath. **40**, 872—873 (1950).

— — The growth-stimulating properties of a metabolic product of *Fusarium moniliforme*. Phytopath. **41**, 26—27 (1951).

MITCHELL, J. W., D. P. SKAGGS and W. P. ANDERSON: Plant growth stimulating hormones in immature bean seeds. Science **114**, 159—161 (1951).

MITCHELL, L. C.: Gibberellic acid and its potassium salt: A short study by paper chromatography. J. Ass. Off. Agr. Chem. **41**, 182—185 (1958).

MITCHELL, R. L., and I. C. ANDERSON: Reduction of iron chlorosis by gibberellic acid. Agr. Abstr. **1959**, 72—73.

MITCHELL, W. D., and S. H. WITTWER: Regulation of flower sex expression in gynoecious and monoecious cucumbers with gibberellin and allyltrimethyl-ammonium-chloride. Abstr. 55th Ann. M. Am. Soc. Hort. Sci. (1960).

MITRA, C. C., and A. ALLSOPP: Effects of kinetin, gibberellic acid and certain auxins on the development of shoot buds on the protonema of *Pohlia nutans*. Nature **183**, 974—975 (1959).

MITROVIĆ, A., and J. PAVLIČIĆ: The application of gibberellin on cultivated plants. The effect of gibberellin on the growth and development of soyabean and *Lespedeza*. Arh. Polj. Nauke **12** (35), 22—34 (1959).

MITSUI, K., and T. HIRANO: Application of gibberellin to pasture. Jap. Gibb. R. A. **2**, 53 (1958), **3**, 42 (1960).

MITSUI, S., K. TSUZIMURA and N. MUKAI: On the effect of gibberellin and amounts of nitrogen on the yield of Sudan grass. Jap. Gibb. R. A. **2**, 48—49 (1958).

MITTEMPERGHER, L.: Investigations on the possibility of practical employment of gibberellins in viticulture. Ann. Sper. Agr. **13**, 601—633 (1959).

MOFFATT, J. S.: Gibberellic acid. XVI. The chromophore of gibberellenic acid. J. Chem. Soc. (London) **1960**, 3045.

MOFFATT, J. S., and M. RADLEY: Gibberellic acid. XI. The growth promoting activities of some functional derivatives of gibberellic acid. J. Sci. Food Agr. **11**, 386—390 (1960).

MOHR, H.: Photomorphogenetische Reaktionssysteme in Pflanzen. I. Ergebn. Biol. **22**, 67—107 (1960).

MONACO, L. C., y A. CARVALHO: Efeito da giberelina em mutantes de cafe. Biol. Sptda. Serr. Cafe **33**, 17 (1958).

MONNIER, Y., et L. BAILLAUD: Caractères morphologiques et anatomiques de tiges de *Phaseolus vulgaris* rendues volubiles par l'acide gibbérellique. C. R. Acad. Sci. (Paris) **251**, 425—426 (1960).

MOORE, R. H.: Some effects of gibberellic acid on the growth and root quality of *Derris elliptica*. Pl. Phys. **34**, X (1959).

MOORE, T. C.: Gibberellin and the growth of plant tissue cultures. Nature **181**, 499—500 (1958b).

— Gibberellin and the growth of plant tissue cultures. Nature **181**, 499—500 (1958b).

— Effect of gibberellic acid on the growth of pea seedlings when imbibed through the seed coat. Nature **181**, 500 (1958).

—, and E. K. BONDE: Interaction of gibberellic acid and vernalisation in the Dwarf Telephone pea. Phys. Pl. **11**, 752—759 (1958).

MOREL, G.: Nouveaux régulateurs de croissance. Ann. Agronom. **8**, 167—189 (1957).

MORGAN, D. G., and G. C. MEES: Gibberellic acid and the growth of crop plants. Nature **178**, 1356—1357 (1956).

— — Gibberellic acid and the growth of crop plants. J. Agr. Sci. **50**, 49—59 (1958).

MORRIS, E. O.: Effect of gibberellic acid upon germination of barley. Chem. & Ind. **1958**, 97.

MORRISON, A., and T. P. C. MULHOLLAND: Gibberellic acid. VIII. Synthesis of methyl($\pm$)-α- and β-3:5-dimethoxycarbonyl-6-(2-methoxycarbonyl-6-methyl-phenyl)-3-methylhexanoate. J. Chem. Soc. (London) **1958**, 2536—2539.

— — Gibberellic acid. X. 7-Hydroxy-1-methylfluorene. J. Chem. Soc. (London) **1958**, 2702—2705.

MOYCHO, W., and R. ANTOSZEWSKI: Effect of gibberellin on phosphorus uptake of plants. Zeszyty Nauk UMK. Torun, Poland, Biol. **4**, 97—102 (1960).

MULHOLLAND, T. P. C.: Gibberellic acid. IX. The structure of allo-gibberic acid. J. Chem. Soc. (London) **1958**, 2693—2701.

—, and G. WARD: Gibberellic acid. II. The structure and synthesis of gibberene. J. Chem. Soc. (London) **1954**, 4676—4681.

— — Gibberellic acid. III. Synthesis of fluorenone-4:5-dicarboxylic acid. J. Chem. Soc. (London) **1956**, 2415—2417.

MUNEKATA, H., and S. KATO: B. B. F. XXXX. Application of gibberellin to malting industry. Bull. Brewing Sci. **3**, 1—10 (1957).

MURAKAMI, Y.: The effect of the extract of immature bean seeds on the growth of coleoptile and leaf of rice plants. Bot. Magaz. **70**, 376—382 (1957).

— A paper chromatographic survey of gibberellins and auxins in immature seeds of leguminous plants. Bot. Magaz. **72**, 36—43 (1959a).

— The occurrence of gibberellins in mature dry seeds. Bot. Magaz. **72**, 438—442 (1959b).

MURAMATSU, H., and H. TSURU: The effect of gibberellin on the set and growth of Satsuma orange fruits. Jap. Gibb. R. A. **3**, 77—78 (1960).

MURANISHI, S.: The effect of gibberellin treatment on the fruit of grape varieties. Jap. Gibb. R. A. **3**, 76 (1960).

MUROMTSEV, G. S., and M. N. NESTIUK: Quantitative colorimetric determination of gibberellic acid. Vest. Selsk. Nauk **1960**, 119—122.

MYODO, H., and S. OKAMURA: Application of gibberellin to early cut flowers of *Dahlia*. Jap. Gibb. R. A. **3**, 9—10 (1960a).

— — Effect of gibberellin application to forage crops. Jap. Gibb. R. A. **3**, 8—9 (1960b).

NAGAO, M., Y. ESASHI, T. TANAKA, T. KUMAGAI and S. FUKUMOTO: Effects of photoperiod and gibberellin on the germination of seeds of *Begonia evansiana* ANDR. Plant Cell Phys. 1, 39—47 (1959).

—, and E. MITSUI: Studies on the formation and sprouting of aerial tubers in *Begonia evansiana* ANDR. III. Effect of gibberellin on the dormancy of aerial tubers. Sci. Rep. Tohoku Univ., 4th Ser. 25, 199—205 (1959).

NAHMMACHER, M.: Über die Wirkung verschiedener Indolderivate und der Gibberellinsäure auf das Streckungswachstum von *Cuscuta lupuliformis* KROCKER. 46 S. Dissertation Gießen 1959.

NAKAMURA, S.: Promoting effect of gibberellin on seed germination in egg-plants, *Perilla* plants and other crops. Agr. Horticult. 34, 1277—1278 (1959).

— Effect of gibberellin on the germination of rice, oat and soft bromegrass seeds. Jap. Gibb. R. A. 3, 32—33 (1960).

—, and S. WATANABE: Effect of gibberellin on the germination of agricultural seeds. Jap. Gibb. R. A. 3, 90—91 (1960).

— — and J. ICHIHARA: Effect of gibberellin on the germination of agricultural seeds. Intern. Seed Testing Ass. Proc. 25, 433—439 (1960).

NASH, A. S., and P. D. MULLANEY: Commercial application of gibberellic acid to hops. Nature 185, 25 (1960).

NEELEY, P. M.: The development and use of a bioassay for gibberellins. Ph. D.-Dissertation Univ. Cal. Los Angeles 1959.

—, and B. O. PHINNEY: The use of the mutant dwarf-1 of maize as a quantitative bioassay for gibberellin activity. Pl. Phys. 32, XXXI (1957).

NEKRASOVA, T. V.: The effects of gibberellic acid on the germination of seeds and the growth of seedlings of fruit plants. Fiziol. Rastenii (Transl.) 7, 85—87 (1960).

NELSON, P. M., and E. C. ROSSMAN: Chemical induction of male sterility in imbred maize by use of gibberellins. Science 127, 1500—1501 (1958).

NELSON, T. C.: Early responses of some southern tree species to gibberellic acid. J. Forestry 55, 518—520 (1957).

NÉTIEN, G.: Action des gibbérellines sur la culture des tissus végétaux cultivés in vitro. Compt. rend. hebd. S. Acad. Sci. 244, 2732—2733 (1957).

— Action de la gibbérelline sur différents types des tissus végétaux cultivés in vitro. Compt. rend. hebd. S. Acad. Sci. 247, 1645 (1958).

— Effet du mode d'introduction de la gibbérelline sur l'allongement des plantes. Bull. mens. Soc. Linn. Lyon 28, 197—199 (1959).

NICHOLS, R.: The effect of gibberellic acid on cacao seedlings. St. Augustine Trinidad Imp. Col. Trop. Agr. Rpt. Cacao Res. 1957/58, 41—43 (1959).

NICKELL, L. G.: Gibberellin and the growth of plant tissue cultures. Nature 181, 499—500 (1958a).

— Production of gibberellin-like substances by plant tissue cultures. Science 128, 88—89 (1958b).

— and W. TULECKE: Responses of plant tissue cultures to gibberellin. Bot. Gaz. 120, 245—250 (1959).

NICKERSON, N. H.: Sustained treatment with gibberellic acid of five different kinds of maize. Ann. Missouri Bot. Garden 46, 19—37 (1959).

— Sustained treatment with gibberellic acid of maize plants carrying one of the dominant genes Teopod and corn-grass. Am J. Bot. 47, 809—815 (1960a).

— Studies involving sustained treatment of maize with gibberellic acid. II. Responses of plants carrying certain tassel modifying genes. Ann. Missouri Bot. Garden 47, 243—261 (1960b).

— and T. N. EMBLER: Studies. I. Further notes on responses of races. Ann. Missouri Bot. Garden 47, 227—242 (1960).

NIELSEN, N.: Gibberelliner, en ny typ tillväxtämnen för högre växter. Svensk. Kem. Tidskr. **70**, 322—329 (1958).
— and G. BERGQUIST: The stimulation of respiration of seeds with gibberellic acid and its analytical application. Phys. Pl. **11**, 329—331 (1958).
NIEMAN, R. H., and L. BERNSTEIN: Interactive effects of gibberellic acid and salinity on the growth of beans. Am. J. Bot. **46**, 667—670 (1959).
NISHIKAWA, G., and F. MIKAMI: Application of gibberellin to the cultivation of fibre plants. Agr. Techn. **8**, 38—39 (1953).
NISHIURA, M., and Y. IBA: The effect of gibberellin on the growth and fruiting of *Citrus* trees. Jap. Gibb. R. A. **2**, 16—17 (1958).
— — Effects of gibberellin spray on fruit drop of *Citrus*. Jap. Gibb. R. A. **3**, 68—69 (1960).
NITSCH, J. P.: Growth responses of woody plants to photoperiodic stimuli. Proc. Am. Soc. Hort. Sci. **70**, 512—525 (1957a).
— Photoperiodism in woody plants. Proc. Am. Soc. Hort. Sci. **70**, 526—544 (1957b).
— Présence de gibbérellines dans l'albumen immature du pommier. Bull. Soc. Bot. France **105**, 479 (1958).
— Changes in endogenous growth regulating substances during flower initiation Proc. 4th Int. Congr. Biochem. **6**, 141—150 (1959).
— et C.: Modification du métabolisme des auxines par l'acide gibbérellique. Bull. Soc. Fr. Phys. Vég. **5**, 20—23 (1959).
— Quelques nouveaux stimulateurs chimiques de la parthénocarpie chez la Tomate. Bull. Soc. Bot. France **107**, 251—263 (1960a).
— La chromatographie double à une dimension et son emploi à la séparation des substances de croissance. Bull. Soc. Bot. France **107**, 247—250 (1960b).
NIXON, R. W.: Effects of gibberellin on fruit-stalks and fruit of date palm. Date Growers Inst. Rep. **36**, 5—7 (1959).
NJOKU, E.: Effect of gibberellic acid on leaf form. Nature **182**, 1097—1098 (1958).
NOGUCHI, Y., and E. KAMATA: Effect of gibberellins on the development and growth of sexual organs, especially on the acceleration of heading under low temperature ... (in rice). Jap. Gibb. R. A. **3**, 18 (1960).
NORLAND, M. A., and C. J. ERICKSON: Stability of gibberellic acid in contact with fertilizer compounds as shown by response of Pinto beans. Agr. J. **51**, 165—168 (1959).
NORO, T., R. TAKAGI, K. OIWA and S. MATSUNAGA: The effect of gibberellin on *Citrus* trees and fruits. Jap. Gibb. R. A. **3**, 70 (1960).
OGAWA, Y., u. S. IMAMURA: Über die fördernde Wirkung von Gibberellin auf die Blütenbildung einer Kurztagpflanze, *Pharbitis nil* CHOIS. Proc. Jap. Acad. **34**, 629 (1958).
— — Über die Wirkung der Pflanzendiffusate auf die Streckung des Sprosses und die Blütenbildung von *Pharbitis nil* CHOIS. Bot. Magaz. **73**, 125—132 (1960).
OGAWARA, K., and K. ONO: Effect of gibberellin on tobacco seeds in light. Jap. Gibb. R. A. **1**, 9—10 (1957).
OGZEWALLA, C. D.: Effects of gibberellic acid on *Mentha piperita*. Diss. Abstr. **20**, 4085 (1960).
OHATA, T., and R. HARADA: The effect of gibberellin on the growth of peach seedlings. Jap. Gibb. R. A. **1** (1957).
OKADA, M.: The study of gibberellin on floriculture in 1958. Jap. Gibb. R. A. **2**, 1—2 (1958).
OKAZAWA, Y.: Studies on the occurrence of natural gibberellin and its effect on the tuber formation of potato plants. Proc. Crop. Sci. Soc. Japan **28**, 129—133 (1959).
OKUDA, M.: Responses of *Pharbitis nil* CHOIS. to gibberellin with special reference to anatomical features. Bot. Magaz. **72**, 443—449 (1959).

OLEINIKOVA, T. V.: The effect of gibberellin on the growth and development of perennial herbage plants. Bot. J. **45**, 1774—1781 (1960).

ONO, H.: The effect of gibberellins on the cultivation of some florist crops. I. Kanagawa Agr. Exp. St. Hort. Br. B. **8**, 71—76 (1960).

ONO, T., S. WATANABE and E. TANAKA: Effects of gibberellin on persimmon young plant. Agr. Horticult. **34** (11), 87—88 (1960).

OOHATA, T., and Y. SHIRAKI: Gibberellin effects on fruit trees. Jap. Gibb. R. A. **2**, 14—15 (1958).

— and M. YOSHIDA: Gibberellin effects on peaches and grapes. Jap. Gibb. R. A. **3**, 66—68 (1960).

ORMROD, D. P., and W. A. WILLIAMS: Phosphorus metabolism of *Trifolium hirtum* ALL., as affected by 2,4-dichlorphenoxyacetic acid and gibberellic acid. Pl. Phys. **35**, 81—87 (1960).

OSARA, K.: On treatment of *Cyclamen* with gibberellin. Suomen Maat. Akikaust. **31**, 228—229 (1959).

OSHIMA, N., and C. H. LIVINGSTON: Studies on in-vitro culture of potato tissues. Colo.-Wyo.-Acad. Sci. J. **4**, 36 (1958).

OZAKI, K.: Effects of gibberellin spraying on growth and yield of soya beens. Jap. Gibb. R. A. **2**, 73 (1958).

PALEG, L. G.: Physiological effects of gibberellic acid. I. On the carbohydrate metabolism and amylase eactivity of barley endosperm. II. On starch hydrolyzing enzymes of barley endosperm. Pl. Phys. **35**, 293—299, 902—906 (1960).

— and D. ASPINALL: Inhibition of the development of the barley spike by gibberellic acid. Nature **181**, 1743—1744 (1958).

PARK, R.: Gibberellic acid, its effect on *Gladiolus*. Gladiolus Ann. **1960**, 49—50.

PARUPS, E. V.: Influence of gibberellic acid on the nicotine content of cigar tobacco. Canad. J. Pl. Sci. **39**, 48—55 (1959).

— Effect of gibberellic acid applications to leaves of *Nicotiana* on nornicotine, anabasine, metanicotine, oxynicotine, and nicotinic acid content. Tobacco **151**, 19—22 (1960).

PASKOVIC, F.: Einfluß der Gibberellinsäure auf die Streckung des Hanfstengels. Pseban Otisak iz Casopisa "Tekstil" **7**, 2, 105—125 (1958).

PAVLIČIĆ, J., and A. MITROVIĆ: The effect of gibberellin on the rate and percentage of germination with wheat and soybean. Arh. Polj. Nauke **12**, 25—47 (1959).

PECK, H. M., S. E. McKINNEY, A. TYTELL and B. B. BYHAM: Toxicological evaluation of gibberellic acid. Science **126**, 1064—1065 (1957).

PECKET, R. C.: Effects of gibberellic acid on excised pea roots. Nature **185**, 114—115 (1960).

PELTON, J. S.: Growth responses of alpine *Potentilla diversifolia* and *Achillea lanulosa* to gibberellic acid. Butler Univ. Bot. Stud. **13**, 215—218 (1958).

PENNER, J.: Über den Einfluß von Gibberellin auf die photoperiodisch bedingten Blühvorgänge bei *Bryophyllum*. Planta **55**, 542—572 (1960).

PERSSON, A. R.: Veksstoffet gibberellin. Tidsskr. Norsk Landbr. **65**, 202—218 (1958).

PERSSON, A., and L. RAPPAPORT: Gibberellin-induced systemic fruit-set in a male sterile tomato. Science **127**, 816 (1958).

PETERSON, C. E., and L. D. AHNDER: Induction of staminate flowers on gynoecious cucumber with gibberellin A_3. Science **131**, 1673—1674 (1960).

PFNÜR, E.: Die Wirkung von Gibberellinsäure bei der Samenkeimung. Gartenbauwiss. **22**, 541—549 (1957).

PHILLIPS, I. D., A. J. VLITOS and H. CUTLER: The influence of gibberellic acid upon the endogenous growth substances of the Alaska pea. Contr. Boyce Thompson Inst. **20**, 111 (1959).

Phinney, B. O.: Growth response of single-gene dwarf mutants in maize to gibbe-rellic acid. Proc. Nat. Acad. Sci. **42**, 185—189 (1956a).
— Biochemical mutants in maize. Dwarfism and its reversal with gibberellins. Pl. Phys. **31**, XX (1956b).
— and P. M. Neeley: Differential biological properties of gibberellin-like fator isolated from beans and peas. Pl. Phys. **33**, XXXVIII (1958).
— and C. A. West: The growth response of single gene dwarf mutants of *Zea mays* to gibberellins and to gibberellin-like substances. Proc. Int. Genetic. Symp. Sci. Counc. Japan p. 384—385 (1957a).
— — Gibberellin-like substances from flowering plants. Abstr. 132nd M. Am. Chem. Soc. p. 34 C (1957b).
— — Gibberellins and the growth of flowering plants. In: Developing cell systems and their control, p. 71—92. New York 1960a.
— — Gibberellins as native plant regulators. Ann. Rev. Pl. Phys. **11**, 411—436 (1960b).
— — M. Ritzel and P. M. Neeley: Evidence for "gibberellin-like" substances from flowering plants. Proc. Nat. Acad. Sci. **43**, 398—404 (1957).
Picard, C.: Remarques sur l'action de l'acide gibbérellique sur *Oenothera biennis*. Compt. rend. hebd. S. Acad. Sci. **247**, 2184 (1958).
Pidojil, M., and V. Sevcik: Quantitative estimation of gibberellic acid by paper chromatography. Fol. Microbiol. **5**, 192—197 (1960).
Pignato, L. C.: Action of gibberellic acid on the floral morphology of *Digitalis purpurea* L. Accad. Ligure Sci. Let. Atti **15**, 387—391 (1959).
Pilet, P.-E.: Action des gibbérellines sur l'activité auxines-oxydasique de tissus cultivés in vitro. Compt. rend. hebd. S. Acad. Sci. **245**, 1327 (1957).
— À la découverte des gibbérellines. Rev. hort. Suisse (4. avril) (1958).
— and G. Collet: Acide gibbérellique et destruction auxinique in vitro. C. R. Acad. Sci. (Paris) **249**, 298—299 (1959).
— — Etude du nanisme. I. Action de l'acide gibbérellique sur la croissance et la destruction in vitro des auxines. Ber. Schweiz. Bot. Ges. **70**, (1960).
— et W. Würgler: Action des gibbérellines sur la croissance et l'activité auxines-oxydasique du *Trifolium ochroleucum* Hudson. Ber. Schweiz. Bot. Ges. **68**, 54—63 (1958).
Pirone, P. P.: Gibberellin, plant growth stimulator. Garden J. N. Y. Bot. Gard. **8**, 42—45 (1958).
Pisani, P. L.: Osservazioni sulla influenza esercitata dalle gibberelline sulla ger-minazione dei semi di alcune specie da orto. Riv. Ortoflorofrutticoltura Ital. **43**, 157—163 (1959).
Plack, A.: Effect of gibberellic acid on corolla size. Nature **182**, 610 (1958).
Plummer, T. H., and M. L. Tomes: Effect of indoleacetic acid and gibberellic acid on normal and dwarf tomatoes. Bot. Gaz. **119**, 197—200 (1958).
Poljakoff-Mayber, A., M. Evenari and G. Neumann: Effect of red light and gibberellic acid on the temperature-inhibited germination of lettuce seeds. Bull. Res Council Isr. **6** D, 99—102 (1958).
— and A. M. Mayer: Growth and development of lettuce germinated in gibbe-rellic acid. Bull. Res. Council Isr. **7** D, 54 (1959).
Pollock, J. R. A.: Growth substances in relation to dormancy in barley. Chem. & Ind. **1958**, 387—388.
Porlingis, I. C.: Growth and flowering of strawberry plants in relation to endo-genous growth substances, applications of gibberellic acid and environmental factors. Diss. Abstr. **20**, 4502—4503 (1960).

PORLINGIS, I. C., and D. BOYNTON: Growth responses of the strawberry plant to gibberellic acid and to environmental conditions. Pl. Phys. **34**, XVI (1959).

POWELL, L. C., J. E. CAIN and R. C. LAMB: Some responses of apple and pear seedlings to gibberellin. Proc. Am. Soc. Hort. Sci. **74**, 82—86 (1959).

PROSSER, M. V., and G. A. D. JACKSON: Induction of parthenocarpy in *Rosa arvensis* HUDS. with gibberellic acid. Nature **184**, 108 (1959).

PROVASOLI, L.: Effect of plant hormones on seaweeds. Biol. Bull. **113**, 321 (1957).

— Effect of plant hormones on *Ulva*. Biol. Bull. **114**, 375—384 (1958).

PURVES, W. K., and W. S. HILLMAN: Response of pea stem sections to indoleacetic acid, gibberellic acid, and sucrose as affected by length and distance from apex. Phys. Pl. **11**, 29—35 (1958).

— — Experimental separation of gibberellin and auxin actions in etiolated pea epicotyl sections Phys. Pl. **12**, 786—798 (1959).

PURVIS, O. N.: Effect of gibberellin on the flower initiation and stem extension Petkus winter rye. Nature **185**, 479 (1960).

RACKHAM, R. L., and J. R. VAUGHN: The effects of gibberellin and fungicides on bean root rot. Pl. Dis. Rptr. **43**, 1023—1026 (1959).

RADLEY, M.: Occurrence of substances similar to gibberellic acid in higher plants. Nature **178**, 1070—1071 (1956).

— The distribution of substances similar to gibberellic acid in higher plants. Ann. Bot. **22**, 297—307 (1958).

— The occurrence and distribution of gibberellin-like substances in higher plants. M. Sc. Thesis Univ. of London 1960.

— and E. DEAR: Occurrence of gibberellin-like substances in the coconut. Nature **182**, 1098 (1958).

RAMACHANDRA RAO, D. D. RANGA GOWDA and M. N. RAMASWAMY: A note on the effect of gibberellin on *Pogostemon patchouli*. Indian Forester **86**, 159—160 (1960).

RANDHAWA, G. S., and J. P. SINGH: Growth response of *Citrus* seedling rootstock to gibberellic acid. Indian J. Hort. **16**, 76—78 (1959).

— — and S. S. KHANNA: Effect of gibberellic acid and some other plant regulators on fruit set, size, total yield and quality in phalsa *(Grewia asiatica* L.). Indian J. Hort. **16**, 202—205 (1959).

RAO, D. R.: A note on the effect of gibberellin on *Pogostemon patchouli*. Indian Forest. **86**, 159—160 (1960).

RAPPAPORT, L.: Growth regulating metabolites. Calif. Agr. **10**, (12) 4, 11 (1956).

— Effect of gibberellins on growth, flowering and fruit set of tomato. Pl. Phys. **32**, XXXII (1957a).

— Gibberellic acid: Some effects on plant growth, plant development and dormancy. Western Grower and Sh. **28**, 80—82, 84 (1957b).

— Gibberellic acid is so good for celery. Grower **47**, 1241—1242 (1957c).

— Effect of gibberellin on growth, flowering and fruiting of the Earlypak tomato, *Lycopersicum esculentum*. Pl. Phys. **32**, 440—444 (1957d).

— Effect of temperature and gibberellin on the growth of tomato fruits. Naturwissenschaften **47**, 285 (1960).

— and J. BONNER: Interactions of gibberellin, vernalization, photoperiod, and temperature in the flowering of endive. Pl. Phys. **35**, 98—102 (1960).

— L. F. LIPPERT and H. TIMM: Sprouting, plant growth, and tuber production as affected by chemical treatment of white potato seed pieces. I. Breaking the rest period with gibberellic acid. Am. Potato J. **34**, 254—260 (1957).

— H. TIMM and L. F. LIPPERT: Gibberellin on white potatoes. Calif. Agr. **12**, 4—5 (1958).

RAZUMOV, V. I.: The significance of gibberellin in the development of plants. Agrobiol. **1960**, (a) 406—419.
— Significance of gibberellin for the tuber formation in some tuberiferous plants. Bot. J. **45**, 939—950 (1960 b).
— and R. S. LIMAR: Gibberellins and the possibilities for their utilization in plant growing. Vest. Selsk. Nauk. **4**, 68—78 (1959).
RECALDE, L., G. VERDEJO y C. BLESA: Acción del acido gibberellico sobre el crecimiento del coleptilo de la *Avena*. An. Edaf. y. Fis. Veg. **18**, 745—754 (1959).
REINHARD, E., J. KATO and A. LANG: Studies on the extraction and separation of gibberellins. Pl. Phys. **35**, XXXV (1960).
RESENDE, F., and M. J. VIANA: Gibberellin and sex expression. Portugal. Acta Biol. A **6**, 77—98 (1959).
RICARD, J. R., et J. P. NITSCH: Intervention de substances naturelles autres que l'acide indolyl-3-acetique dans la croissance du jeune coléoptile de blé. C. R. Acad. Sci. (Paris) **247**, 1891—1893 (1958).
RICHARDSON, S. D.: Radicle elongation of *Pseudotsuga menziesii* in relation to light and gibberellic acid. Nature **181**, 429—430 (1958).
— Germination of Douglas-fir seed as affected by light, temperature and gibberellic acid. Forest Sci. **5**, 174—181 (1959).
RITZEL, M.: The distribution and time of occurrence of gibberellin-like substances from plants. Pl. Phys. **32**, XXXI—XXXII (1957).
RIVES, M., et R. POUGET: Action de la gibbérelline sur la dormance de la vigne *(Vitis vinifera* L.). Compt. rend. hebd. S. Acad. Sci. **248**, 3600 (1959 a).
— Action de la gibbérelline sur la compacité des grappes de deux variétés de vigne. Compt. rend. hebd. S. Acad. agr. France 15. Avril 1959 (b).
ROBBINS, W. J.: Gibberellic acid and the reversal of adult *Hedera* to juvenile state. Am. J. Bot. **44**, 743—746 (1957).
— Further observations on juvenile and adult *Hedera*. Am. J. Bot. **47**, 485—491 (1960).
ROBERT, D.: Action de l'acide gibbérellique sur les méristèmes d'oignon et de pois. Rev. Cyt. et Biol.Vég. **22**, 131—150 (1960).
ROLLIN, P.: Influence de l'acide gibbérellique sur la germination des semences photosensibles. Bull. Soc. Fr. Phys. Vég. **5**, 24—26 (1959).
ROSSMAN, E. C.: Chemical induction of male sterility in imbred corn by use of gibberellins. Am. Seed Tr. Ass. Rep. Hybrid Corn Indus. Res. Conf. **13**, 40—46 (1958).
RUGE, U.: Anwendungsmöglichkeiten von Gibberellinen im Zierpflanzenbau. Gartenwelt **59**, 285—286 (1959a).
— Gibberellin, Vorsicht bei Ziersträuchern. Gartenwelt **58**, 284 (1959b).
SACHAR, R. C., and R. D. IYER: Effect of auxin, kinetin and gibberellin on the placental tissue of *Opuntia dillenii* HAW. cultured in vitro. Phytomorphol. **9**, 1—3 (1959).
— and K. KANTA: Influence of growth substances on artificially cultured ovaries of *Tropaeolum majus* L. Phytomorphol. 8, 202—218 (1958).
— and M. KAPOOR: Influence of kinetin and gibberellic acid on the test tube seeds of *Cooperia*. Naturwissenschaften **45**, 552—553 (1958).
— — Gibberellin in the induction of parthenocarpy in *Zephyranthes*. Pl. Phys. **34**, 168—170 (1959).
SACHERER, F. A.: Zur Frage der tagesperiodischen Zellteilung in den Meristemen von *Ricinus communis* L. 36 S. Dissertation Gießen 1960.
SACHS, R. M.: The effect of AMO-1618 and gibberellic acid on cell division and shoot development. Pl. Phys. **34**, XVII (1959).
— C. F. BRETZ and A. LANG: Shoot histogenesis. The early effects of gibberellin upon stem elongation in two rosette plants. Am. J. Bot. **46**, 376—384 (1959a).

SACHS, R. M., C. F. BRETZ and A. LANG: Cell division and gibberellic acid. Exp. Cell Res. **18**, 230—244 (1959b).
— and A. LANG: Effect of gibberellin upon cell division in biennial *Hyoscyamus niger*. Pl. Phys. **32**, XLVII (1957a).
— — Effect of gibberellin on cell division in *Hyoscyamus*. Science **125**, 1144—1145 (1957b).
— — C. F. BRETZ and J. ROACH: Shoot histogenesis: Subapical meristematic activity in a caulescent plant and the action of gibberellic acid and AMO-1618. Am. J. Bot. **47**, 260—266 (1960).
SAEBOE, S.: The action of gibberellic acid in *Avena* coleoptile curvature test. Phys. Pl. **13**, 839—845 (1960).
SAGARIK, R.: Effects of gibberellic acid on *Dendrobium* seedlings. Am. Orchid. Soc. Bull. **29**, 353—357 (1960).
SAKANISHI, Y.: Effect of gibberellin and low temperature treatment on growth and flowering of stock *(Matthiola incana)*. Jap. Gibb. R. A. **3**, 52 (1960).
SALAH, Y. A.: Effect of gibberellic acid on fruit development of the apple, peach and plum; effect of gibberellic acid on growth and nitrogen status of apple seedlings. Diss. Abstr. **20**, 3937—3938 (1960).
SALE, P. J. M., and D. VINCE: Effects of light and gibberellic acid on internode growth in *Pisum sativum*. Phys. Pl. **13**, 664—673 (1960).
SANDEGREN, E., u. H. BELING: Versuche mit Gibberellinsäure bei der Malzherstellung. Brauerei, wiss. Beil. **11**, 231—238 (1958).
SARKAR, S.: Versuche zur Physiologie der Vernalisation. Biol. Zentr.-Bl. **77**, 1—49 (1958).
— Über einige Gibberellinwirkungen. Publ. U. I. B. S. (B) **34**, 189—190 (1959).
SATO, K., and H. MIYAJIMA: Effects of gibberellin application on growth and deve lopment of forest trees, pastures and weeds. Jap. Gibb. R. A. **2**, 65—67 (1958).
— — The effects of gibberellin upon growth, flower formation and rooting of cuttings in some coniferous seedlings. Jap. Gibb. R. A. **3**, 108—109 (1960).
— and K. HIROSE: The effect of gibberellin sprays on persimmon trees. Jap. Gibb. R. A. **2**, 16 (1958).
SAWADA, E., and S. IMAKAWA: Action of gibberellin on germination of pollen and elongation of pollen tube. Jap. Gibb. R. A. **3**, 11—12 (1960).
SCHAEVERBEKE, J.: Action de la gibbérelline sur l'allongement des filets staminaux chez les graminées. C. R. Acad. Sci. (Paris) **251**, 1176—1178 (1960).
SCHMALZ, H.: Der Einfluß von Gibberellin auf die Blütenbildung von *Kalanchoë blossfeldiana*. Naturwissenschaften **47**, 20 (1960a).
— Der Einfluß von Gibberellin auf eine „knotenlose" Sommergersten-Mutante. Züchter **30**, 81—83 (1960b).
SCHOOLER, A. B.: Gibrel, an aid to embryo culture media of *Hordeum vulgare*. Proc. North Dakota Acad. Sci. **13**, 16—18 (1959).
— The effect of gibrel and gibberellic acid (K salt) in embryo culture media of *Hordeum vulgare*. Agr. J. **52**, 411 (1960).
SCHRAUDOLF, H., and J. REINERT: Interaction of plant growth regulators in regeneration processes. Nature **184**, 465 (1959).
SCHROEDER, C. A., and C. SPECTOR: The effect of gibberellic acid and indoleacetic acid on the cellular proliferation of fruit tissue. Pl. Phys. **32**, XXXIV (1957).
— — Effect of gibberellic acid and indoleacetic acid on growth of excised fruit tissue. Science **126**, 701 (1957).
SCIUCHETTI, L. A.: The effect of gibberellic acid on the second-year growth and alkaloid formation in *Atropa belladonna* LINNÉ. Am. Pharm. Ass. J. Sci. Ed. **48**, 496—499 (1959).

SCOTT, R. A., and J. L. LIVERMAN: Control of etiolated bean leaf-disk expansion by gibberellins and adenine. Science **126**, 122—124 (1957).

SCOTT, R. S.: Effect of gibberellic acid and nitrogen on winter growth of pasture. New Zealand J. Agr. Res. **2**, 1203—1210 (1959).

SCURFIELD, G.: The effects of gibberellic acid on the early growth of species of *Phalaris*. Austr. J. Sci. **21**, 48—49 (1958).

— and E. F. BIDDISCOMBE: Effects of gibberellic acid on winter pasture production. Nature **183**, 1196—1197 (1959).

— and J. A. BULL: The effect of gibberellic acid on winter growth of *Phalaris tuberosa*. J. Austr. Inst. Agr. Sci. **24**, 257—258 (1958).

— and C. W. E. MOORE: Effects of gibberellic acid on species of *Eucalyptus*. Nature **181**, 1276—1277 (1958).

SERZEDELLO, A., and N. WHITAKER: Fermentação giberelinica. Rev. Agr. **35**, 15—24 (1960).

ŠESTÁK, Z., J. ČATSKÝ and J. SAHULKA: Changes in sunflower shoot structure under influence of gibberellic acid. Biol. Pl. **2**, 247—251 (1960).

— and J. ULLMANN: The effect of gibberellic acid on the dynamics of chlorophyll synthesis in etiolated seedlings. Biol. Pl. **2**, 43—47 (1960).

SETA, Y., H. KITAMURA, N. TAKAHASHI and Y. SUMIKI: B. B. F. XXXVIII. Chemical structure of gibberellins VIII. Bull. Agr. Chem. Soc. Japan **21**, 73—74 (1957).

— and Y. SUMIKI: B. B. F. XXVI. The chemical constitution of gibberellin. VI. J. Agr. Chem. Soc. Japan **26**, 508—509 (1952).

— H. TAKAHASHI, A. KAWARADA, H. KITAMURA and Y. SUMIKI: B. B. F. L. Chemical structure of gibberellins. XVI. Bull. Agr. Chem. Soc. Japan **23**, 412—417 (1959).

— — H. KITAMURA and Y. SUMIKI: B. B. F. XLV. Chemical structure of gibberellins. XII. Bull. Agr. Chem. Soc. Japan **22**, 429—431 (1958).

— — — S. TAKAI, S. TAMURA and Y. SUMIKI: B. B. F. LXIV. Chemical structure of gibberellins. XI. Bull. Agr. Chem. Soc. Japan **22**, 61—63 (1958).

— — — — — — B. B. F. LII. Chemical structure of gibberellins. XVIII. Bull. Agr. Chem. Soc. Japan **23**, 499—509 (1959).

SETH, S. K., and G. S. MATHAUDA: Preliminary trials with gibberellic acid. Indian Forester **85**, 528—532 (1959).

SETO, F.: The reactions of rice seedlings to infection of the causal fungus of the "bakanae" disease and to filtrates of its cultures. Mem. Coll. Agr. Kyoto Imp. Univ. **7**, 23—38 (1928a).

— Studies on "bakanae" disease and "bakanae" symptoms of rice plants. Agr. Horticult. **3**, 577—578 (1928b) (Jap.).

— Studies on the "bakanae" disease of the rice plant. I. A consideration of the occurrence of the "bakanae" disease and the "bakanae phenomenon". Ann. Phytopath. Soc. Japan **2**, 118—139 (1928c).

— Experimentelle Untersuchungen über die hemmende und beschleunigende Wirkung des die sogenannte "Bakanae"-Krankheit verursachenden Organismus, *Lisea fujikuroi* SAWADA, auf das Wachstum von Reis-Keimlingen. Mem. Coll. Agr. Kyoto Imp. Univ. **18**, 1—23 (1932).

SHAFER, N. E., and W. G. MONSON: The role of gibberellic acid in overcoming bud dormancy in perennial weeds. I. Leafy spurge *(Euphorbia esula L.)* and ironweed *(Vernonia baldwinii* TORR.*)*. Weeds **6**, 172—178 (1958).

SHEPPARD, N.: Gibberellic acid. XV. The nuclear magnetic resonance spectra and structures of gibberellic acid derivatives. J. Chem. Soc. (London) **1960**, 3040.

SHIDEI, T., and T. AKAI: Effects of gibberellin on germination of seeds and elongation of seedlings of forest trees. Jap. Gibb. R. A. **2**, 64—65 (1958).

SHIDEI, T., T. AKAI and S. ICHIKAWA: Flower bud formation on Sugi *(Cryptomeria japonica)* and *Metasequoia (M. glyptostroboides)* by gibberellic acid treatment. J. Jap. Forest. Soc. **41**, 312—315 (1959).
— S. ICHIKAWA and Y. KONOHIRA: Flower bud formation on *Cryptomeria japonica* and *Metasequoia glyptostroboides* by gibberellic acid treatment II, III. J. Jap. Forest Soc. **42**, 363 (1960).
— K. OGAWARA and T. AKAI: The effect of gibberellin on forest tree seedlings and on soil fungi. Jap. Gibb. R. A. 1 (1957).
SHIMADA, S.: Further studies on the nature of the growth promoting substance excreted by the "bakanae" fungus. Ann. Phytopath. Soc. Japan **2**, 442—452 (1932).
— Growth-promoting principles from culture filtrates of *Gibberella fujikuroi*. (Jap.) Kagaku **3**, 53—54 (1933).
— On the growth-promoting substance produced by the "bakanae" fungus. Agr. Horticult. **9**, 2146—2152 (1934).
SHIMADA,T.: Effects of gibberellin treatment on the photoperiodically treated fennel plant, *Foeniculum vulgare*. Saga Univ. Agr. Bull. **9**, 1—78 (1959).
SHIMIZU, M.: Effects of gibberellin on the differentiation and development of organs in rice plants. Jap. Gibb. R. A. **3**, 16—17 (1960).
SIAKOTOS, A. N., and J. E. DEWEY: The effect of a diet containing gibberellic acid on the growth and food consumption of *Periplaneta americana* L. J. Econom. Entom. **52**, 1214—1215 (1959).
SIMOKAWA, M., and K. ADACHI: Effect of gibberellin on the growth of etiolating Mitsuba *(Cryptotaenia japonica)*. Kanagawa Agr. Exp. St. Hort. Br. B. **8**, 71—76 (1960).
SIMPSON, G. M.: A colorimetric test for gibberellic acid and evidence from a dwarf pea assay for the occurrence of a gibberellin-like substance in wheat seedlings. Nature **182**, 528—529 (1958).
SIRCAR, S. M., and R. CHAKRAVERTY: The effect of gibberellic acid on jute *(Corchorus capsularis* LINN.). Sci. and Culture **26**, 141—143 (1960).
— and M. KUNDU: Effect of root extract of water hyacinth *(Eichhornia speciosa* KUNTH.*)* on the growth and flowering of rice. Sci. and Culture **24**, 332 (1959).
SKINNER, C. G., and W. SHIVE: Synergistic effect of gibberellin and 6-(substituted)-purines on germination of lettuce seed. Arch. Biochem. Biophys. **74**, 283—285 (1958).
— F. D. TALBERT and W. SHIVE: Effect of 6-(substituted)-purines and gibberellin on rate of seed germination. Pl. Phys. **33**, 190—194 (1958).
SKJEGSTAD, K. R.: The anatomical basis for the gibberellin response in *Zea mays*. Abstr. Bot. Soc. Am. A. I. B. S. M., p. 19 (1957).
— The cytological basis of the gibberellin response in dwarf mutants of *Zea mays* L. Ph. D.-Dissertation Univ. Cal. Los Angeles 1960.
SMITH, C. R.: Effect of autumn applications of potassium gibberellate on fruit production of the strawberry. Nature **187**, 620 (1960).
SMITH, O. E., and L. RAPPAPORT: Content of endogenous gibberellins in resting and sprouting tubers of potato, *Solanum tuberosum* L. Pl. Phys. **35**, XXXIV—XXXV (1960).
SNYDER, F. W.: Effect of gibberellin on germination and early growth in the sugar beet. J. Am. Soc. Sugar Beet Technol. **10**, 394—395 (1959).
— and S. H. WITTWER: Some effects of gibberellin on stem elongation and flowering in sugar beets. J. Am. Soc. Sugar Beet Technol. **10**, 553—561 (1959).
SOOST, R. K.: Gibberellic acid on mandarin. Calif. Agr. **12**, 5 (1958).
— Effects of gibberellic acid on genetic characters in two tomato lines. Bot. Gaz. **121**, 114—118 (1959).

Spector, C.: Growth responses of gibberellic acid and indole-3-acetic acid in fruit tissue cultures of *Citrus medica*. Thesis Univ. Cal. Los Angeles 1958.

Spooner, A. E., J. E. Frizzell and B. A. Waddle: Gibberellic acid and cotton seedling growth. Arkansas Farm Res. 7, 9 (1958).

Stant, M. Y.: Some growth responses to gibberellic acid. J. Linn. Soc. London 56, 249—250 (1959).

Stewart, W. S., and F. T. Ching: Horticultural research notes on gibberellic acid. Lasca Leaves 7, 26—28 (1957).

— — and D. D. Halsey: Effects of gibberellic acid sprays on Thompson Seedless grapes. Lasca Leaves 7, 80 (1957).

— D. D. Halsey and F. T. Ching: Effect of the potassium salt of gibberellic acid (gibrel) on peduncle and cap stem growth of Thompson Seedless grapes. Abstr. Am. Soc. Hort. Sci. 54th Ann. M. p. 48 (1957).

Stoddart, J. L.: The effects of gibberellic acid upon growth habit and heading in late-flowering red clover *(Trifolium pratense* L.*)*. J. Agr. Sci. 52, 161—167 (1959).

— Effects of gibberellic acid on herbage legumes. In: Rep. Welsh Breed. St. 1959. Aberystwyth 1960a.

— The influence of growth stage on the response of red clover (*Trifolium pratense* L.) to gibberellic acid. Ann. Appl. Biol. 48, 800—810 (1960b).

Stodola, F. H.: The isolation, characterization and chemical properties of the gibberellins. Symp. Lecture, A. I. B. S.-M. 13 pp. (1956).

— Source book on gibberellin 1828—1957. Ed. :Agr. Res. Service, U. S. D. A. 1958.

— G. E. N. Nelson and D. J. Spence: The separation of gibberellin A and gibberellic acid on buffered partition columns. Arch. Biochem. Biophys. 66, 438—443 (1957).

— K. B. Raper, D. I. Fennell, H. F. Conway, V. E. Sohns, C. T. Langford and R. W. Jackson: The microbiological production of gibberellins A and X. Arch. Biochem. Biophys. 54, 240—245 (1955).

Stork, G., and H. Newman: The chemistry of allogibberic acid and of gibberic acid. J. Am. Chem. Soc. 81, 3168 (1959a).

— — The stereochemistry of gibberellic acid. J. Am. Chem. Soc. 81, 5518—5519 (1959b).

Stout, M., and F. V. Owen: Effect of gibberellic acid on bolting rate of annual beets. J. Am. Soc. Sugar Beet Techn. 10, 302—304 (1959).

Stowe, B. B.: Growth promotion in pea epicotyl sections by fatty acid esters. Science 128, 421—423 (1958).

— Growth promotion in pea stem sections. I. Stimulation of auxin and gibberellin action by alkyl lipids. Pl. Phys. 35, 262—269 (1960).

— and T. Yamaki: The history and physiological action of the gibberellins. Ann. Rev. Pl. Phys. 8, 181—216 (1957).

— — Gibberellins: Stimulants of plant growth. Science 129, 807—816 (1959).

Stoy, V., and A. Hagberg: Effects of gibberellic acid on erectoides mutations in barley. Hereditas 44, 516—522 (1958).

Straus, J., and R. R. Epp: Response of *Cupressus funebris* tissue cultures to gibberellins. Science 131, 1806—1807 (1960).

Strong, F. M.: Control quimico del crecimiento de plantas. Acta Cient. Venezolana 9, 26—32 (1958).

Stuart, N. W.: Growth and flowering of *Hydrangea macrophylla* as influenced by storage temperature, length of storage, and gibberellic acid. Abstr. Am. Soc. Hort. Sci. 54th Ann. M. p. 49 (1957).

— and H. M. Cathey: Control of growth and flowering of *Chrysanthemum morifolium* and *Hydrangea macrophylla* by gibberellin. Proc. 15th Int. Hort. Congr. Nice (1958).

STUART, N. W., and H. M. CATHEY: Growth and metabolism of *Chrysanthemum* as modified by nutrients and gibberellin. Pl. Phys. **34**, XVI (1959).

STUTZ, R. E., and R. WATANABE: Progress Report: The Gibberellins. II. The effect of gibberellic acid and photoperiod on indoleacetic acid oxidase in *Lupinus albus* L. Semi-Ann. Rep. Biol. Med. Res. Div. Argonne Nat. Lab. ANL 5732 p. 107—109 (1957).

SUBBA RAO, N.: In vivo detection of gibberellic acid in foot-rot infected rice *(Oryza sativa L.)*. Proc. Ind. Acad. Sci. **45** B, 91—94 (1957).

SUDIA, T. W.: Influence of temperature on the response of germinating barley grains to potassium gibberellate. Pl. Phys. **34**, 473 (1959).

— and A. J. LINCK: The effect of gibberellic acid on water loss by bean plants. Minn. Acad. Sci. Proc. **27**, 134—138 (1959) 1960.

SUETSUGU, I., and S. WATANABE: The effect of gibberellin on the growth and yield of lowland rice. Jap. Gibb. R. A. **2**, 50—51 (1958).

SUGIYAMA, T., K. TAKAHASHI, M. TADOKORO and S. SHIN: Effect of GB on the vegetable crops. Jap. Gibb. R. A. **2**, 24—28 (1958).

SUMIKI, Y.: The biochemistry of *Gibberella fujikuroi*. Abstr. 5th Int. Congr. Microbiol. Rio de Janeiro, p. 34 (1950).

— B. B. F. XXV. The physiological action of gibberellin III. J. Agr. Chem. Soc. Japan **26**, 393—397 (1952).

— Gibberellin and abnormal growth of plants. (Jap.) Kagaku **25**, 563—567 (1955).

— A. KAWARADA, H. KITAMURA, Y. SETA and N. TAKAHASHI: The biochemistry of *Gibberella fujikuroi*. The chemical structure of gibberellin. Abstr. 6th Int. Congr. Microbiol. Rome, p. 101—102 (1953), p, 173—175 (1955).

— M. YATAZAWA, K. ASO and T. YABUTA: The biochemistry of *Gibberella fujikuroi*. The chemical constitution of Gibberellin. Abstr. 12th Int. Congr. Pure and Appl. Chem. p. 64—65 (1951).

SUPNIEWSKI, J., u. H.: Gibberellins. Postepy Biochem. **4**, 163—186 (1958).

SWAN, H. S. D.: The influence of gibberellic acid on the growth and development of hybrid poplar. Woodland Res. Ind. Pulp. Paper Res. Inst. Can. **105** (1958).

TAGAWA, T.: Studies on the occurrence of natural gibberellin in the potato plant. Jap. Gibb. R. A. **3**, 1 (1960).

— and T. KODAMA: Mechanism of gibberellin action on cell enlargement. Jap. Gibb. R. A. **2**, 79 (1958).

TAGUCHI, K., and N. TAKAHASHI: Effects of gibberellin on promoting budding of seed potatoes. Jap. Gibb. R. A. **3**, 6—7 (1960).

TAKAHASHI, N., H. KITAMURA, A. KAWARADA, Y. SETA, M. TAKAI, S. TAMURA and Y. SUMIKI: B. B. F. XXXIV. Isolation of gibberellins and their properties. Bull. Agr. Chem. Soc. Japan **19**, 267—277 (1955).

— Y. SETA, H. KITAMURA, A. KAWARADA and Y. SUMIKI: B. B. F. XXXIX. Chemical structure of gibberellins IX. Bull. Agr. Chem. Soc. Japan **21**, 75—76 (1957).

— — — — — B. B. F. LI. Chemical structure of gibberellins, XVII. Bull. Agr. Chem. Soc. Japan **23**, 493—498 (1959).

— — — and Y. SUMIKI: B. B. F. XLI. Chemical structure of gibberellins, X. Bull. Agr. Chem. Soc. Japan **21**, 327—328 (1957a).

— — — — B. B. F. XLII. A new gibberellin, gibberellin A_4. Bull. Agr. Chem. Soc. Japan **21**, 396—398 (1957b).

— — — — B. B. F. XLVI. Chemical structure of gibberellins. XIII. Bull. Agr. Chem. Soc. Japan **22**, 432—433 (1958).

— — — — B. B. F. LIII. Chemical structure of gibberellins, XIX. Bull. Agr. Chem. Soc. Japan **23**, 509—524 (1959).

TAKASHIMA, S.: Effect of gibberellin on roses. Jap. Gibb. R. A. **2**, 5 (1958).

TAKEDA, T.: The effect of gibberellin on the growth of upland-cotton and the elongation of floss-length. Jap. Gibb. R. A. **3**, 98 (1960).

TAKEUCHI, S., and H. KAMEKURA: Effect of gibberellin on peanut plant. Jap. Gibb. R. A. **3**, 101—102 (1960).

TAKIZAWA, Y., and S. KANO: The influence of gibberellin on the mulberry leaves and silkworm rearing. Jap. Gibb. R. A. **3**, 4—5 (1960).

TAMARI, K., N. OGASAWARA and J. KAJI: Quantitative measurement of gibberellin by use of the alga *(Nitella sp.)*. Niigata Univ. Fac. Agr. Bull. **11**, 85—90 (1959).

TAMURA, T., and M. KUNISHIGE: The effect of gibberellin solution on the forcing Kurume *Azalea*. Jap. Gibb. R. A. **3**, 56 (1960).

TAVANT, H.: Etude de la croissance et du développement du *Begonia gracilis* en conditions uniformes de lumière et de température: action de l'acide gibbérellique. C. R. Acad. Sci. (Paris) **251**, 1815—1817 (1960a).

— Action de l'acide gibbérellique sur le *Begonia gracilis:* modifications anatomiques. C. R. Acad. Sci. (Paris) **251**, 3057—3059 (1960b).

TERUI, M., and H. KAGAWA: The influence of gibberellin on the growth of some plant-parasitic fungi. Bull. Fac. Agr. Hirosaki Univ. **4**, 88 (1958).

THAKUR, C., and N. NEGI: Effect of gibberellic acid on growth, sucrose and nitrogen content in sugar cane plant. Sci. and Culture **24**, 522—523 (1959).

THOMPSON, P. A., and C. G. GUTTRIDGE: Effect of gibberellic acid on the initiation of flowers and runners in the strawberry. Nature **184**, 72—73 (1959).

THORUP, S.: Results of experiments with gibberellin. Horticultura **13**, 27—31, 47—50, 97—107 (1959).

THURBER, G. A., J. R. DOUGLAS and A. W. GALSTON: Inhibitory effect of gibberellins on nodulization in dwarf beans, *Phaseolus vulgaris*. Nature **181**, 1082—1083 (1958).

TICKNOR, R. L.: Gibberellic acid, its effects on the growth of *Rhododendron* seedlings with and without supplemental light. Am. Rhododendron Soc. Qu. Bull. **12**, 78—80 (1958).

TIMM, H., L. RAPPAPORT, R. PRIMER and O. E. SMITH: Sprouting, plant growth, and tuber production as affected by chemical treatment of white potato seed pieces. II. Effect of temperature and time of treatment with gibberellic acid. Am. Potato J. **37**, 357—365 (1960).

TOOLE, V. K., and H. M. CATHEY: Germination of Grand Rapids lettuce and *Lepidium virginicum* seeds as affected by gibberellin. Pl. Phys. **34**, XVI (1959).

TORII, H., and M. NAKAGAWA: Growth promoting effect of gibberellin upon the tea shoot. Okitsu. Nat. Agr. Exp. St. Tea Div. **20**, 19—33, **22**, 23—24 (1959/1960).

TORII, S.: Application of gibberellin to tea plant. Jap. Gibb. R. A. **2**, 60—61 (1958).

TRONCHET, A.: La stimulation de la croissance des plantes par les gibbérellines, comparaison avec l'action des auxines, intervention d'un facteur du type gibbérelline dans le cas des plantes volubiles. Bull. soc. hist. nat. Doubs **61**, 67—80 (1960).

— L'acide gibbérellique et la circumnutation provoquée des tiges de *Zinnia*. Rev. Hortic. **2338**, 3 p (1960b).

— Présentation d'un film sur la croissance de plants de *Zinnia elegans* et les modifications de croissance induites par l'acide gibbérellique. Bull. Soc. Fr. Phys. Vég. **6**, 65 (1960c).

— et J. MARCHAL: Action de la gibbérelline sur la croissance et les mouvements de *Lactuca saligna*. Bull. soc. hist. nat. Doubs **62** (4), 99—100 (1959—1960).

— et J. et J. P. PERNEY: Sur les mouvements révolutifs de la tige de *Zinnia elegans* induits par l'acide gibbérellique. C. R. Acad. Sci. (Paris) **250**, 576—578 (1960a).

— — — Modifications de croissance de *Zinnia elegans* après traitement par l'acide gibbérellique. C. R. Acad. Sci. (Paris) **250**, 1328—1330 (1960b).

TRONCHET, J.: Etude par chromatographie sur papier des flavonoides de *Convolvulus sepium*, dans les flagelles volubiles, les tiges rampantes et les tiges rampantes devenues volubiles par traitement gibbérellique. Bull. soc. hist. nat. Doubs **62** (4), 101—104 (1959—1960).

TSUCHIYA, M., M. YAMAGUCHI and J. NOMURA: Effects of gibberellin on *Chrysanthemum*. Agr. Horticult. **35** (9) (1960).

TSUKAMOTO, Y.: Effect of gibberellin on the bolting and flowering of radish. Jap. Gibb. R. A. **2**, 33—34 (1958).

— Studies on the utilization of gibberellin in fall culture of potato. Jap. Gibb. R. A. **3**, 83—84 (1960).

— T. ASAHIRA and T. NAMIKI: Studies on the dormancy of the potato tuber. II. The effect of photoperiod and foliar spray of gibberellin on breaking dormancy of potato. Kyoto Univ. Res. Inst. Food Sci. Mem. **19**, 43—48 (1959).

— K. KANO and T. NAMIKI: Effect of gibberellin on breaking of dormancy of the potato tuber. Agr. Horticult. **32**, (11) 1645—1647 (1957).

— and K. KONISHI: Studies on gibberellin on the vernalization of growing plant of radish. Kyoto Univ. Res. Inst. Food Sci. Mem. **18**, 48—56 (1959).

UBRISZY, G., VÖRÖS, J., and Z. KIRÁLY: Utilization of gibberellin in agriculture and experiments for its production in Hungary. Növénytermélés **9**, 79—88 (1960).

UEDA, K.: Effects of gibberellin application to bamboo. Jap. Gibb. R. A. **3**, 109—110 (1960).

— T. SAITO, E. HASHIMOTO and K. OGASAWARA: Effects of gibberellin application on bamboo-growth. Jap. Gibb. R. A. **2**, 63 (1958).

UGOLIK, N., et J. P. NITSCH: Etude chromatographique des substances de croissance dans la graine immature de Mirabelle. Bull. Soc. Bot. France **106**, 446—451 (1959).

ULLMANN, J., and J. KREKULE: The influence of gibberellic acid on the chlorophyll content of germinating lettuce plants. Folia Biologica **4**, 251—252 (1958).

USHIODA, T., T. GOTO and K. HAZAMA: Applications of gibberellins to mulberry. Jap. Gibb. R. A. **2**, 61—62 (1958).

VAARAMA, A., and N. TARÉN: The effect of gibberellic acid and fungi on spore germination and protonema growth in mosses. Bot. Notiser **112**, 781—783 (1959).

VAN DEN ENDE, J., and P. KORNEEF: Gibberellic acid and osmotic pressure. Nature **186**, 327 (1960).

VAN OVERBEEK, J.: Auxins. Bot. Rev. **25**, 269—350 (1959).

— D. W. RACUSEN, M. TAGAMI and W. J. HUGHES: Simultaneous analysis of auxin and gibberellin. Pl. Phys. **32**, XXXII (1957).

VASIL, I. K.: Effect of kinetin and gibberellic acid on excised anthers of *Allium cepa*. Science **126**, 1294—1295 (1957).

VAZART, B.: Effet de la gibbérelline associée ou non au glucose sur la structure cytologique du malt. C. R. Acad. Sci. (Paris) **250**, 3704—3706 (1960).

VERDEJO VIVAS, G.: Derivados metabolicos del *Gibberella fujikuroi*. Arch. Inst. Aclimatación **6**, 1—151 (1957).

VERKERK, K., and E. V. YADLIN: The effect of daylength, gibberellin, seed vernalization and their interaction on spinach. Netherl. J. Agr. Sci. **7**, 202—208 (1959).

VIANA, M. J.: Differential action of indoleacetic acid and gibberellin on decapitated plants of *Bryophyllum daigremontianum*. Portugal. Acta Biol. **5 A**, 283—286 (1958).

— and F. RESENDE: Inversion of apical dominance and of floral gradient by gibberellic acid. Rev. Biol. **1**, 169—172 (1957).

VLITOS, A. J., and W. MEUDT: Relationship between shoot apex and effect of gibberellic acid on elongation of pea stems. Nature **180**, 284 (1957a).

— — Interaction between gibberellic acid and the shoot apex of Alaska pea seedlings. Pl. Phys. **32**, XLVII (1957b).

VLITOS, A. J., and W. MEUDT: The effect of light and of the shoot apex on the action of gibberellic acid. Contr. Boyce Thompson Inst. **19**, 55—62 (1957c).

WADA, B.: Cytological studies on the effect of gibberellin on the mitotic cell. Jap. J. Genetics Suppl. **2**, 24—28 (1949).

WAGNER, A.: 20 Jahre Gibberelline. Chemiker-Ztg. **60**, 185—189 (1959).

WALHOOD, V. T.: Effect of gibberellic acid on boll retention and cut-out in cotton. Proc 12th Ann. Beltwide Cotton Def. and Phys. Conf., p. 24—30 (1957).

WALKER, D. R., and C. W. DONOHO: Further studies of the effect of gibberellic acid on breaking the rest period of young peaches and apple trees. Proc. Am. Soc. Hort. Sci. **74**, 87—92 (1959).

WARDLAW, C. W., and G. C. MITRA: Responses of a fern apex to gibberellic acid, kinetin and α-naphthaleneacetic acid. Nature **181**, 400—401 (1958).

WAREING, P. F.: Interaction between indoleacetic acid and gibberellic acid in cambial acitivity. Nature **181**, 1744—1745 (1958).

WASHBURN, W. H., F. A. SCHESKE and J. R. SCHENCK: Infrared determination of gibberellins. J. Agr. Food Chem. **7**, 420—422 (1959).

WATANABE, R.: Progress report: The gibberellins. III. The biogenesis of C14-gibberellic acid. Semi-Ann. Rep. Biol. Med. Res. Div. Argonne Nat. Lab., ANL-5732, p. 192—194 (1957).

— and N. J. SCULLY: Preliminary report: The gibberellins. Qu. Rep. Biol. Med. Res. Div. Argonne Nat. Lab., ANL-5696, p. 104—105 (1956).

— — Progress Report: The gibberellins. IV. The translocation of C14-gibberellic acid and/or its metabolic fragments in the Pinto beans. Semi-Ann. Rep. Biol. Med. Res. Div. Argonne Nat. Lab. ANL-5732, p. 195—197 (1957a).

— — Translocation of C14-labelled gibberellic acid in Pinto beans. Pl. Phys. **32**, LVI (1957b).

— and R. E. STUTZ: Effect of gibberellic acid and photoperiod on indoleacetic acid oxidase in *Lupinus albus* L. Pl. Phys. **35**, 359—361 (1960).

WATANABE, Z., and Y. OKUDA: Gibberellin application to grape trees. Jap. Gibb. R. A. **2**, 18—19 (1958).

WEAVER, R. J.: Effect of gibberellic acid on fruit set and berry enlargement in seedless grapes of *Vitis vinifera*. Nature **181**, 851—852 (1958).

— Prolonging dormancy in *Vitis vinifera* with gibberellin. Nature **183**, 1198—1199 (1959).

— Toxicity of gibberellin to seedless and seeded varieties of *Vitis vinifera*. Nature **187**, 1135—1136 (1960).

— and S. B. McCUNE: Gibberellin tested on grapes. Calif. Agr. **12**, 6, 7, 15 (1958).

— — Effect of gibberellin on seedless *Vitis vinifera*. Hilgardia **29**, 247—275 (1959).

— — Bioassay for testing activity of gibberellins on grape shoots. Am. J. Enol. Viticult. **10**, 185—190 (1959).

— — Response of certain varieties of *Vitis vinifera* to gibberellin. Hilgardia **28**, 297—350 (1959a).

— — Effect of gibberellin on seeded *Vitis vinifera*, and its translocation within the vine. Hilgardia **28**, 625—645 (1959b).

— — Further studies with gibberellin on *Vitis vinifera* grapes. Bot. Gaz. **121**, 155—162 (1960).

WEIBEL, R. O.: Effect of gibberellin on the vernalization period of winter wheat. Agr. J. **52**, 122—123 (1960).

WEIJER, J.: Interaction of gibberellic acid and indoleacetic acid in *Impatiens*. Science **129**, 896—897 (1959).

WELLENSIEK, S. J.: Gibberellazuur, stengelstrekking en bloei. Versl. Gew. Verg. Afdel. Natuurk. Kon. Ned. Akad. Wetensch. **67**, 44 (1958).

— Neutronic mutations in peas. Euphytica **8**, 209—215 (1959).

WELLENSIEK, S. J.: Stem elongation and flowering. Proc. Kon. Ned. Akad. Wetensch. C **63**, 159—166 (1960).

WELLER, L. E., S. H. WITTWER, M. J. BUKOVAC and H. M. SELL: The effect of gibberellic acid on enzyme activity and oxygen uptake in bean plants *(Phaseolus vulgaris)*. Pl. Phys. **32**, 371—372 (1957).

WEST, C. A.: Gibberellins and plant growth. J. Chem. Ed. **35**, 42—45 (1958).

— and K. H. MURASHIGE: The isolation of gibberellin A_1 and bean factor II and the chemical properties of other gibberellin-like factors in beans and peas. Pl. Phys. **33**, XXXVIII (1958).

— and B. O. PHINNEY: Properties of gibberellin-like factors of higher plants. Pl. Phys. **31**, XX (1956).

— — Purification and properties of gibberellin-like substances from flowering plants. Pl. Phys. **32**, XXXII (1957).

— — Gibberellins from flowering plants. I. Isolation and properties of a gibberellin from *Phaseolus vulgaris* L. J. Am. Chem. Soc. **81**, 2424—2427 (1959).

WESTING, A. H.: Effect of gibberellin on conifers: Generally negative. J. Forestry **57**, 120—122 (1959).

WHALEY, W. G., and J. KEPHART: Effect of gibberellic acid on growth of maize roots. Science **125**, 234 (1957a).

— — The effects of indoleacetic acid and gibberellic acid on growth of isolated root tip segments of imbred maize. Pl. Phys. **32**, XXXIII—XXXIV (1957b).

WIBERG, H., and H. KOLK: Effect of gibberellin on germination of seeds. Intern. Seed Testing Ass. Proc. **25**, 440—445 (1960).

WILCOXSON, R. D., and T. W. SUDIA: The influence of gibberellic acid on seedling blight of corn. Pl. Dis. Rptr. **44**, 312—313 (1960).

WITTWER, S. H., and M. J. BUKOVAC: Gibberellins, new chemicals for crop production. Quart. Bull. Mich. Agr. Exp. St. Mich. St. Univ. **39**, 469—494 (1957a).

— — Gibberellin and higher plants. III. Induction of flowering in long-day annuals grown under short days. Quart. Bull. Mich. Agr. Exp. St. Mich. St. Univ. **39**, 661—672 (1957b).

— — Gibberellin and higher plants. V. Promotion of growth in grass at low temperatures. Quart. Bull. Mich. Agr. Exp. St. Mich. St. Univ. **39**, 682—686 (1957c).

— — Gibberellin effects on temperature and photoperiodic requirements for flowering of some plants. Science **126**, 30—31 (1957d).

— — Gibberellin and higher plants. VIII. Seed treatment for beans, peas, and sweet corn. Quart. Bull. Mich. Agr. Exp. St. Mich. St. Univ. **40**, 215—224 (1957e).

— — Some effects of gibberellin on temperature and photoperiodic responses in plants. Abstr. 54th Ann. M. Am. Soc. Hort. Sci. p. 50 (1957f).

— — Gibberellin and higher plants. X. Field observations with certain vegetable crops. Quart. Bull. Mich. Agr. Exp. St. Mich. St. Univ. **40**, 352—364 (1957g).

— — The effects of gibberellin on economic crops. Econ. Bot. **12**, 213—255 (1958).

— — Effects of gibberellin on the photoperiodic responses of some higher plants. In: Photoperiodism and related phenomena, p. 373—380. Washington 1959.

— — and B. H. GRIGSBY: Gibberellin and higher plants. VI. Effects on the composition of Kentucky bluegrass *(Poa pratensis)* grown under field conditions in early spring. Quart. Bull. Mich. Agr. Exp. St. Mich. St. Univ. **40**, 203—206 (1957).

— — G. R. McVEY and J. C. BALLARD: Gibberellin modifications of photoperiod controlled growth in herbaceous plants. Naturwissenschaften **46**, 117—118 (1959).

— — H. M. SELL and L. E. WELLER: Some effects of gibberellin on flowering and fruit setting. Pl. Phys. **32**, 39—41 (1957).

— — L. E. WELLER and H. M. SELL: Some effects of gibberellic acid on plant growth and metabolism. Pl. Phys. **31**, XX (1956).

Wittwer, S. H., and N. E. Tolbert: 2-Chloroethyl trimethyl-ammonium chloride and related compounds as plant growth substances. V. Pl. Phys. 35, 871—877 (1960a).
— — Comparative growth, flowering and fruiting responses by 3-indoleacetic acid, gibberellin and 2-chloroethyltrimethylammonium chloride. P. Phys. 35, XXXV (1960b).
Wolf, F. T., and A. H. Haber: Chlorophyll content of gibberellin-treated wheat seedlings. Nature 186, 217—218 (1960).
Wright, G. M.: Effect of gibberellic acid on a compactoid wheat. Wheat Inform. Serv. Kyoto 7, 12—13 (1958).
Yabuta, T.: Biochemistry of the "bakanae" fungus of rice. (Jap.) Agr. Horticult. 10 (1), 17—22 (1935).
— and T. Hayashi: Biochemistry of the "bakanae" fungus of rice. (Additional reports. Jap.) Agr. Horticult. 11, (1), 27—33 (1936); 12, 1073—1083 (1937); 15, 1991—1998 (1940).
— — B. B. F. II. Isolation of "gibberellin", the active principle which makes the rice seedlings slenderly. III. Studies on the physiological action of gibberellin on the plant. J. Agr. Chem. Soc. Japan 15, 257—266, 403—413 (1939).
— — Biochemical studies of "bakanae" fungus of rice. J. Imp. Agr. Exp. St. 3, 365—400 (1940).
— and Y. Sumiki: Communication to the editor. (Jap.) J. Agr. Chem. Soc. Japan 14, 1526 (1938).
— — B. B. F. XIV. The effect of gibberellin on animal tissue culture. XVIII. Action of gibberellin on the growth of buds of *Paulownia tomentosa*. (Jap.) J. Agr. Chem. Soc. Japan 18, 207—208 (1942); 20, 52 (1944).
— — and K. Aso: B. B. F. XXIII. The chemical constitution of gibberellin. IV. J. Agr. Chem. Soc. Japan 25, 159—160 (1951).
— — — and T. Hayashi: B. B. F. XIII. The action of gibberellin on tobacco seedlings. (Jap.) J. Agr. Chem. Soc. Japan 17, 1001—1004 (1941).
— — — T. Tamura, H. Igarashi and K. Tamari: B. B. F. X.—XII. The chemical constitution of gibberellin I, II, III. (Jap.) J. Agr. Chem. Soc. Japan 17, 721—730, 894—900, 975—984 (1941).
— — K. Fukunaga and M. Horiuchi: B. B. F. XXI. The action of ultraviolet rays on gibberellin. XXII. Chemical composition of rice seedlings treated with gibberellin. II. J. Agr. Chem. Soc. Japan 24, 395—396, 396—397 (1951).
— — E. Katayama and H. Motoyama: B. B. F. VII. The cultivation conditions for producing gibberellin. II. (Jap.) J. Agr. Chem. Soc. Japan 16, 1157—1158 (1940).
— — N. Murayama and K. Suzuki: B. B. F. VIII. The effects of gibberellin on the components of soybean malt. J. Agr. Chem. Soc. Japan 17, 527—528 (1941).
— — and T. Takahashi: B. B. F. XVI. Action of gibberellin on tobacco seedlings. II. (Jap.) J. Agr. Chem. Soc. Japan 19, 396 (1943).
— — K. Tamari and C. Koizumi: B. B. F. XV. Water culture of rice plant with combined use of gibberellin and heteroauxin. (Jap.) J. Agr. Chem. Soc. Japan 19, 244—248 (1943).
— — T. Tamura and N. Murayama: B. B. F. IX. Chemical constituents of the fungus. I. (Jap.) J. Agr. Chem. Soc. Japan 17, 673—676 (1941).
— — and H. Torii: B. B. F. XVII. Action of gibberellin on tea leaves. (Jap.) J. Agr. Chem. Soc. Japan 19, 396—398 (1943).
— — and S. Uno: B. B. F. IV. The cultural condition for producing gibberellin or fusaric acid. J. Agr. Chem. Soc. Japan 15, 1209—1220 (1939).
Yakushiji, K., K. Yamaguchi, T. Yamanaka and T. Tamai: Gibberellin effects on the growth and fruit set of *Citrus* trees. Jap. Gibb. R. A. 3, 75 (1960).

YAMADA, E.: Effect of gibberellin on the germination of some dormant seeds. Jap. Gibb. R. A. **1**, 42 (1957).

YAMADA, H., and Y. YOKOTA: Effect of gibberellin on flowering and fruiting of strawberry. Jap. Gibb. R. A. **3**, 85—86 (1960).

YAMAKI, T.: Physiological action of gibberellin. Agr. Horticult. **33**, 1165—1168 (1958).

— and T. HASHIMOTO: Synergistic actions between gibberellins and ions. Jap. Gibb. R. A. **3**, 30—31 (1960a).

— — Comparative effectiveness of gibberellins A_1, A_2, A_3 and A_4. Jap. Gibb. R. A. **3**, 31—32 (1960b).

— — T. ISHII and M. YAMADA: Some physiological effects of gibberellin on seed germination, leaf expansion, dehydration of mitochondria, and probable formation of gibberellin in leaf. Jap. Gibb. R. A. **2**, 51—52 (1958).

YAMAZAKI, K., and Y. HORI: The effect of gibberellin applied with auxins in controlling the occurrence of puffy fruits in tomato growing. Jap. Gibb. R. A. **3**, 80—81 (1960).

— — T. KAMIHAMA, M. AOKI and T. HIGASHI: Effect of GB on the vegetable crops. Jap. Gibb. R. A. **2**, 36—42 (1958).

YATAZAWA, M., and Y. SUMIKI: B. B. F. XXIV. The chemical constitution of gibberellin V. J. Agr. Chem. Soc. Japan **25**, 503—507 (1952).

— M. MATSUI and S. A. WILDE: Growth response of Monterey pine *(Pinus radiata)* to gibberellins. Forest. Res. Notes **52**, 2 p. 1960.

YATSUYANAGI, S., K. TAKAHASHI, H. SAKAI and Z. YOSHIDA: The influence of gibberellin spraying on the rice plant. Jap. Gibb. R. A. **3**, 19—20 (1960).

YERMANOS, D. M., and P. F. KNOWLES: Effect of gibberellic acid treatment on safflower. Agr. J. **52**, 596—598 (1960).

YODA, S., and J. ASHIDA: Effect of gibberellic acid on the extensibility of the pea stem. Nature **182**, 879—880 (1958).

— — Effects of gibberellin and auxin on the extensibility of the pea stem. Pl. and Cell Phys. **1**, 99—105 (1960).

YOKOGAWA, S.: Application of gibberellin on mulberry. Agr. Horticult. **34** (9), 1435 (1959).

YOKOZAWA, Y., and A. YASUI: Studies on the effects of gibberellin on figs. Jap. Gibb. R. A. **3**, 73—74 (1960).

YOUNGNER, V. B.: Gibberellin on *Zoysia* grasses. Calif. Agr. **12**, (7) 15 (1958).

YUKAWA, I.: The effect of a plantgrowth-promoting substance, gibberellin, on the growth of *Citrus* seedlings and top grafted scions. Jap. Gibb. R. A. **2**, 15—16 (1958).

ZEEVART, J. A. W.: Productie, fysiologische werking en mogelijkheden voor toepassing van en nieuwe groep stoffen: de gibberellienen. Landbk. Tijdschr. **70**, 123—135 (1958).

ZINKE, H.: Wird Gibberellin den Pflanzenbau revolutionieren? Gartenwelt **58**, 33—35 (1958a).

— Gibberellin und seine Bedeutung für den Zierpflanzenbau. Gartenwelt **58**, 80—82 (1958b).

ZVIAGINA, E. A.: The effect of gibberellin on tobacco. Tabak **1960**, 41—42.

ZWEIG, G., and R. G. COSENS: Residue analysis of gibberellic acid in grapes by bioassay and isotope methods. J. Agric. Food Chem. **7**, 717—719 (1959).

Index

In dem Index sind nur die wichtigsten und vorzugsweise die an verschiedenen Stellen behandelten Begriffe aufgenommen worden. Ebenfalls wurden in ihm lediglich diejenigen Pflanzengattungen genannt, über die (bzw. Arten oder Sorten der betreffenden Gattung) ausführlichere Untersuchungen dargestellt oder die an mehreren Stellen genannt werden. Zusammenfassungen und Literaturverzeichnisse sind im Index nicht berücksichtigt worden.